Functioneel urologische en seksuele klachten bij de man

Bert-Jan de Boer
Adrie Heijnen

Functioneel urologische en seksuele klachten bij de man

De mannenkliniek in de praktijk

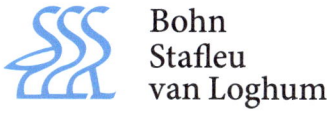 Bohn
Stafleu
van Loghum

Houten 2016

ISBN 978-90-368-1397-6   ISBN 978-90-368-1398-3 (eBook)
DOI 10.1007/978-90-368-1398-3

© Bohn Stafleu van Loghum, onderdeel van Springer Media BV 2016

Alle rechten voorbehouden. Niets uit deze uitgave mag worden verveelvoudigd, opgeslagen in een geautomatiseerd gegevensbestand, of openbaar gemaakt, in enige vorm of op enige wijze, hetzij elektronisch, mechanisch, door fotokopieën of opnamen, hetzij op enige andere manier, zonder voorafgaande schriftelijke toestemming van de uitgever.

Voor zover het maken van kopieën uit deze uitgave is toegestaan op grond van artikel 16b Auteurswet j° het Besluit van 20 juni 1974, Stb. 351, zoals gewijzigd bij het Besluit van 23 augustus 1985, Stb. 471 en artikel 17 Auteurswet, dient men de daarvoor wettelijk verschuldigde vergoedingen te voldoen aan de Stichting Reprorecht (Postbus 3060, 2130 KB Hoofddorp). Voor het overnemen van (een) gedeelte(n) uit deze uitgave in bloemlezingen, readers en andere compilatiewerken (artikel 16 Auteurswet) dient men zich tot de uitgever te wenden.

Samensteller(s) en uitgever zijn zich volledig bewust van hun taak een betrouwbare uitgave te verzorgen. Niettemin kunnen zij geen aansprakelijkheid aanvaarden voor drukfouten en andere onjuistheden die eventueel in deze uitgave voorkomen.

NUR 871
Basisontwerp omslag: Studio Bassa, Culemborg
Automatische opmaak: Scientific Publishing Services (P) Ltd., Chennai, India

Bohn Stafleu van Loghum
Het Spoor 2
Postbus 246
3990 GA Houten

www.bsl.nl

Voorwoord

Mede door de naoorlogse geboortegolf treedt in de komende jaren een toenemende vergrijzing op van de bevolking. Door verbetering van de leefomstandigheden hebben de meeste ouderen nog een flink aantal 'gezonde' levensjaren in het vooruitzicht, echter met de veranderde verwachting van de kwaliteit van leven op oudere leeftijd zal zich meer leeftijdsgebonden problematiek voordoen. Bij mannen zullen dat onder andere klachten met plassen (LUTS) en seksuele klachten zijn. Mannen bezoeken voor deze klachten niet graag de huisarts vanwege schaamte die ze ervaren om hierover te praten, zelfs in de veilige setting van de huisarts. Daarbij komt dat het profiel van de huisarts snel verandert: 'de huisarts' is niet meer de individuele mannelijke fulltime werkende vertrouwde persoon die ook buiten kantooruren vaak zichtbaar was voor de patiënt, maar is merendeels een vrouwelijke huisarts geworden, werkzaam in een groter verband van meerdere huisartsen met gedelegeerde taken. Mannen ervaren deze ontwikkeling als een extra drempel om de huisarts voor deze 'mannenproblemen' te consulteren. Het risico dreigt dat door de terughoudendheid van mannen enerzijds vrouwelijke huisartsen onvoldoende expertise krijgen op deze gebieden en anderzijds de problemen mogelijk niet tijdig worden gesignaleerd. Het vereist een actieve houding van de huisarts nieuwe stijl om de problematiek op tafel te krijgen. Om de huisarts te voorzien van informatie richt dit boek zich geheel op plasklachten, seksuele klachten en bekkenbodemproblematiek bij de ouder wordende man.

Het boek bestaat uit drie delen, elk deel met een ander aandachtsgebied: deel één handelt over plasklachten (LUTS), deel twee gaat over seksuologische problematiek en deel drie beslaat de bekkenbodem- en darmfunctiestoornissen. Ieder hoofdstuk is door een andere schrijver geschreven, die zijn of haar kijk op de problematiek geeft. Daardoor is enige overlap ontstaan in de informatie, maar geeft ook aan dat van meerdere kanten naar één probleem kan worden gekeken. De eindredactie wordt gevormd door Adrie Heijnen en Bert-Jan de Boer, beiden huisarts en (medisch) seksuoloog FECSM. Adrie Heijnen is tevens seksuoloog NVVS. De redactie van dit boek hoopt dat de informatie voorziet in een behoefte van huisartsen en het ten goede zal komen aan de zorg voor mannen van oudere leeftijd met klachten van plassen, de seksualiteit en problemen van de bekkenbodem.

De redactie wenst u veel leesplezier.

Bert-Jan de Boer
Adrie Heijnen
Juli 2016

Inhoud

Deel I Urologie

1 Benigne prostaathyperplasie (BPH), plasklachten en overactieve blaas (OAB) 3
Jakko Nieuwenhuijzen
1.1 Inleiding 5
1.2 Fysiologie en terminologie 5
1.3 LUTS, BPH, OAB terminologie 6
1.3.1 Mictie- en postmictiesymptomen 7
1.3.2 Opslagsymptomen 8
1.3.3 Opslagsymptomen in combinatie met mictiesymptomen 8
1.4 Anamnese 10
1.5 Lichamelijk onderzoek 13
1.6 Aanvullende onderzoeken 13
1.7 Diagnose/differentiaaldiagnose 13
1.8 Therapie 15
1.8.1 Stap 1: Uitleg en voorlichting 16
1.8.2 Stap 2: Start alfablokker 16
1.8.3 Stap 3: Voeg medicatie toe (in de eerste lijn bij voldoende ervaring en goede follow-up) 16
1.8.4 Stap 4: Verdere (chirurgische) therapie gericht op mictie- of opslagklachten via de uroloog 19
1.9 Conclusie 19
Literatuur 19

2 Overactieve blaas (OAB) 21
Garry Pigot
2.1 Inleiding 23
2.2 Anatomie 23
2.2.1 Zenuwstelsel en de lage urinewegen 25
2.2.2 Vulfase (= opslagfase) 25
2.3 Pathofysiologie 27
2.4 Definities 27
2.5 Anamnese 28
2.6 Diagnose lage urinewegen 28
2.6.1 Urineonderzoek en laboratoriumonderzoek 29
2.6.2 Echografie van de urinewegen en residu na mictie 29
2.6.3 Mictiedagboek 30
2.6.4 International prostate symptom score (IPSS) 30
2.6.5 Uroflowmetrie en residumeting (F/R) 30
2.6.6 Urodynamische onderzoek (UDO) 31
2.7 Differentiaaldiagnose 31
2.7.1 Cystitis 31
2.7.2 Distale uretersteen 31
2.7.3 Urogenitale veroudering 32

2.7.4	Carcinoma in situ (CIS) van de blaas	32
2.7.5	Letsels van het ruggenmerg	32
2.7.6	Multiple sclerosis (MS)	34
2.8	**Behandeling**	35
2.8.1	Conservatieve behandeling	36
2.8.2	Orale medicamenteuze therapie	36
2.8.3	Antimuscarinica	36
2.8.4	β-3-agonist	37
2.8.5	Blaasspoeling	38
2.8.6	Botulinetoxine	38
2.8.7	Neuromodulatie	38
2.8.8	Reconstructies van de urinewegen	39
2.8.9	Continente urinederivaten	40
2.8.10	Incontinente urinederivaten	40
2.9	**Conclusie**	40
	Literatuur	40
3	**BPH, benigne prostaathyperplasie**	43
	Patrick Dielissen en Ingrid Koeter	
3.1	**Inleiding**	45
3.2	**Anatomie**	45
3.3	**Etiologie en pathofysiologie**	47
3.4	**Anamnese**	48
3.5	**Diagnose**	49
3.6	**Differentiaaldiagnose**	52
3.7	**Behandeling**	52
3.7.1	Voorlichting en leefstijladviezen	53
3.7.2	Medicamenteuze behandeling	53
3.7.3	Operatieve behandelingen	55
3.8	**Conclusie**	57
	Literatuur	58

Deel II Seksuologie

4	**LUST, het smaakt naar meer?**	61
	Adrie Heijnen	
4.1	**Inleiding**	62
4.2	**Hoe werkt seks met kans op lustvolle ervaringen**	63
4.3	**Stoorzenders in het seksspel**	65
4.4	**Tips en trucs**	67
4.5	**De patiënt met een seksuele klacht**	69
4.6	**Conclusie en hoe verder?**	71
	Literatuur	71
5	**Hormonen en neurotransmitters in relatie tot lust(ontwikkeling)**	73
	Kathleen D'Hauwers, Paul Rabsztyn en Adrie Heijnen	
5.1	**Inleiding**	75
5.2	**'Seks'hormonen en neurotransmitters**	75

5.2.1	Testosteron	75
5.2.2	Prolactine	77
5.2.3	Dopamine	77
5.2.4	Serotonine	78
5.3	**Anamnese**	78
5.4	**Onderzoek**	80
5.5	**Differentiaaldiagnose**	81
5.5.1	Metabool syndroom	82
5.5.2	Symptomatic late onset hypogonadisme (SLOH)	82
5.5.3	Male Hypoactive Sexual Desire Disorder (MHSDD)	82
5.5.4	Bijwerkingen van medicatie	83
5.6	**Behandeling en follow-up**	85
5.7	**Conclusie**	88
	Literatuur	88
6	**Erectiele disfunctie bij de ouder wordende man**	91
	Jack Beck en Bert-Jan de Boer	
6.1	**Inleiding**	93
6.2	**Seksuele veranderingen bij de ouder wordende man**	95
6.3	**Anamnese**	95
6.4	**Onderzoek**	97
6.4.1	Lichamelijk onderzoek	97
6.4.2	Aanvullend onderzoek	97
6.5	**Diagnose**	98
6.6	**Behandeling**	99
6.6.1	Voorlichting	100
6.6.2	Niet-medicamenteus	101
6.6.3	Medicamenteus	102
6.6.4	Operatief	103
6.7	**Conclusie**	104
6.8	**Seksuologische aspecten van erectiele disfunctie**	104
6.8.1	Inleiding	104
6.8.2	Gevolgen van het haperen van de erectie	105
6.8.3	Behandeling	106
6.8.4	Verwijzing	107
	Literatuur	107
7	**Vroegtijdige zaadlozing**	109
	Marcel Waldinger	
7.1	**Inleiding**	111
7.2	**Historische ontwikkeling**	111
7.2.1	De eerste periode (1917 tot 1950): neurose en psychosomatische stoornis	112
7.2.2	De tweede periode (1950 tot 1990): aangeleerd gedrag	112
7.2.3	De derde periode (1990 tot 2005): neurobiologie en psychofarmacotherapie	113
7.2.4	De vierde periode (2005 tot heden): genetica en classificatie	114
7.3	**Classificatie en definitie van vier subtypen vroegtijdige zaadlozing**	114
7.3.1	Primaire (lifelong) vroegtijdige zaadlozing	115
7.3.2	Secundaire (acquired) vroegtijdige zaadlozing	115

7.3.3	Variabele (variable) vroegtijdige zaadlozing.	116
7.3.4	Subjectieve (subjective) vroegtijdige zaadlozing	116
7.4	**Prevalentie van de vier subtypen vroegtijdige zaadlozing**	116
7.5	**Neurobiologie en genetica van vroegtijdige zaadlozing**	117
7.6	**Anamnese.**	117
7.7	**Differentiaaldiagnostiek**	117
7.8	**Behandeling van vroegtijdige zaadlozing**	118
7.8.1	Farmacotherapie	120
7.8.2	Seksuologische ondersteuning.	120
7.8.3	Activatie serotonerg mechanisme in de hersenstam.	121
7.8.4	Lokale behandeling door vermindering van de gevoeligheid van de penis	121
7.9	**Medicatievoorlichting aan de patiënt**	122
7.9.1	Bijwerkingen op korte termijn	122
7.9.2	Bijwerkingen op langere termijn	123
7.10	**Conclusie.**	124
	Literatuur	125

Deel III Bekkenbodem

8	**Urogenitale bekkenbodemklachten**	129
	Bert Messelink en Petra Boorsma	
8.1	**Inleiding**	131
8.2	**Lage-urinewegklachten**	131
8.2.1	Anamnese	131
8.2.2	Lichamelijk onderzoek.	132
8.2.3	Diagnose	132
8.2.4	Differentiaaldiagnose.	133
8.2.5	Behandeling	134
8.3	**Seksuele disfuncties.**	134
8.3.1	Anamnese	134
8.3.2	Lichamelijk onderzoek.	135
8.3.3	Diagnose	135
8.3.4	Differentiaaldiagnose.	136
8.3.5	Behandeling	137
8.4	**Chronische buik- en bekkenpijn**	137
8.4.1	Anamnese	137
8.4.2	Diagnostiek.	138
8.4.3	Differentiaaldiagnostiek	138
8.4.4	Behandeling	139
8.5	**Bekkenfysiotherapie**	139
8.5.1	Anamnese	139
8.5.2	Lichamelijk onderzoek.	140
8.5.3	Diagnose	140
8.5.4	Differentiaaldiagnose.	141
8.5.5	Behandeling	143
8.6	**Conclusie.**	144
	Literatuur	144

9	**Anale pijn- en disfunctionele klachten en de relatie met het prikkelbaredarmsyndroom** 145
	Charlotte Deen-Molenaar, Richelle Felt-Bersma, Joke Groot en Daniëlle van Reijn
9.1	Inleiding 147
9.2	Diagnostiek 147
9.3	Definities en pathofysiologie van PDS en anale pijnsyndromen 148
9.3.1	Prikkelbaredarmsyndroom (PDS) en de bekkenbodem 150
9.3.2	Relatie tussen PDS en anorectale pijn... 150
9.3.3	Hoe ontstaat chronische anorectale pijn?... 151
9.3.4	Het levator ani syndroom 151
9.4	Behandeling van PDS en gerelateerde syndromen door de huisarts 152
9.4.1	Het reguleren van de defecatie.. 152
9.4.2	Behandeling van pijn.. 153
9.5	Betrokken behandelaars 156
9.5.1	Diëtist 156
9.5.2	Bekkenfysiotherapie... 156
9.5.3	Chirurg 157
9.5.4	Psycholoog en gedragstherapeut 157
9.6	Conclusie... 159
	Literatuur.. 159

Bijlagen 163

Bijlage A: Plasdagboek, mictielijst. Bron: Leerboek Urologie. Houten: Bohn Stafleu van Loghum 164

Bijlage B: International prostate symptom score (IPSS). Bron: Leerboek Urologie (p. 97). Houten: Bohn Stafleu van Loghum 165

Bijlage C: Overzicht van medicatie met seksuele bijwerkingen 166

Bijlage D: Aging male symptoms scale. Bron: Leerboek Urologie (p. 188). Houten: Bohn Stafleu van Loghum 168

Bijlage E: Rectaal toucher (RT) bij de man 169

Bijlage F: Prostaatkwaliteiten.. 171

Bijlage G: Onderzoek van de bekkenbodemmusculatuur bij de man................. 173

Verklarende woordenlijst en afkortingenlijst 175

Register.. 177

Redactie en auteurs

Redactie

Dr. Bert-Jan de Boer
Huisarts, medisch seksuoloog FECSM, lid seksHAG, Universitair Medisch Centrum Utrecht, Mannenkliniek de Boer: Mannen, Gezondheid & Zorg, Baarn

Drs. Adrie Heijnen
Huisarts-seksuoloog NVVS + FECSM, lid seksHAG, Huisartsenpraktijk Heijnen & de Meij, Amsterdam, Seksuologie Centrum Amsterdam

Auteurs

Dr. Jack Beck
Andrologisch uroloog, medisch seksuoloog FECSM, Zuwe Hofpoort Ziekenhuis in Woerden, St. Antonius Ziekenhuis Nieuwegein, De Mannenkliniek

Petra Boorsma
Geregistreerd bekkenfysiotherapeut, Universitair Bekkenbodem Centrum Groningen

Drs. Charlotte Deen-Molenaar
Chirurg, proctoloog, Proctoskliniek Bilthoven

Dr. Patrick Dielissen
Huisarts, lid seksHAG, Huisartsenpraktijk De Jonge & Dielissen, Nijmegen

Dr. Kathleen D'Hauwers
Uroloog, UMC St. Radboud Nijmegen

Dr. Richelle Felt-Bersma
MDL-arts, VUmc, afdeling MDL, Amsterdam

Joke Groot
Bekkenfysiotherapeut MSPT, VUmc en bekQ up bekkenfysiotherapie Amsterdam

Drs. Ingrid Koeter
Uroloog, Beatrixziekenhuis Gorichem

Dr. Bert Messelink
Uroloog-seksuoloog NVVS , FECSM, Universitair Medisch Centrum Groningen

Dr. Jakko Nieuwenhuijzen
Uroloog, VU Medisch Centrum Amsterdam

Drs. Garry Pigot
Uroloog, VU Medisch Centrum Amsterdam

Paul Rabsztyn
Verpleegkundige-seksuoloog NVVS, UMC St. Radboud Nijmegen en ziekenhuis Rijnstate in Arnhem

Drs. Daniëlle van Reijn
Bekkenfysiotherapeut, Bekkenfysiotherapie Baarn, Protos Kliniek Bilthoven

Prof. Dr. Marcel Waldinger
Neuropsychiater, Adjunct Professor in Pharmacology and Physiology, Drexler University College of Medicine, Philadelphia; Departement Farmaceutische Wetenschappen, Universiteit Utrecht; Praktijk Psychiatrie en Neuroseksuologie, Amstelveen

Deel I Urologie

Hoofdstuk 1   Benigne prostaathyperplasie (BPH), plasklachten en overactieve blaas (OAB) – 3
Jakko Nieuwenhuijzen

Hoofdstuk 2   Overactieve blaas (OAB) – 21
Garry Pigot

Hoofdstuk 3   BPH, benigne prostaathyperplasie – 43
Patrick Dielissen en Ingrid Koeter

Benigne prostaathyperplasie (BPH), plasklachten en overactieve blaas (OAB)

Over benigne prostaatobstructie (BPO), mictieklachten en opslagklachten

Jakko Nieuwenhuijzen

Samenvatting

In dit hoofdstuk wordt het begrip LUTS (lower urinary tract symptoms) geïntroduceerd, ingedeeld in mictieklachten, postmictieklachten en opslagklachten. Bij de ouder wordende man wordt vaker gevraagd: 'hoe gaat het met het plassen?' dan 'hoe gaat het met ophouden?'. Onbedoeld vragen we vaker naar de mictiefase dan naar de opslagfase. Echter beide zijn van belang. De oorzaak van plasklachten bij de ouder wordende man is multifactorieel en moet ook als zodanig worden onderzocht en behandeld. Uitgangspunt is de mictiecyclus bij mensen zonder klachten. De blaas is het grootste deel van de dag in een opslagfase en slechts kortstondige momenten in de mictiefase. Bijpassende LUTS correleren slecht met onderliggende pathofysiologie, maar geven wel richting aan een symptoomgerichte medicamenteuze therapie. Zolang ingezette therapie goed wordt geëvalueerd en alarmsymptomen niet gemist, kan een stappenplan in de eerste lijn als leidraad dienen voor een veilige behandeling van mannen met LUTS zonder over- of onderhandeling.

1.1   Inleiding – 5

1.2   Fysiologie en terminologie – 5

1.3   LUTS, BPH, OAB terminologie – 6
1.3.1   Mictie- en postmictiesymptomen – 7

© Bohn Stafleu van Loghum, onderdeel van Springer Media BV 2016
B. de Boer, A. Heijnen (Red.), *Functioneel urologische en seksuele klachten bij de man*,
DOI 10.1007/978-90-368-1398-3_1

1.3.2	Opslagsymptomen – 8	
1.3.3	Opslagsymptomen in combinatie met mictiesymptomen – 8	
1.4	Anamnese – 10	
1.5	Lichamelijk onderzoek – 13	
1.6	Aanvullende onderzoeken – 13	
1.7	Diagnose/differentiaaldiagnose – 13	
1.8	Therapie – 15	
1.8.1	Stap 1: Uitleg en voorlichting – 16	
1.8.2	Stap 2: Start alfablokker – 16	
1.8.3	Stap 3: Voeg medicatie toe (in de eerste lijn bij voldoende ervaring en goede follow-up) – 16	
1.8.4	Stap 4: Verdere (chirurgische) therapie gericht op mictie- of opslagklachten via de uroloog – 19	
1.9	Conclusie – 19	
	Literatuur – 19	

1.1 Inleiding

'Hoe gaat het met het plassen?' Met deze vraag wordt vaak geïnformeerd naar de blaasfunctie bij de ouder wordende man. De vraag 'hoe gaat het met ophouden' wordt veel minder vaak gesteld. Dit komt voort uit het idee dat prostaatvergroting zorgt voor het dichtdrukken van de urethra en dat daardoor mictieklachten ontstaan, vroeger samengevat onder prostatisme. Het mechanisme van geobstrueerde flow verklaart lang niet alle blaasklachten die zich kunnen voordoen. Het denken over blaasklachten is veranderd. De term prostatisme is inmiddels ingeruild voor het meer omvattende LUTS (lower urinary tract symptoms/lagere-urinewegsymptomen), waarmee ook de blaas en andere orgaansystemen een rol krijgen bij plasklachten. LUTS worden ingedeeld naar mictieklachten, postmictieklachten (symptomen betreffende blaasontlediging) en opslagklachten (symptomen betreffende het ophouden).

De oorzaak van plasklachten bij de ouder wordende man is multifactorieel, en moet ook als zodanig worden onderzocht en behandeld. Dat prostaatvergroting door benigne prostaathyperplasie (BPH) een belangrijke rol speelt bij plasklachten van de ouder wordende man lijkt evident. Over wat deze rol precies is, bestaat discussie. Naast BPH zijn de reservoir- en spierfunctie van de blaas belangrijk, evenals factoren die buiten de tractus urogenitalis gelegen zijn. De relatie tussen BPH, mictieklachten en opslagklachten (of tussen BPH, plasklachten en overactieve blaas (OAB), al zijn deze niet synoniem!) is om meerdere redenen ingewikkeld. De term BPH, een histologische omschrijving van de patholoog, wordt verbonden aan een symptomencomplex, namelijk mictieklachten en/of opslagklachten. De relatie tussen de grootte van de prostaat en het hebben van plasklachten is echter zwak. Sommige mannen hebben een grote prostaat zonder klachten, andere mannen hebben veel klachten maar een kleine prostaat [1]. Als deze relatie al bestaat verklaart prostaatvergroting theoretisch de mictieklachten, maar niet direct (misschien wel indirect?) de opslagklachten. Mictieklachten en opslagklachten komen vaak gezamenlijk voor, waarbij opslagklachten meestal als hinderlijker worden ervaren dan mictie- en postmictieklachten. Dit alles maakt de behandeling van plasklachten bij mannen soms ingewikkeld. Naast de afzonderlijke hoofdstukken over BPH en OAB gaat dit hoofdstuk over de relatie tussen BPH, plasklachten en OAB.

1.2 Fysiologie en terminologie

Om op een functionele manier na te denken over plasklachten is het belangrijk te weten hoe de mictiecyclus werkt bij mensen zonder klachten. De blaas wordt 24 uur per dag langzaam gevuld en is het grootste deel van de dag in een opslagfase. Bij een volle blaas gaat door excitatie van rekreceptoren in de blaaswand een signaal naar de hersenen (afferent signaal). Dit signaal wordt verwerkt in de hersenschors. Dan volgt de keuze om deze prikkel uit te stellen en in de opslagfase te blijven (middels een efferent signaal naar de blaas met inhibitie van de mictiereflex), of om over te gaan naar blaasontlediging in de mictiefase (zie ◘ fig. 1.1). In ► H. 2 wordt de opslagfase of vulfase in relatie tot samenwerking in de mictiecylcus tijdens de mictiecyclus tussen de functie van de blaasspier (musculus detrusor) en het sfintercomplex uitgebreid beschreven.

Een goede opslagfase vereist:
1. Neurologisch adequate aansturing; dat wil zeggen een normale drempel en verwerking van het afferente en efferente signaal op blaas-, myelum- en hersenniveau.
2. Een blaasspier die geruime tijd goed *ont*spannen kan blijven.
3. Een sluitspier die geruime tijd goed *aan*gespannen kan blijven.

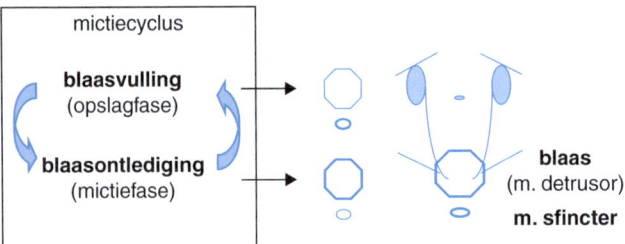

Figuur 1.1 De mictiecyclus en de verschillende spiergroepen van de lagere urinewegen.

Een goede mictiefase vereist:
1. Neurologisch adequate aansturing.
2. Een blaasspier die voldoende kan contraheren om de blaas leeg te drukken.
3. Een open plasbuis van zekere omtrek.

De functie van deze cyclus is gerelateerd aan de hoeveelheid urine die door de nieren wordt geproduceerd en is daarmee afhankelijk van endocriene, cardiale en psychologische functies, de vochtintake en het vochtverlies.

Op deze manier kijken naar mictieklachten maakt duidelijk dat de termen BPH of prostatisme vaak gebruikt worden als een soort pseudodiagnoses. Ze omschrijven meestal een symptomencomplex van plasklachten, maar urodynamisch wordt er een verklaring gesuggereerd voor een blaasoutletobstructie door de prostaat (BOO). Denkend in het model van de opslag- en mictiefase zijn er ook andere mogelijke oorzaken, zoals blaasdisfunctie, sfincterdisfunctie en neurologische afwijkingen. Ook afwijkingen die zorgen voor veranderingen in de urineproductie door de nieren, zoals hartfalen, polyfarmacie, alcohol of drugs, endocriene oorzaken of psychologische afwijkingen kunnen leiden tot mictieklachten. Het is belangrijk zich te realiseren dat een symptomencomplex wordt beschreven waarbij meerdere organen een oorzakelijke rol kunnen spelen. Om deze redenen is het beter een beschrijvende term te gebruiken: lower urinary tract symptoms (lagere-urinewegsymptomen) of afgekort LUTS. Het gebruik van juiste en consistente terminologie helpt om verwarring te voorkomen, zorgt ervoor dat patiënt en dokter het over dezelfde klachten hebben en vergroot het inzicht in verschillende oorzaken van LUTS bij mannelijke patiënten.

1.3 LUTS, BPH, OAB terminologie

De term LUTS omvat symptomen die zowel kunnen voortkomen uit een gestoorde opslagfase als een gestoorde mictiefase met daarnaast een aparte categorie voor symptomen die optreden direct na de mictiefase (postmictie).
- Opslagsymptomen:
    - Urgency: een plotselinge hevige aandrang om te plassen die moeilijk is uit te stellen.
    - Urge-incontinentie: ongewild urineverlies bij urgency.
    - Frequency: het gevoel te vaak te moeten plassen (in het verleden gedefinieerd als >7 maal/24 uur).
    - Nycturie: het gevoel te vaak of te veel te moeten plassen in de nacht (in het verleden gedefinieerd als >1/nacht).
    - Stressincontinentie: ongewild urineverlies bij drukverhogende momenten.

- Mictiesymptomen:
  - Slappe straal.
  - Hesitatie: moeilijk op gang komen van de mictie.
  - Onderbroken mictie.
  - Dysurie: moeilijkheden bij het uitplassen (dit is geen strangurie, wat pijn bij het plassen betekent).
  - Persen.
- Postmictiesymptomen:
  - Nadruppelen.
  - Residugevoel: het gevoel niet leeg geplast te hebben na mictie.
- BPH: benigne prostaathyperplasie, histopathologisch bevestigde veranderingen in de prostaat. Niet alle BPH geeft ook daadwerkelijk prostaatvergroting (BPE).
- BPE: *benign prostate enlargement*, ofwel goedaardige prostaatvergroting. BPE wordt veroorzaakt door BPH. De term wordt gebruikt indien er geen histopathologische diagnose is. BPE *kan* de oorzaak zijn van een blaasoutletobstructie (BOO), dan is er sprake van benigne prostaatobstructie (BPO).
- BPO: benigne prostaatobstructie, urethrale obstructie door prostaatvergroting (partieel of volledig).
- BOO: blaasoutletobstructie. Bij de ouder wordende man vaak door een prostaatobstructie, maar een BOO kan ook worden veroorzaakt door een strictuur of een aangespannen sfincter tijdens de mictiefase.
- OAB: overactieve blaas, gekarakteriseerd door urgency, (al dan niet met urge-incontinentie), vaak vergezeld van frequency of nycturie.
- Retentie: onvermogen tot mictie.
- Residu na mictie: incomplete blaasontlediging waardoor resturine achterblijft.

1.3.1 Mictie- en postmictiesymptomen

Een slappe straal, persen, hesitatie, onderbroken mictie, nadruppelen en/of residugevoel kunnen het gevolg zijn van een *onder*actieve blaas tijdens de mictiefase. Hierbij is sprake van een lage blaasdruk met als gevolg een zwakke straal. Dezelfde mictie- en postmictiesymptomen vloeien veel vaker voort uit een blaasoutletobstructie (BOO). Bij de ouder wordende man is dit vaak een BPO, maar het kan iedere andere obstructie in de urethra zijn (een strictuur, disfunctioneel plaspatroon enzovoort, zie differentiaaldiagnose). Urodynamisch wordt een BOO gekarakteriseerd door een hoge blaasdruk en een slechte straal. De urodynamische bevindingen verhouden zich maar matig met de klachtenpresentatie bij mannen: een deel van de mannen met een urodynamisch duidelijke BOO heeft subjectief geen klachten, en een deel van de mannen met mictie- en postmictiesymptomen heeft urodynamisch helemaal géén BOO [2]. De relatie tussen de grootte van de prostaat, mictiesymptomen en urodynamische bevindingen is niet veel duidelijker: er zijn mannen met een duidelijk vergrote prostaat zonder mictieklachten en ook mannen met mictieklachten zonder een duidelijke vergroting van de prostaat (zie ◘fig. 1.2). De grootte van de prostaat zelf is dus een slechte voorspeller voor het wel of niet hebben van mictiesymptomen. Daartegenover staat dat bij mannen met mictie- en postmictiesymptomen en een urodynamisch bevestigde BOO én een vergrote prostaat de meest waarschijnlijke oorzaak wel degelijk BPO is.

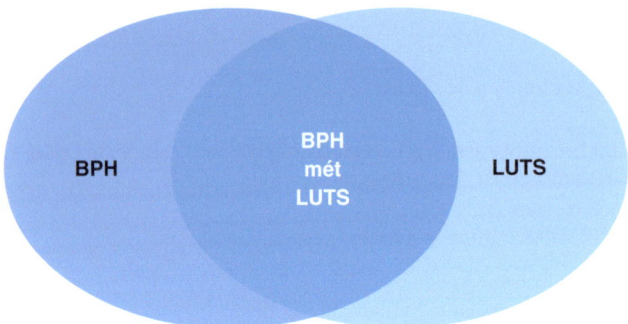

Figuur 1.2 Niet alle mannen met een vergrote prostaat hebben klachten, en niet alle mannen met klachten hebben een vergrote prostaat.

1.3.2 Opslagsymptomen

Van een overactieve blaas wordt met name gesproken als urgency en frequency op de voorgrond staan, eventueel vergezeld van andere opslagsymptomen zoals nycturie en incontinentie. OAB kan gepaard gaan met blaasspiercontracties in de opslagfase (en daarmee urodynamische drukverhogingen tijdens de opslagfase). De correlatie tussen de aanwezigheid van deze drukverhogingen en het hebben van opslagsymptomen is veel beter dan die tussen BOO en mictiesymptomen. Bij een groot deel van de patiënten met opslagsymptomen wordt echter geen blaasspieroveractiviteit gemeten bij urodynamisch onderzoek. Deze vorm wordt sensorische overactiviteit genoemd, waarbij rekreceptoren in de blaaswand bij blaasvulling te snel een prikkel geven of er een verstoorde verwerking van deze blaasprikkels is op myelum- of hersenniveau. De subjectieve klacht sensorische OAB is urodynamisch niet te meten.

1.3.3 Opslagsymptomen in combinatie met mictiesymptomen

De bovenbeschreven slechte correlaties tussen symptoompresentatie en objectiveerbare afwijkingen maakt het lastig de verhouding tussen BPH, mictieklachten en opslagklachten weer te geven. Bij BOO komen opslagklachten net zo vaak voor als mictieklachten en vaak komen ze gezamenlijk voor (zie ◘fig. 1.3). Na chirurgisch opheffen van de BOO behoudt een groot deel van deze mannen hun opslagklachten, terwijl de mictieklachten verbeteren. De vraag is of deze overactiviteitsklachten veroorzaakt worden door de BOO en daarna niet reversibel zijn, of dat dit los van elkaar staande klachten zijn die simpelweg beide vaker voorkomen met het stijgen van de leeftijd.

Secundair aan BOO ontstaan veranderingen in de blaaswand. Zo worden veranderingen gevonden in het aantal en type afferente zenuwvezels (van blaas naar hersenen), wat het ontstaan van (sensorische) opslagklachten verklaart. Verder ontstaat hypertrofie van de blaasspier. De blaaswand wordt hierbij dikker door vergroting van het celvolume zonder celvermeerdering. Ook dit resulteert in OAB en in verslechtering van de spierfunctie. Door hypertrofie vermindert de contractiekracht en dooft de detrusorcontractie tijdens het plassen te snel uit. Het gevolg is een (nog) slechtere straal en een residu na mictie. In muismodellen resulteert het iatrogeen aanleggen van een BOO in blaasspierhypertrofie, verkleining van de blaascapaciteit en verslechtering van de contractiekracht tijdens de mictiefase (zie ▶kader 1.1).

1.3 · LUTS, BPH, OAB terminologie

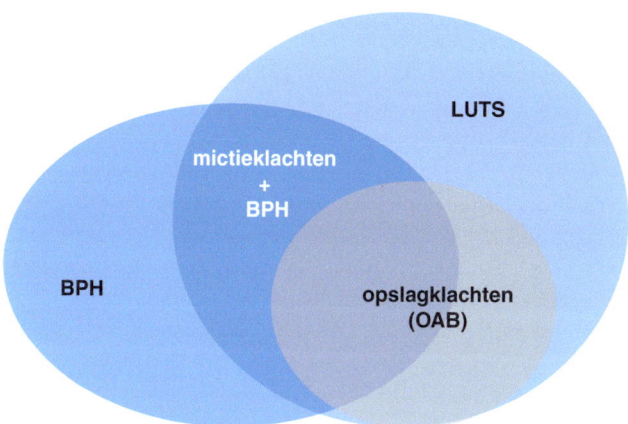

Figuur 1.3 BPH veroorzaakt soms geen klachten, soms mictieklachten, soms opslagklachten en soms opslag én mictieklachten. Zie ook EAU-guidelines 2014 [6].

Patiënten met plasklachten door BPH die hypertrofie van de blaasspier ontwikkelen, hebben een hoger risico op een progressief beloop van hun mictieklachten. Op basis van epidemiologische gegevens zijn er echter ook redenen om te twijfelen aan bovenbeschreven relatie. Overactiviteitsklachten komen vaker voor met het stijgen van de leeftijd en deze stijging is niet *geslachts*specifiek. OAB komt vrijwel even vaak voor bij mannen als bij vrouwen! Met het stijgen van de leeftijd stijgt echter ook de prevalentie van BPH. Beide komen zo vaak voor dat de relatie tussen OAB en BPH mogelijk berust op toeval door een synchroon verlopende prevalentie en niet op een causaal verband. Hoewel klachten lastig te objectiveren zijn, is het duidelijk dat opslagklachten bij vrouwen niet verklaard kunnen worden vanuit BPH (zie ►kader 1.2).

Kader 1.1 Er is wel een causale relatie tussen BPH en OAB!
Bij mannen met BOO heeft 52 % last van OAB. Na opheffen van de obstructie heeft nog 1/3 van deze mannen persisterende klachten van OAB. Wat er gebeurt met de blaas na het creëren van BOO is in muismodellen onderzocht. Het aanleggen van een BOO zorgt voor blaasspieractiviteit in de opslagfase, ofwel motorische overactiviteit. Ook de mictiefrequentie wordt fors hoger. De blaaswanden tonen microscopisch hypertrofie, dat wil zeggen celvergroting (in tegenstelling tot hyperplasie, wat celvermeerdering betekent). Deze hypertrofie leidt niet tot een betere blaasontlediging; integendeel. De blaascontractie tijdens de mictiefase dooft uit voordat de blaas leeg is. Het gevolg is een zwakkere straal en residu na mictie. Mogelijke verklaringen hiervoor zijn (1) biochemisch (energietekort) (2) mechanisch (een dikkere blaaswand kan niet goed samenvallen) (3) neurologisch (als gevolg van een abnormale mictiereflex). De overactiviteit lijkt te verklaren vanuit een verandering in de afferente zenuwvezels. Na BOO worden meer C-vezels en minder alfa-deltavezels gezien. Juist de C-vezels zijn waarschijnlijk betrokken bij pathologische afferente signalen en daarmee mogelijk verantwoordelijk voor opslagklachten. Urodynamische data bij de mens ondersteunen deze bevindingen. Op deze manier kan dus een blaasoutletobstructie resulteren in zowel mictiesymptomen (zwakke straal enzovoort) als overactiviteitsklachten met urgency en frequency en secundair daaraan verminderde contractiekracht bij bestaande hypertrofie [2, 3].

> **Kader 1.2 Is er wel een causale relatie tussen BPH en OAB?**
> Opslagsymptomen zijn met name gerelateerd aan leeftijd. De traditionele aanname dat BPH hier een oorzakelijke rol in speelt kan berusten op toeval. In een grote internationale *population based* studie (de EPIC studie) blijkt dat OAB als symptomencomplex min of meer even vaak voorkomt bij mannen (11 %) als bij vrouwen (13 %) en dat de prevalentie bij beiden stijgt met het ouder worden. Mictiesymptomen, postmictiesymptomen en opslagsymptomen komen bij beide geslachten (min of meer) even vaak voor. Helemaal eerlijk is het niet deze getallen te vergelijken. Er zijn wel degelijk verschillen tussen de geslachten in bijvoorbeeld de prevalentie van stressincontinentie (bij vrouwen veel vaker voorkomend als een van de symptomen van OAB) en het natuurlijk beloop van LUTS (bij mannen vaker progressief, bij vrouwen vaker fluctuerend in tijd). De data laten duidelijk zien dat opslagsymptomen niet geslachtsspecifiek zijn. Daarmee is het minder waarschijnlijk dat de prostaat *altijd* een belangrijke oorzakelijke rol speelt bij opslagsymptomen bij de ouder wordende man. Uit dezelfde studie blijkt ook dat bij mannen opslagsymptomen vaker voorkomen (51 %) dan mictiesymptomen (26 %). De prevalentie van alle LUTS (opslag- en mictiesymptomen) stijgt met het ouder worden, maar hetzelfde geldt voor de prevalentie van BPH (>50 % boven de 50 jaar, met prevalenties tot 90 % bij >80 jaar). Het belang dat aan BPH gehecht is als veroorzaker van OAB zou dus wel eens kleiner kunnen zijn dan vroeger gedacht werd. Deels kan dit berusten op een toevallige associatie met de synchroon lopende stijgende prevalentie van zowel BPH als opslagklachten bij de ouder wordende man [4].

1.4 Anamnese

Een volledige anamnese over mictieklachten betreft, naast verheldering van de zorgvraag, specifieke vragen over mictie aan de hand van de mictiecyclus, vragen naar alarmsymptomen en defecatie, algemene vragen over actuele gezondheid, voorgeschiedenis en medicijngebruik, bijvoorbeeld:

- Opslagsymptomen: urgency, frequency (dagfrequentie en nachtfrequentie), nycturie, incontinentie (urge-gerelateerd, bij drukverhogende momenten, of gemengd).
- Mictiesymptomen: slappe straal, hesitatie, dysurie, persmictie, onderbroken mictie.
- Postmictiesymptomen: nadruppelen, residu na mictiegevoel.
- Alarmsymptomen: pijn, strangurie, hematurie, pijnlijk onvermogen tot mictie.
- Algemene symptomen: koorts, ziek zijn, perifeer oedeem, dorstgevoel.
- Defecatie.
- Medicijngebruik, voorgeschiedenis (endocrien, psychologisch, cardiaal).

Inmiddels is duidelijk dat klachten slecht aansluiten op onderliggende oorzaken. Om deze reden stelt de NHG-richtlijn dat beter gesproken kan worden van a-specifieke mictieklachten [5]. Feit is dat de verschillende soorten mictieklachten niet altijd makkelijk te onderscheiden zijn en vaak samen voorkomen (zie fig. 1.4). Andere richtlijnen (EAU-guidelines [6], NICE-guidelines [7]) maken echter wel een onderscheid tussen mictiesymptomen, postmictiesymptomen en opslagsymptomen. Er zijn verschillende redenen dit juist wel of niet te doen. Het helpt niet in het vaststellen van een oorzaak. Voor het vinden van een oorzakelijke behandeling is aanvullend onderzoek nodig.

1.4 · Anamnese

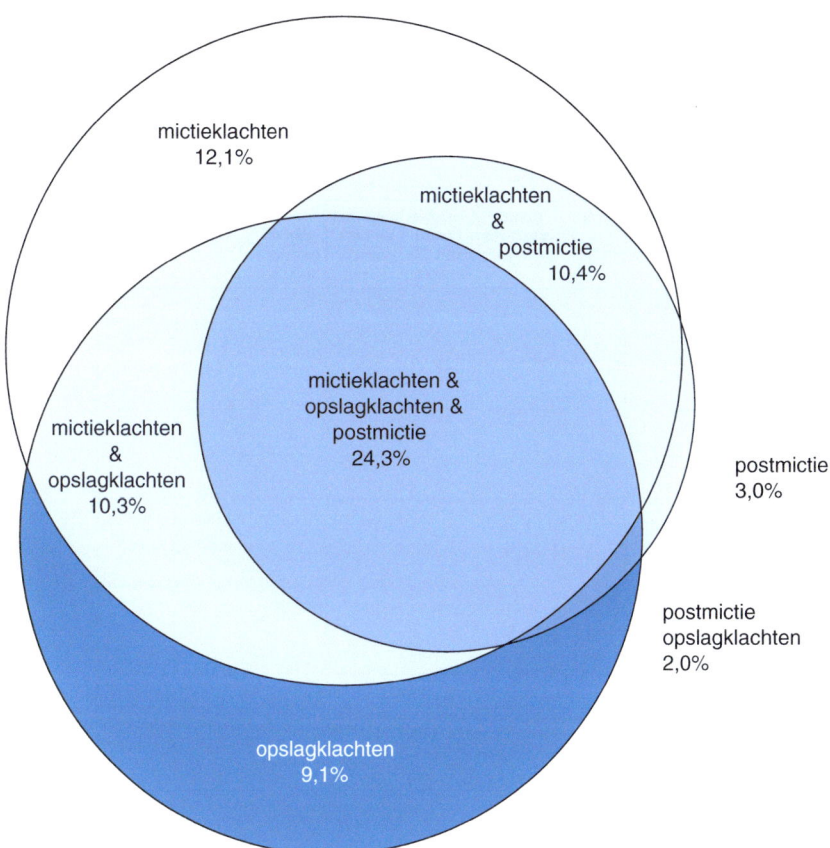

Figuur 1.4 Verschillende soorten mictieklachten zijn niet altijd makkelijk te onderscheiden en komen vaak samen voor. Naar Sexton [8].

De therapeutische mogelijkheden zijn voor een belangrijk deel niet oorzakelijk, maar veelal symptoomgericht. Daarnaast kan het onderscheid helpen om de anamnese structuur te geven. Een handig hulpmiddel hierbij is de internationale prostaat-symptoom-score (IPSS). Een snel en eenvoudig in te vullen vragenlijst met zeven symptoomvragen en een achtste kwaliteit-van-levenvraag, waarbij antwoorden in een schaal van 0 tot 5 een indruk geven van de ervaren hinder van het symptoom. Totaalscores van 0–7 worden beschouwd als milde klachten, 8–19 als matige klachten, 20–35 als ernstige klachten. De lijst is bedoeld als hulpmiddel bij de diagnostiek en inschatting van BPO, maar kan met herschikking van de vragen ook een redelijk inschatting geven over mictiesymptomen, postmictiesymptomen en opslagsymptomen (zie ▸fig. 1.5 en bijlage B). Verder kan de lijst gebruikt worden om het effect van een eventueel ingezette therapie te vervolgen.

Soms is bij de klachtenpresentatie de vrees voor prostaatkanker de achterliggende vraag en niet primair de behandeling van de mictieklachten. Mictieklachten vergroten de kans op prostaatkanker niet en prostaatkanker veroorzaakt zelden mictieklachten. Goedaardige prostaatvergroting (BPH) speelt wel vaak een rol, maar waarschijnlijk bij een minderheid van de mannen (zie ▸H. 2). Het is belangrijk uit te leggen dat een verandering van het plaspatroon onderdeel is van normale veroudering. Bij het ouder worden verkleint de blaascapaciteit en

Internationale Prostaat Symptoom Score (IPSS)
Voor het vastleggen van de ernst van plasklachten

Beantwoord alle vragen door het meest relevante getal te omcirkelen.
Door de getallen in de laatste kolom bij elkaar op te tellen bepaalt u de totaal score.

symptomen	antwoord & score						score
	nooit	minder dan 1 van de 5 keer	minder dan de helft van de keren	ongeveer de helft van de keren	meer dan de helft van de keren	bijna altijd	
mictie (obstructieve) symptomen							
Hoe vaak had u de afgelopen maand het gevoel dat uw blaas nog niet helemaal leeg was nadat u geplast had?	0	1	2	3	4	5	
Hoe vaak merkte u de afgelopen maand dat tijdens het plassen de straal enkele keren stopte en weer begon?	0	1	2	3	4	5	
Hoe vaak had u de afgelopen maand een zwakke urinestraal?	0	1	2	3	4	5	
Hoe vaak moest u de afgelopen maand persen om de urinestraal op gang te brengen?	0	1	2	3	4	5	
opslag (irritatieve) symptomen							
Hoe vaak moest u de afgelopen maand binnen twee uur nadat u geplast had weer plassen?	0	1	2	3	4	5	
Hoe vaak had u de afgelopen maand moeite om het plassen uit te stellen?	0	1	2	3	4	5	
Hoe vaak moest u de afgelopen maand gemiddeld per nacht opstaan om te plassen, vanaf het moment dat u 's avonds naar bed ging totdat u 's morgens weer opstond?	nooit 0	1 keer 1	2 keer 2	3 keer 3	4 keer 4	5 keer of meer 5	
Interpretatie totaalscore: <8: geen of lichte LUTS; 8–19: matige LUTS; 20–35: ernstige LUTS **totaal score**							

vraag	antwoord & score						
kwaliteit van leven	zeer tevreden	tevreden	grotendeels tevreden	neutraal	grotendeels ontevreden	ontevreden	zeer ontevreden
Als het plassen uw hele leven zou blijven zoals het nu is, hoe zou u zich dan voelen?	0	1	2	3	4	5	6

■ **Figuur 1.5** De internationale prostaat-symptoom-score (IPSS) na herschikking van de vragen, zodat in een oogopslag een onderscheid gemaakt kan worden tussen mictie- en opslagsymptomen.

wordt de straal minder krachtig. Ook wisselt het beloop: bij een derde van de mannen verdwijnen de klachten spontaan, bij een derde blijven ze gelijk en bij de overige mannen verlopen de klachten progressief. Een (fors) vergrote prostaat is een risicofactor voor progressie. Juist bij deze laatste groep mannen is het belangrijk progressie te onderbreken of te vertragen.

1.5 Lichamelijk onderzoek

Het lichamelijk onderzoek bij mictieklachten beperkt zich tot onderzoek naar abdomen, extremiteiten en rectum/prostaat (met behulp van een rectaal toucher). Bij onderzoek van het abdomen wordt zo goed mogelijk een retentieblaas uitgesloten met behulp van percussie en palpatie. Een chronische retentieblaas kan vrijwel symptoomloos verlopen en als enig symptoom druppelsgewijze incontinentie (van een overloopblaas) hebben. Oorzaak hiervan is dat door een chronisch oplopend residu na mictie de blaaswand zo langzaam wordt opgerekt dat een prikkel van de rekreceptoren uitblijft. Dit is in tegenstelling tot de acute urineretentie die juist gepaard gaat met een pijnlijk onvermogen tot mictie. Vervolgens wordt bij het lichamelijk onderzoek gelet op perifeer oedeem, met name bij de klacht nycturie.

Over het nut van het rectaal toucher bestaat discussie. Het rectaal toucher kan van aanvullende waarde zijn, echter de grootte van de prostaat kan ermee niet goed worden ingeschat. Dit geldt zeker voor een adequate inschatting van normale en kleine prostaten (in de huisartspraktijk in de meerderheid van de gevallen). Flink vergrote prostaten kunnen wel degelijk worden herkend met behulp van het rectaal toucher. Dat is het geval bij een prostaatvolume van meer dan 50 ml. Voor prostaatkanker geldt hetzelfde. De negatief voorspellende waarde van het rectaal toucher voor prostaatkanker is slecht. Een rectaal toucher zonder afwijkingen sluit prostaatkanker zeker niet uit. Daartegenover staat dat mictieklachten niet worden veroorzaakt door prostaatkanker, tenzij er sprake is van een zeer uitgebreid lokaal proces. Juist een lokaal vergevorderde prostaatkanker is bij rectaal toucher wel te voelen.

1.6 Aanvullende onderzoeken

Om te differentiëren in de diagnose zijn twee eenvoudige hulpmiddelen makkelijk voorhanden in de eerste lijn. De eerste is reeds genoemd, de IPSS. (zie ◘fig. 1.5 en bijlage B) De tweede is de mictielijst (zie bijlage A). Bij een mictielijst wordt met behulp van een maatbeker gedurende 24 uur het volume van iedere geplaste portie met het tijdstip van mictie opgeschreven. Dit geeft snel een inzicht in blaasvolume, frequentie, nycturie en totale diurese. Verder kan op indicatie een urinesediment worden verricht. Op deze manier wordt een urineweginfectie en erytrocyturie uitgesloten. Tot slot kan serum worden onderzocht op kreatinine (nierfunctie) en op indicatie PSA. PSA dient niet standaard te worden geprikt bij plasklachten.

1.7 Diagnose/differentiaaldiagnose

Voor de differentiaaldiagnose wordt uitgegaan van de klachten. Hierbij worden LUTS opgedeeld in mictieklachten, postmictieklachten en opslagklachten.

Mictieklachten zijn zowel slechte straal, persen, dysurie, hesitatie als onderbroken mictie. Deze kunnen verklaard worden uit óf een blaasspier die niet goed kan contraheren, óf een vernauwing van de urethra (blaasoutletobstructie). Ook de postmictieklacht residu na mictie kan op deze manier verklaard worden:
- Door BOO:
  - BPH;
  - strictuur;

- gesloten sfincter door disfunctionele mictie, obstipatie of gestoorde neurologische aansturing;
- urethratumor of -steen (zeldzaam);
- urogenitale veroudering.
- Door onvoldoende blaascontractie:
  - overrekking bij chronische retentie;
  - status na overrekking na acute urineretentie;
  - blaasspierhypertrofie secundair aan BOO;
  - gestoorde neurologische aansturing, zoals bij caudasyndroom en CVA;
  - iatrogeen/medicatie;
  - urogenitale veroudering.

Postmictieklachten bestaan uit residugevoel en nadruppelen. Voor het ontstaan van residu geldt dezelfde differentiaaldiagnose als bij mictieklachten (zie hiervoor). Nadruppelen wordt vaak gezien bij BOO, maar kan ook komen door verlies van elasticiteit van de urethra. Hierdoor kunnen enkele druppels urine achterblijven die vervolgens verloren worden bij houdingsverandering. Het verlies van urethrale elasticiteit hoort deels bij normale veroudering, maar kan ook het gevolg zijn van littekenvorming na urethrachirurgie of soa's.

Opslagklachten zijn ingewikkelder in te delen. De klachten frequency en urgency komen vaak samen voor (zie ▶H. 2), maar hoeven niet dezelfde oorzaak te hebben. Als de 24-uursdiurese bekend is en er sprake is van een residu na de mictie, dan zal dat gedeeltelijk de differentiaaldiagnose kunnen sturen. Opslagklachten kunnen komen door:
- verminderde blaascapaciteit:
  - klachten: frequency en urgency, soms nycturie; 24-uursdiurese: normaal of laag:
    - urineweginfectie;
    - blaaswandveranderingen secundair aan BOO;
    - verhoogde intake van koffie of alcohol;
    - neurologische stoornissen (Parkinson, MS, CVA, dwarslaesie);
    - urogenitale veroudering/idiopathisch;
    - obstipatie;
    - maligniteit (blaastumor, carcinoma in situ);
    - blaasstenen/distale ureterssteen;
- normale blaascapaciteit, maar incomplete blaasontlediging (=residu):
  - klachten: frequency, wel/geen urgency, wel/geen mictieklachten; 24-uursdiurese: normaal of laag;
    - BOO (zie hiervoor);
    - onvoldoende blaascontractie (zie hiervoor);
- normale blaascapaciteit maar verhoogde diurese:
  - klachten: frequency, meestal zonder urgency: 24-uursdiurese: verhoogd:
    - verhoogde intake;
    - psychogene polydipsie;
    - endocriene oorzaken (diabetes mellitus/insipidus);
    - iatrogeen/medicatie;
    - cardiale stoornissen (met name bij nycturie, dan nachtelijke polyurie);
- Door mobiliteitsstoornissen; de aandrang wordt soms ervaren als urgency bij normale blaasfunctie en normale diurese.

Tabel 1.1 Risicofactoren voor progressie van LUTS bij BPH. Onderzoeken tussen haakjes worden niet vaak uitgevoerd in de eerste lijn, maar zijn daar wel mogelijk.

Risicofactoren voor progressie van LUTS bij BPH			
risicofactor	door huisarts te meten m.b.v.	via	door uroloog m.b.v.
ernst van LUTS	IPSS	–	IPSS, flow, UDO
effect van medicatie	IPSS	–	IPSS, flow
residu na mictie	(katheterisatie na mictie)	radioloog m.b.v. echo	bladderscan, katheterisatie
prostaatgrootte	rectaal toucher (bij > 50 cc)	–	rectale echo
urineflow	(disposable urineflowmeter)	–	flowmetrie

Het moge duidelijk zijn dat meerdere diagnoses zich kunnen uiten met overlappende klachten. Dat is de reden voor de NHG-standaard om te kiezen voor de term aspecifieke mictieklachten [5]. Ook BPH, als meest voorkomende oorzaak van een blaasoutletobstructie (BOO), kan zich presenteren met mictie-, postmictie- en opslagklachten. Verdeling in mictie-, postmictie- en opslagklachten is wel degelijk behulpzaam bij starten van de therapie, omdat deze voor een groot deel symptoomgestuurd is.

Er is een aantal factoren die de kans op progressie van LUTS door BPH en op het ontwikkelen van complicaties zoals een urineretentie vergroten: de ernst van de LUTS op het moment van presentatie, toename of geen reactie op medicatie, aanwezigheid van een significant residu na medicatie, urineflow en de grootte van de prostaat [9]. Een aantal van deze risicofactoren is door de huisarts redelijk in te schatten, sommige alleen door de uroloog, (zie ◘tab. 1.1). Op welke wijze de uroloog dat doet is beschreven in de ►H. 2 en 3. In het laatste deel van dit hoofdstuk wordt ingegaan op hoe LUTS in de eerste lijn veilig behandeld kunnen worden, wanneer patiënten moeten worden doorverwezen om een progressief beloop van LUTS tijdig te onderbreken of te remmen en de kans op complicaties te verkleinen.

1.8 Therapie

In de eerste lijn presenteert een patiënt zich volgens de NHG-standaard vaak met aspecifieke mictieklachten en wordt er geen onderscheid gemaakt in mictie-, postmictie- en opslagsymptomen. Toch kan dit onderscheid nuttig zijn bij het instellen van de therapie, die voor een belangrijk deel symptoomgestuurd is. Bij een derde van alle patiënten met LUTS (LUTS ongeacht de oorzaak) verminderen de klachten spontaan, bij een derde van de patiënten blijven de klachten min of meer gelijk en bij een derde worden de klachten progressief. Bij de patiënten met LUTS door BPH zal de kans op progressie groter zijn, omdat de groei van de prostaat door hyperplasie levenslang doorgaat. Het herkennen van deze groep is lastig, maar kan van belang zijn om progressie en secundaire veranderingen in urinewegen te vertragen of te voorkomen. Om te komen tot een juiste balans in over- en onderbehandeling van mannen met LUTS, is het belangrijk om de klacht zoveel mogelijk te objectiveren en het effect van een ingestelde behandeling te evalueren. Door verder de onderstaande stappen te volgen zullen uiteindelijk andere oorzaken van LUTS vanzelf bij de uroloog aan het licht komen indien bij alarmsymptomen en onvoldoende effect van de ingezette therapie verwezen wordt. Op deze manier selecteert zich vanzelf ook de groep met BPH die onvoldoende reageert en daarmee dus 'at risk' is voor progressie (zie ◘fig. 1.6). Verderop in dit hoofdstuk wordt de aandacht gericht op de therapie bij LUTS door BPH. De behandeling van andere oorzaken valt buiten het bestek van dit hoofdstuk.

1.8.1 Stap 1: Uitleg en voorlichting

Geef uitleg over de klacht en het spontane beloop. Geef leefstijladviezen: zorg voor voldoende lichaamsbeweging en voldoende vocht- en vezelinname bij obstipatie. Sluit bij verhoogde diurese endocriene en cardiale oorzaken uit en adviseer eventueel vermindering van vochtinname. Bij de klacht nadruppelen zonder verdere LUTS helpt eigenlijk alleen het leegstrijken van de urethra (strijk de urethra leeg door druk vanaf het perineum richting peniele urethra, meerdere malen strijken). Adviseer eventueel bekkenbodemoefeningen of blaastraining.

1.8.2 Stap 2: Start alfablokker

Als gekozen wordt om te starten met medicatie dan is bij aspecifieke mictieklachten een alfablokker de eerste keus. Door blokkade van α-receptoren ontspannen spieren in de blaashals en urethra prostatica, waardoor de urinestroom verbetert. In Nederland zijn vijf alfablokkers geregistreerd voor LUTS: alfuzosine, doxazosine, silodosine, tamsulosine, en terazosine. De effectiviteit van deze middelen is gelijk, er bestaan geringe verschillen in de selectiviteit voor de α-receptor. Alfablokkers werken binnen enkele dagen en hebben een redelijk effect op de klachten: de IPSS en de straal verbeteren klinisch significant. Bij onvoldoende werking is nooit bewezen dat onderling wisselen naar een andere alfablokker de kans op effect vergroot. De belangrijkste bijwerkingen zijn orthostatische hypotensie en retrograde ejaculatie of anejaculatie. Ejaculatiestoornissen komen vaak gezamenlijk voor met LUTS, maar zijn ook geassocieerd met leeftijd, de hoogte van de IPSS, diabetes mellitus en hypertensie. Ook het type alfablokker heeft invloed op het voorkomen van anejaculatie; alfuzosine, doxazosine en terazosine lijken minder anejaculatie te geven dan de hoog selectieve alfa-1-blokkers tamsulosine en silodosine [10]. Naar schatting 1 tot 35 % van de mannen ondervindt deze bijwerking en hoewel deze getallen erg uiteen lopen is het goed deze bijwerking expliciet te vermelden bij voorschrijven van alfablokkers. Als ze niet voldoende hierover zijn voorgelicht schrikken mannen hier erg van.

1.8.3 Stap 3: Voeg medicatie toe (in de eerste lijn bij voldoende ervaring en goede follow-up)

Bij onvoldoende effect van stappen 1 en 2 kan medicatie worden toegevoegd. Dit gebeurt vaak op basis van symptomen: zijn er overwegend mictie- en postmictiesymptomen dan kan een 5-alfa-reductaseremmer worden toegevoegd mits er sprake is van een prostaat groter dan 30 milliliter of een PSA boven de 1.6 ng/ml. Zijn er overwegend of belangrijke opslagklachten, overweeg dan een antimuscarinicum of β3-agonist toe te voegen.

1.8 · Therapie

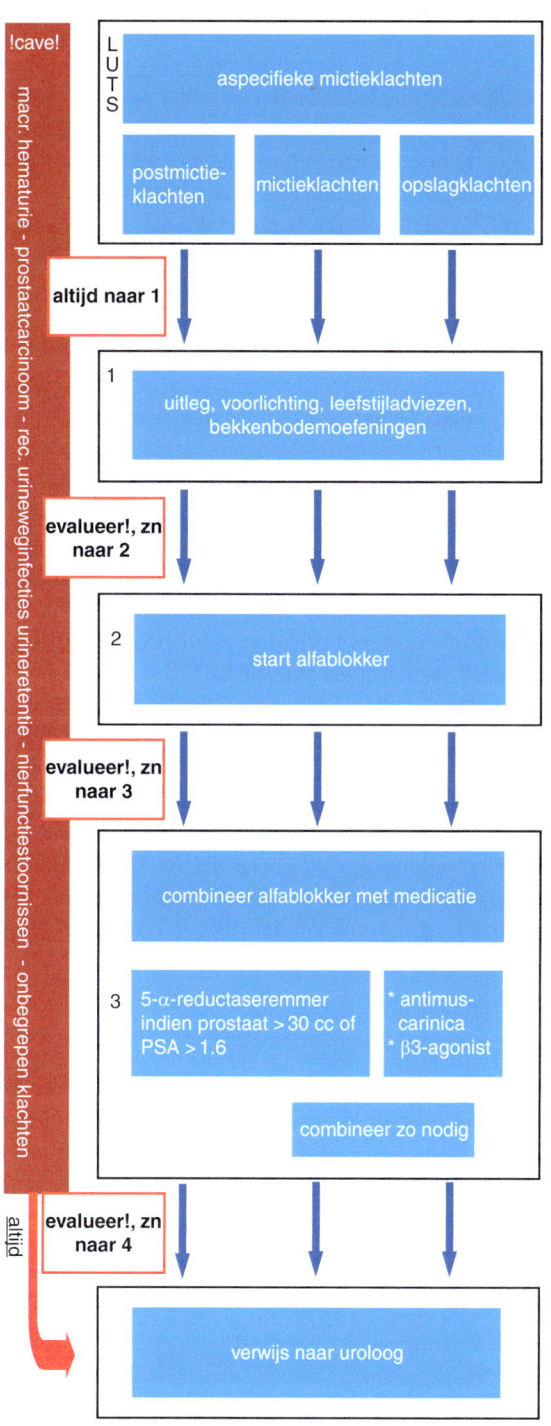

■ Figuur 1.6 Behandelschema LUTS en BPH. Let altijd op alarmsymptomen (in het rood). Evalueer zowel het effect van de therapie als alarmsymptomen. Bij onvoldoende effect een stap verder gaan. Stap 2 naar 3 kan in de tweede lijn, bij voldoende ervaring ook in de eerste lijn. Evalueer het effect van alfablokkers, antimuscarinica, en β3-agonisten na zes weken; evalueer het effect van 5-α-reductaseremmers na twee tot zes maanden.

5-alfa-reductaseremmers

De prostaat groeit onder invloed van testosteron, dat in de prostaat omgezet wordt in het meer potente dihydrotestosteron. Door deze omzetting te blokkeren vertraagt de groei van de prostaat en slinkt deze met ongeveer 1/3 van het volume. Dit middel werkt dus met name bij LUTS door prostaatvergroting (volume >30 ml of een PSA >1.6 ng/ml). Het PSA is dan een maat voor prostaatvolume. Na deze selectie is de combinatie met een alfablokker bewezen effectiever in het verbeteren van straal en IPSS [11]. Het duurt echter een tot zes maanden voordat dit effect bereikt wordt, de prostaat heeft tijd nodig om te slinken. In Nederland zijn twee middelen geregistreerd: finasteride en dutasteride. De belangrijkste bijwerkingen zijn erectiele disfunctie en libidoverlies.

Antimuscarinica

Antimuscarinica werken parasympaticolytisch op de muscarinereceptoren in de blaaswand. Deze middelen vergroten de blaascapaciteit, verminderen ongewilde contracties en stellen de aandrang uit. In Nederland zijn verschillende middelen geregistreerd: oxybutynine, solifenacine, tolterodine, darifenacine en fesoterodine. Sommige middelen werken snel, andere langzamer. Ondanks dat het placebo-effect van deze middelen groot is, laten onderzoeken zien dat het opslagklachten bij mannen met LUTS fors vermindert [4, 12]. Belangrijkste bijwerkingen zijn droge mond, obstipatie, wazig zien, en cognitieve stoornissen bij ouderen. Uit onderzoeken blijkt dat de kans op het ontwikkelen van een urineretentie niet verhoogd is bij mannen met LUTS, zolang er geen pre-existent groot residu aanwezig is [13].

β-3-agonist

Excitatie van β-3-receptoren in de blaas zorgt voor ontspanning van de blaasspier. Dit is een relatief nieuw middel en lijkt veilig gegeven te kunnen worden bij mannen met LUTS. Het verbetert de opslagklachten in min of meer dezelfde mate als de antimuscarinica en verhoogt de kans op urineretentie niet. Beschreven bijwerking zijn urineweginfecties en tachycardie met palpitaties. Met name de droge mond komt veel minder vaak voor als bijwerking ten opzichte van de antimuscarinica. Mirabegron is op dit moment het enige in Nederland geregistreerde middel.

Fosfodiësterase-(type 5)-remmers (PDE-5-remmers)

PDE-5-remmers hebben een remmende werking op de vorming van fosfodiësterase-5, dat zorgt voor de afbraak van cGMP (cyclisch guanosinemonofosfaat). cGMP zorgt voor een verslapping van gladde spieren. Door de afbraak te remmen ontstaan hogere spiegels cGMP in gladde spieren, waardoor deze beter verslapt blijven. Het corpus cavernosum vult zich hierdoor makkelijker met bloed met een erectie als gevolg, mits er sprake is van seksuele context en adequate seksuele stimuli. Daarnaast heeft PDE-5-remming ook effect op spieren in prostaat en blaas met een potentieel gunstige invloed op LUTS. Juist bij de ouder wordende man gaan mictieklachten en erectiele disfunctie frequent samen, met mogelijk een overeenkomende pathofysiologische oorzaak. Om deze reden zijn deze middelen uitgebreid onderwerp van onderzoek op dit gebied. De PDE-5-remmers in Nederland zijn tadalafil, sildenafil, avanafil en vardenafil. Alleen tadalafil heeft een registratie voor de behandeling van BPH bij mannen met LUTS en erectiestoornissen vanwege de lange halfwaardetijd.

1.8.4 Stap 4: Verdere (chirurgische) therapie gericht op mictie- of opslagklachten via de uroloog

Verwijzing naar de uroloog dient verder altijd te gebeuren bij:
- onvoldoende respons op stap 1 en 2 (of 3 indien er voldoende ervaring is met het voorschrijven van in 3 genoemde middelen);
- macroscopische hematurie;
- verdenking op prostaatcarcinoom;
- recidiverende urineweginfecties;
- verdenking op urineretentie;
- nierfunctiestoornissen (worden meestal verwezen naar de internist/nefroloog);
- onbegrepen mictieklachten.

1.9 Conclusie

Blaasklachten kunnen het best benoemd worden met behulp van omschrijvende terminologie (LUTS, te onderscheiden in mictie-, postmictie- en opslagsymptomen). Deze symptomen correleren slecht met onderliggende pathofysiologie, maar geven wel richting aan symptoomgerichte medicamenteuze therapie. Bij BPH kunnen mictie-, postmictie- én opslagklachten voorkomen. Omdat BPH progressief is, zijn er argumenten om ouder wordende mannen met LUTS door BPH te behandelen om progressie en secundaire veranderingen in de blaaswand en lagere urinewegen te vertragen of te voorkomen. Deze groep is in de eerste lijn lastig te herkennen. De middelen om de grootte van de prostaat en het residu na mictie te meten zijn daar veelal niet beschikbaar. Zolang ingezette therapie goed wordt geëvalueerd en alarmsymptomen niet gemist, kan het eerder beschreven stappenplan zorgen voor een veilige behandeling van mannen met LUTS zonder over- of onderhandeling.

Literatuur

1. Rosette JJ de la, et al. Relationships between lower urinary tract symptoms and bladder outlet obstruction: results from the ICS-"BPH" study. Neurourol Urodyn.1998;17(2):99–108.
2. Pandita RK, et al. Cystometric evaluation of bladder function in non-anesthetized mice with and without bladder outlet obstruction. J urol. 2000;164(4):1385–9.
3. Schröder A. Bladder overactivity in mice after 1 week of outlet obstruction. Mainly afferent dysfunction? J Urol. 2003;170(3):1017–21.
4. Chapple CR. A shifted paradigm for the further understanding, evaluation, and treatment of lower urinary tract symptoms in men: focus on the bladder. Eur Urol. 2006;49(4):651–8.
5. NHG-standaard Mictieklachten bij mannen M42, 2013.
6. Oelke M, et al. EAU guidelines on the treatment and follow-up of non-neurogenic male lower urinary tract symptoms including benign prostatic obstruction. Eur Urol. 2013;64(1):118–40.
7. Jones C, et al. Management of lower urinary tract symptoms in men: summary of NICE guidance.Guideline Development Group. BMJ. 2010;340:c2354.
8. Sexton CC. The overlap of storage, voiding and postmicturition symptoms and implications for treatment seeking in the USA, UK and Sweden: EpiLUTS. BJU Int. 2009;103 Suppl 3:12–23.
9. Kozminski MA. Baseline characteristics predict risk of progression and response to combined medical therapy for benign prostatic hyperplasia (BPH). BJU Int. 2015;115(2):308–18.

10. Rosen RC, et al. Association of sexual dysfunction with lower urinary tract symptoms of BPH and BPH medical therapies: results from the BPH Registry. Urology. 2009;73(3):562–6.
11. Roehrborn CG. The effects of combination therapy with dutasteride and tamsulosin on clinical outcomes in men with symptomatic benign prostatic hyperplasia: 4-year results from theCombATstudy. Eur Urol. 2010;57(1):123–31.
12. Solifenacin plus tamsulosin combination treatment in men with lower urinary tract symptoms and bladder outlet obstruction: a randomized controlled trial.
13. Blake-James BT. The role of anticholinergics in men with lower urinary tract symptoms suggestive of benign prostatic hyperplasia: a systematic review and meta-analysis. BJU Int. 2007;99(1):85–96.

Overactieve blaas (OAB)

Garry Pigot

Samenvatting

De overactieve blaas (OAB) wordt gedefinieerd als een combinatie van symptomen waarbij 'urgency' aanwezig moet zijn met of zonder incontinentie, al dan niet gepaard gaande met 'frequency en nycturie'. De klachten van OAB spelen zich af tijdens de opslagfase en zijn geassocieerd met een afname van kwaliteit van leven, onzekerheid, constant mictiedrang, schaamte voor incontinentie en een verhoogd risico op achteruitgang van de algehele gezondheid gepaard met slaapgebrek en depressiviteit. Het betreft een groeiend gezondheidsprobleem, de prevalentie neemt namelijk toe met het ouder worden. Aanbod in dit hoofdstuk komen de anatomie, normale functie van de lage urinewegen tijdens de opslagfase, pathofysiologie, differentiaaldiagnostiek, relevante aspecten van de anamnese, lichamelijk onderzoek, aanvullende onderzoeken en behandelingsmogelijkheden. Doel van behandelingen volgens het 'step-up' principe is het verbeteren van kwaliteit van het leven, al dan niet met behoud van originele structuur en functie van de lage urinewegen.

2.1 Inleiding – 23

2.2 Anatomie – 23
2.2.1 Zenuwstelsel en de lage urinewegen – 25
2.2.2 Vulfase (= opslagfase) – 25

2.3 Pathofysiologie – 27

2.4 Definities – 27

2.5 Anamnese – 28

© Bohn Stafleu van Loghum, onderdeel van Springer Media BV 2016
B. de Boer, A. Heijnen (Red.), *Functioneel urologische en seksuele klachten bij de man*,
DOI 10.1007/978-90-368-1398-3_2

2.6	**Diagnose lage urinewegen – 28**	
2.6.1	Urineonderzoek en laboratoriumonderzoek – 29	
2.6.2	Echografie van de urinewegen en residu na mictie – 29	
2.6.3	Mictiedagboek – 30	
2.6.4	International prostate symptom score (IPSS) – 30	
2.6.5	Uroflowmetrie en residumeting (F/R) – 30	
2.6.6	Urodynamische onderzoek (UDO) – 31	
2.7	**Differentiaaldiagnose – 31**	
2.7.1	Cystitis – 31	
2.7.2	Distale uretersteen – 31	
2.7.3	Urogenitale veroudering – 32	
2.7.4	Carcinoma in situ (CIS) van de blaas – 32	
2.7.5	Letsels van het ruggenmerg – 32	
2.7.6	Multiple sclerosis (MS) – 34	
2.8	**Behandeling – 35**	
2.8.1	Conservatieve behandeling – 36	
2.8.2	Orale medicamenteuze therapie – 36	
2.8.3	Antimuscarinica – 36	
2.8.4	β-3-agonist – 37	
2.8.5	Blaasspoeling – 38	
2.8.6	Botulinetoxine – 38	
2.8.7	Neuromodulatie – 38	
2.8.8	Reconstructies van de urinewegen – 39	
2.8.9	Continente urinederivaten – 40	
2.8.10	Incontinente urinederivaten – 40	
2.9	**Conclusie – 40**	
	Literatuur – 40	

2.1 Inleiding

De definitie overactieve blaas (OAB) volgens de International Continence Society (ICS) is: 'een combinatie van symptomen waarbij "urgency" aanwezig moet zijn met of zonder incontinentie, al dan niet gepaard gaande met "frequency en nycturie" [1].' In de NHG-standaard Mictieklachten bij mannen wordt gesproken over 'aspecifieke mictieklachten' bij alle mictieklachten die niet (direct) terug te voeren zijn tot één bepaalde oorzaak. Voor de diagnostiek en behandeling wordt er geen onderscheid gemaakt tussen mictieklachten die ontstaan tijdens de opslagfase, mictiefase of postmictiefase. OAB zonder aantoonbare oorzaak, de ideopatische OAB, hoort volgens de NHG-standaard tot aspecifieke mictieklachten. De klachten van OAB spelen zich af tijdens de opslagfase en zijn geassocieerd met een afname van kwaliteit van leven, onzekerheid, constant naar toilet moeten, schaamte voor incontinentie en een verhoogd risico op achteruitgang van de algehele gezondheid door slaapgebrek en depressiviteit. Het betreft een groeiend gezondheidsprobleem vanwege toename van de prevalentie met de leeftijd [2]. In dit hoofdstuk wordt ingegaan op de anatomie, de normale functie van de lage urinewegen tijdens de opslagfase, pathofysiologie, differentiaaldiagnostiek, relevante aspecten van de anamnese, lichamelijk onderzoek, aanvullende onderzoeken en de behandelingsmogelijkheden.

2.2 Anatomie

De lage urinewegen bestaan uit de urineblaas, sluitspier en plasbuis (zie ◘fig. 2.1). De urineblaas bestaat uit meerdere achtereenvolgende lagen:

- Het epitheel: in de urinewegen urotheel genoemd. Dit is de binnenbekleding van de blaas, de urethra, de ureteren en de beide nierbekkens.
- De lamina propia: deze laag bestaat uit bindweefsel, bloedvaten en een dunne spierlaag, de muscularis mucosa.
- De blaasspier: een gladde spier, musculus detrusor of muscularis propia.
- Het perivesicale vet: de buitenste laag van de blaas en bestaat uit vet, fibreus weefsel en bloedvaten.

Het sluitmechanisme bij de man bestaat uit twee delen (met rode pijltjes weergegeven in ◘fig. 2.1):

- De proximale sfincter ofwel de blaashals: een binnenste circulaire spierlaag (dwarsgestreepte spier) en een buitenste spierlaag, een uitloper van de musculus detrusor.
- De distale sfincter: deze dwarsgestreepte spier zit caudaal ter hoogte van de apex van de prostaat en is een onderdeel van de bekkenbodemspieren (zie ◘fig. 2.2).

De prostaat ligt caudaal van de blaas en het eerste deel van de plasbuis, de urethra prostatica, loopt er doorheen. Samen met de zaadblaasjes, zaadleiders, bijbal en de testikels is de prostaat verantwoordelijk voor de vruchtbaarheid van de man. De prostaat heeft geen functie in de normale mictiecyclus maar kan deze wel beïnvloeden.

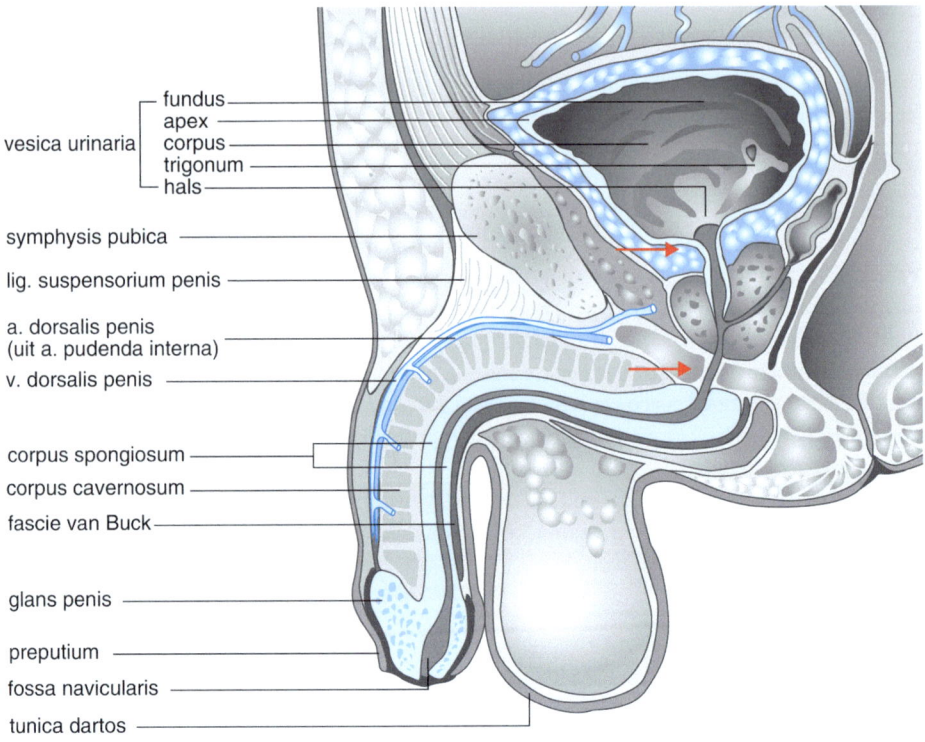

Figuur 2.1 Schematische weergave van de anatomie van de lage urinewegen en met rode pijltjes aangegeven de interne sfincter **a** en de externe sfincter **b**. Bron: Bangma, C.H. (red.) (2013), Leerboek urologie (pag. 4). Houten: Bohn Stafleu van Loghum.

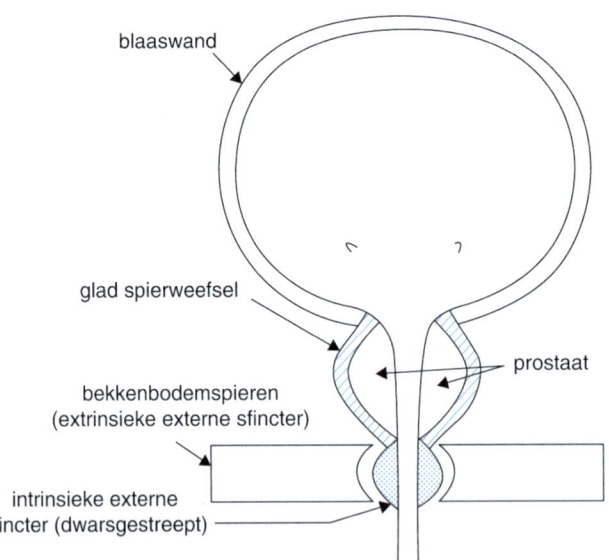

Figuur 2.2 Schematische weergave van de interne en externe sfincter bij de man. Bron: Bangma, C.H. (red.) (2013), Leerboek urologie (pag. 84). Houten: Bohn Stafleu van Loghum.

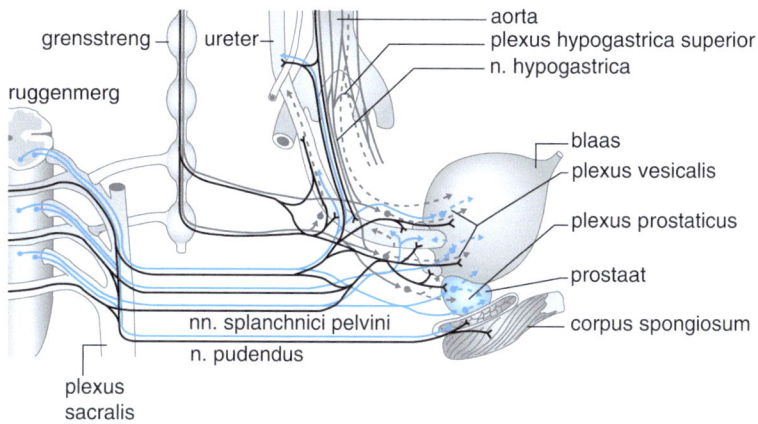

Figuur 2.3 De lage urinewegen aangestuurd door het autonome en het somatische zenuwstelsel. Bron: Bangma, C.H. (red.) (2013), Leerboek urologie (pag. 4). Houten: Bohn Stafleu van Loghum.

2.2.1 Zenuwstelsel en de lage urinewegen

De lage urinewegen worden aangestuurd door het autonome (onderverdeeld in: sympathische en parasympatische) en somatische zenuwstelsel (zie fig. 2.3) [3]. De sympatische zenuwen ontspringen uit het spinale mictiecentrum ter hoogte van Th10-L2. Via de neurotransmitter noradrenaline, afkomstig van onder andere de nervus hypogastricus en de pelviene plexus, vindt inhibitie van de musculus detrusor en contractie van blaasbodem en urethra plaats. Excitatie van β-3-receptoren zorgt voor ontspanning in de musculus detrusor. In blaashals en urethra prostatica zorgt excitatie van alfareceptoren juist voor aanspannen van deze spieren, waardoor flow wordt bemoeilijkt. De parasympatische zenuwen ontspringen uit een tweede spinaal mictiecentrum ter hoogte van S2–S4. Via de pelviene plexus en de nervus pelvicus vindt activatie van de musculus detrusor en inhibitie van de sfincters plaats door excitatie van de muscarinireceptoren met de neurotransmitter acetylcholine.

De motorische zenuwen van het somatische zenuwstelsel liggen aan de laterale grens van de ventrale hoorn ter hoogte van S2–S4, de nucleus van Onuf. Via de nervus pudendus zorgen deze motorische zenuwen voor contractie van de sfincters [3]. Dit is deels bewust aanstuurbaar, maar reageert ook reflexmatig als ophoudreflex. Afferente zenuwen zorgen via het lumbospinale ruggenmerg voor overdracht van informatie afkomstig van de lage urinewegen naar de hersenen. Coördinatie van de mictiecyclus (detrusor-sfincter synergie) vindt uiteindelijk plaats in het pontiene mictiecentrum (PMC). Dit mictiecentrum wordt bewust aangestuurd vanuit de cortex; pas als bewust de opdracht is gegeven tot mictie vindt contractie van de musculus detrusor plaats en relaxatie van het sfinctercomplex. Het PMC is gelegen in de hersenstam (zie fig. 2.4).

2.2.2 Vulfase (= opslagfase)

De voornaamste functies van de lage urinewegen zijn opslag en uitdrijving van urine. Voor adequaat functioneren is een goede samenwerking tussen urineblaas en de sluitspier nodig. Dit proces wordt zowel neurogeen als myogeen gestuurd. De neurologische coördinatie vindt vooral plaats in het PMC. Tijdens de opslag van urine, de vulfase, is sprake van blaasrelaxatie

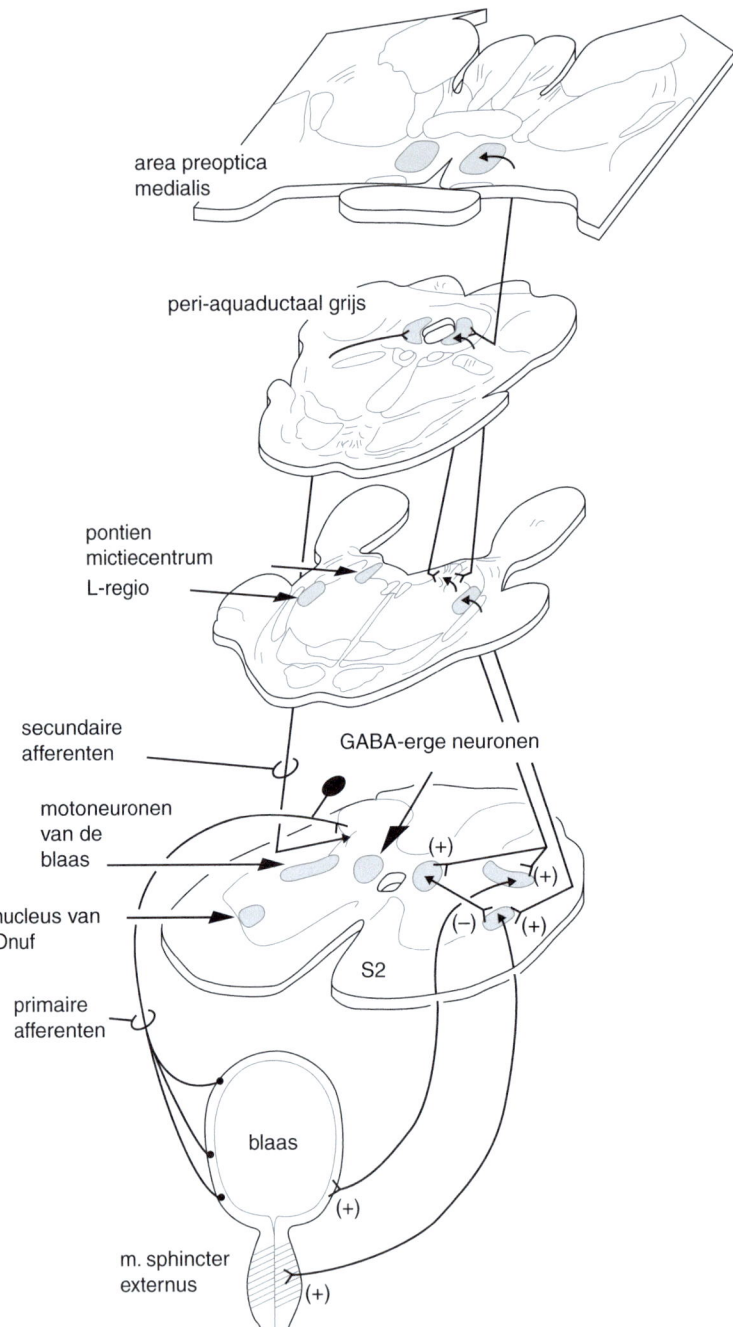

Figuur 2.4 Coördinatie van de mictiecyclus (detrusor-sfincter synergie) via het pontiene mictiecentrum (PMC), met bewuste aansturing vanuit de cortex. Bron: Bangma, C.H. (red.) (2013), Leerboek urologie (pag. 86). Houten: Bohn Stafleu van Loghum.

en contractie van de sluitspier. In de uitdrijffase, de mictiefase, vindt het omgekeerde plaats: contractie van de blaas en sluitspierrelaxatie. De vulfase is voornamelijk een passief proces waarbij urine afkomstig van de hoge urinewegen wordt opgeslagen. Bij een normaal functionerende blaas gebeurt dit proces zonder significante stijging van de druk in de blaas en met het waarborgen van continentie voor urine [4]. Tijdens het vullen van de blaas vindt via stimulatie van de sympathicus en inhibitie van de parasympathicus, relaxatie van de musculus detrusor en contractie van de sfincters plaats. Naarmate de blaas zich vult vindt toename van afferente signaaloverdracht plaats via de rekreceptoren in de blaaswand. Dit zorgt via een directe synaps met de efferente zenuwen (een reflexboog) van onder andere de nervus pudendus en de zenuwen afkomstig van de lumbale regio, voor toename van contractie van de blaasbodem, urethra en sfincters. Dit mechanisme waarborgt de continentie middels de ophoudreflex [4]. De vulling van een normaal functionerende blaas vindt plaats zonder stijging van de blaasdruk. Dit wordt bewerkstelligd door afname van parasympatische activiteit (inhibitie van de musculus detrusor) en de elasticiteit van de blaaswand. De verhouding tussen urinevolume en druk in de blaas heet de blaascompliantie, ofwel rekbaarheid. Overactiviteit is een motorische spieractiviteit, terwijl een slechte compliantie een passieve verminderde rekbaarheid van de blaas is. Het grootste gedeelte van de tijd zijn de lage urinewegen in de vulfase of opslagfase (99 %), in minder dan 1 % ervan vindt de mictiefase plaats.

2.3 Pathofysiologie

In de vulfase vindt opslag van de urine plaats. In een blaas met een normale compliantie vindt langzame toename van het blaasvolume plaats zonder dat sprake is van een drukstijging in de blaas. Dit betekent onderdrukking van de contracties van musculus detrusor tijdens de gehele vulfase. De klachten van een overactieve blaas ontstaan in de vulfase en meestal is een OAB idiopathisch. Klachten in de vulfase kunnen ook ontstaan door onwillekeurige contracties van de musculus detrusor, of door overactiviteit (DO) van deze spier als gevolg van een neurologische aandoening of trauma. Daarnaast treedt DO op bij ontsteking of irritatie van de blaaswand of de urethra, bij infravesicale obstructie, stressincontinentie, ouderdom of kan idiopathisch zijn [4].

De pathofysiologie van de idiopathische OAB is niet helemaal verklaard maar er zijn duidelijke aanwijzingen dat afferente zenuwen een belangrijke rol spelen. Twee mechanismen zijn hiervoor verantwoordelijk:
- verhoogde afferente activiteit;
- abnormale verwerking van de afferente signalen.

Het meest waarschijnlijke is dat meerdere mechanismen en factoren tegelijk verantwoordelijk zijn voor OAB-klachten en individueel verschillen. Bij ongeveer een derde van patiënten met OAB-klachten is geen sprake van DO en spreekt men van sensorische 'urge'-klachten.

2.4 Definities

De ICS heeft definities van klachten, symptomen en urodynamische bevindingen van aandoeningen van de lage urinewegen. Het doel van definities is de uniformiteit bij het beschrijving ervan [1, 5]. Aangezien patiënten vaak initieel door de eerste lijn worden gezien is het van belang dat ook huisartsen op de hoogte zijn van de definities die worden gehanteerd bij klachten van de lage urinewegen.

> **Definities die betrekking hebben op de opslagklachten (1,5)**
> - *LUTS (lower urinary tract symptoms):* subjectieve indicatoren van een aandoening of verandering van een conditie zoals wordt ervaren door een patiënt, verzorgende of partner waarbij de verandering kan leiden tot raadplegen van medische hulp.
> - *Dysurie:* afwijkende manier van plassen/moeite met plassen.
> - *Urge:* gevoel van blaasvulling. Urge wordt ervaren bij iedereen met een normaal geïnnerveerde blaas. Dit is niet pathologisch.
> - *Toename van dagfrequentie = pollakisurie:* subjectieve klacht van een patiënt waarbij geklaagd wordt over te vaak moeten plassen gedurende de dag.
> - *Nycturie:* de subjectieve klacht van een of meer keer mictie per nacht.
> - *Urgency:* plotselinge hevige mictieaandrang die moeilijk uit te stellen is.
> - *Urge-incontinentie:* ongewild urineverlies welke ontstaat tijdens of na de urgency.
> - *Urethrale pijn:* pijn die wordt gevoeld in de urethra ten tijde van de mictie en waarbij de patiënt aangeeft dat de urethra de plek is waar de pijn zich bevindt.
> - *Blaaspijn:* suprapubische of retropubische pijn welke toeneemt naarmate de blaas zich vult. Soms houdt de pijn ook aan na de mictie.
> - *Detrusor overactiviteit:* onwillekeurige contractie van de musculus detrusor vastgelegd met urodynamisch onderzoek (UDO), spontaan dan wel opgewekt.
> - *Overactieve-blaassyndroom/urge-syndroom of urgency-frequency-syndroom:* urgency al dan niet gepaard gaande met urge-incontinentie, vaak in combinatie met frequency en nycturie, zonder dat hier een andere oorzaak aan ten grondslag ligt.

2.5 Anamnese

De speciële anamnese wordt aan de hand van de mictiecyclus afgenomen. Hierbij wordt onderscheid gemaakt tussen vragen over de vulfase en de mictiefase (zie ◘tab. 2.1). In de dagelijkse praktijk worden zowel de irritatieve (vulfase) als de obstructieve klachten (mictiefase) uitgevraagd. Dit hoofdstuk beperkt zich tot het uitvragen van irritatieve klachten (de vulfase).

Het uitvragen van de vulfase levert informatie op over:
- de frequentie van de mictie, uitgesplitst in dag- en nachtfrequentie;
- nachtelijke mictie;
- de hoeveelheid geplaste urineportie;
- het kunnen ophouden van de urine bij mictieaandrang en tijdsduur van uitstel;
- pijn bij plassen;
- urineverlies tijdens of na plotselinge plasaandrang;
- urineweginfectie, nierstenen, macroscopische hematurie;
- dagelijkse vochtinname.

2.6 Diagnose lage urinewegen

Het doel van aanvullend onderzoek, ingezet bij OAB-klachten, is uitsluiten van onderliggende pathologie (zie ◘tab. 2.2). Meerdere diagnostische hulpmiddelen zijn hiervoor beschikbaar. Een deel ervan kan zowel door de huisarts als uroloog worden ingezet

2.6 · Diagnose lage urinewegen

Tabel 2.1 Aandachtspunten bij de blaasanamnese.

vulfase	mictiefase	post mictiefase
frequente mictie	hesitatie	residugevoel
nachtelijke mictie	slappe straal	nadruppelen
pijnlijke mictie	sproeierige straal	
kleine hoeveelheden	nadruppelen	
urgengy	onderbroken mictie	
	persmictie	

De medische voorgeschiedenis wordt verder uitgevraagd, met extra aandacht voor obstipatieklachten, neurologische aandoeningen (krachtsverlies, gevoelsverlies, handfunctie) en medicatiegebruik

Tabel 2.2 Overzicht van het aanvullend onderzoek ingezet door de huisarts en uroloog.

AO	urinestick	US	UK	lab.	echo	MD	IPSS	F/R	UDO
huisarts	+	+	+	+	–	+	+	–	–
uroloog	+	+	+	+	+	+	+	+	+

AO: aanvullend onderzoek, US: urinesediment, UK urinekweek, Lab: laboratoriumonderzoek, Echo: echografie nier en blaas, MD: mictiedagboek, IPSS: international prostate symptom score, F/R: flow- en residumeting (uroflowmetrie), UDO urodynamisch onderzoek.

(urinesediment, urinekweek, mictielijst, (zie bijlage A), International Prostate Symptom Score (IPSS, zie bijlage B) en echografie van de urinewegen. Andere onderzoeken zijn specifiek voor de uroloog (uroflowmetrie en urodynamische onderzoek).

2.6.1 Urineonderzoek en laboratoriumonderzoek

Analyse van de urine dient als eerste te worden verricht met een urinestick (sensitiviteit 95 %, specificiteit 99 %) of urinesediment en indien nodig een urinekweek [6]. Laboratoriumonderzoek, nierfunctie en PSA zijn optioneel. Er is geen duidelijk verband tussen afwijkende waarden van de nierfunctie, PSA en irritatieve mictieklachten. Echter een verhoogd PSA in het kader van een prostatitis kan gepaard gaan met klachten van pollakisurie en urethrale pijn bij plassen.

2.6.2 Echografie van de urinewegen en residu na mictie

Bij echografie van de hoge urinewegen gaat het om aantonen of uitsluiten van nierstenen, hydronefrose, of een ruimte-innemend proces (RIP). De blaas wordt beoordeeld op concrementen, RIP, blaasvulling en het residu na mictie. Een snelle en betrouwbare manier om het residu na mictie te bepalen in de huisartsenpraktijk is met eenmalige katheterisatie na plassen.

Tabel 2.3 IPSS resultaten van de zeven vragen en de correlatie met mictieklachten.

score	correlatie
0–7	milde mictieklachten
8–19	matige mictieklachten
20–35	ernstige mictieklachten

2.6.3 Mictiedagboek

Gedurende drie dagen wordt genoteerd: het tijdstip van plassen en de hoeveelheden urine per plas bijgehouden met een maatbeker. Hierdoor ontstaat een indruk van plasfrequentie en de grootte van de porties. Patiënten worden, na invullen van de lijst, bewuster van hun plasgedrag (zie bijlage A). Bij het aflezen van de mictielijst dient onderscheid gemaakt te worden tussen dag- (DF) en nachtfrequentie (NF). De totale hoeveelheid geplaste urine overdag en 's nachts wordt berekend. Hun verhouding geeft een indicatie of sprake is van nachtelijke polyurie. Met het mictiedagboek kan het drinken worden geregistreerd, waardoor de verhouding tussen drinken en plassen helder wordt.

2.6.4 International prostate symptom score (IPSS)

De IPSS (zie bijlage B) is een gevalideerde vragenlijst aangaande plasklachten en bestaat uit totaal acht vragen. De vragenlijst heeft betrekking op de mictie van de afgelopen vier weken en wordt gebruikt als primair diagnosticum, maar ook als middel voor beoordelen van een ingestelde therapie. Van de acht vragen gaan de eerste zeven over de mictie en gaat de achtste vraag over de kwaliteit van het leven. Per vraag zijn er zes antwoordmogelijkheden die betrekking hebben op de ernst van de klachten. De antwoorden variëren van helemaal geen klachten tot altijd klachten. Aan de antwoorden is een puntenscore gekoppeld die oploopt van 0 tot en met 5. De punten van de zeven vragen worden opgeteld (zie tab. 2.3) [7].

Het is goed zich te realiseren dat de IPSS altijd een achterafscore is en een subjectief element kan bevatten. Wat dat betreft geeft het mictiedagboek duidelijker de werkelijkheid weer.

2.6.5 Uroflowmetrie en residumeting (F/R)

De uroflowmetrie is een plastest waarbij het plaspatroon, de hoeveelheid geplaste urine en de plassnelheid gedurende de mictie worden onderzocht. De uroflowmeter bestaat uit een trechter met een draaischijf of een weegschaal op de bodem waarmee de metingen worden verricht. Voor een goede uroflowmetrie is een adequate vulling van de blaas nodig (>100 milliliter). Ten tijde van de mictie wordt vervolgens de maximale plassnelheid (ml/s), gemiddelde plassnelheid (ml/s), de duur van de plas (s) en het geplaste volume gemeten. De plassnelheid in het beloop van de tijd wordt weergegeven in een curve. Bij de meeste huisartsen is geen uroflowmeter in de praktijk geïnstalleerd. Dit onderzoek vindt meestal bij de uroloog plaats of bij een gespecialiseerde huisarts. Na de meting kan het residu na mictie worden bepaald met een bladderscan of een echografie van de blaas [8].

2.6.6 Urodynamische onderzoek (UDO)

Het urodynamische onderzoek (UDO) is een functieonderzoek van de blaas, uitgevoerd aan de hand van drukmetingen in de blaas en de buik, een elektromyogram (EMG) van de bekkenbodemspieren en een uroflowmetrie. Het UDO bootst de normaal mictiecyclus na door langzaam vullen van de blaas met warm zout. Het wordt verdeeld in een vulfase en een mictiefase [8].

De drukmetingen die worden verricht zijn de:
1. abdominale druk: een druksensor in het rectum (Pa);
2. blaasdruk: een druksensor in de blaas (Pb);
3. detrusordruk: het verschil tussen de druk in buik en de druk in de blaas (Pa-Pb). Dit is de druk die wordt gegenereerd door de musculus detrusor.

De bekkenspieractiviteit wordt gemeten door drie elektroden. Hierbij vindt registratie plaats van de bekkenbodemspieren en dit is synoniem voor activiteit van de sluitspier van de blaas. Tevens wordt urineverlies tijdens de vulfase geregistreerd en een uroflowmetrie verricht tijdens de mictiefase. De diagnose detrusoroveractiviteit (DO) wordt gesteld tijdens de vulfase van het urodynamische onderzoek. Bij de vulfase worden dan onwillekeurige contracties van de blaasspier gezien. Er wordt gesproken over detrusoroveractiviteitsincontinentie als DO gepaard gaat met urineverlies. Bij patiënten zonder DO bij het UDO en wel OAB-klachten is sprake van sensorische urge.

2.7 Differentiaaldiagnose

Bij een derde van de patiënten met OAB-klachten wordt geen oorzaak voor de klachten gevonden. Deze groep wordt aangeduid met 'idiopathische OAB'. Bij een grote groep patiënten bij wie wel degelijk een oorzaak wordt gevonden, behoeven een andere behandeling dan die voor de idiopathische OAB (zie ◘tab. 2.4).

2.7.1 Cystitis

De klassieke klachten van een cystitis zijn pollakisurie en (urethrale) pijn bij plassen. Dit kan gepaard gaan met erytrocyturie of macroscopische hematurie. Bij mannen met een bewezen urineweginfectie (uwi) is er altijd sprake van een gecompliceerde uwi. Bij mannen <50 jaar is de incidentie ≤5 per 1.000 patiënten/jaar. Met het stijgen van de leeftijd loopt dit op tot 80 per 1.000 patiënten/jaar op de leeftijd van 80 jaar [9].

2.7.2 Distale uretersteen

Nierstenen kunnen klachten geven op drie punten bij passage van de nier naar de blaas: (1) ter hoogte van de overgang van het pyelum naar de ureter, (2) bij de ureter-vaatoverkruising en (3) bij prevesicale ligging (zie ◘fig. 2.5). De klassieke niersteenaanval gaat gepaard met koliekpijn, misselijkheid en/of braken. Afhankelijk van de lokalisatie van de klachten kan een inschatting gemaakt worden van de ligging van de steen. Naast deze klachten presenteren patiënten met distale uretersteen zich soms ook met klachten passend bij een overactieve blaas, met name frequency en loze aandrang.

● Tabel 2.4 Overzicht van aandoeningen met presentatie passend bij OAB-klachten.

	frequency	urgency	strangurie	hematurie	incontinentie	nicturie
cystitis	+	+	+	±	-	±
DUS	+	+	-	±	-	-
CIS	+	+	+	±	-	±
dwarslaesie	±	±	-	-	±	±
MS	±	±	-	-	±	±
DC	-	-	-	-	-	+
UV						

DUS: distale uretersteen; CIS: carcinoma in situ; MS: multiple sclerosis; DC: decompensatio cordis; UV: urogenitale veroudering

2.7.3 Urogenitale veroudering

De prevalentie van OAB bij mannen ouder dan achttien jaar varieert tussen de 26–33 % en stijgt met de leeftijd [10]. Het ouder worden zelf is een belangrijke risicofactor voor het ontwikkelen van OAB-klachten. De oorzaak van OAB is meestal multifactorieel en hangt samen met veranderingen van het weefsel, anatomie, levensstijl, comorbiditeit en persoonskarakteristieken. Naast afname van de capaciteit en de compliantie van de blaas, vindt snellere reactie op blaasvulling plaats en toename van urethrale weerstand [10]. Dit symptoom wordt verschillend door de patiënten als hinderlijk ervaren. Of dit pathologisch is of hoort bij normale veroudering blijft een grijs gebied.

2.7.4 Carcinoma in situ (CIS) van de blaas

Het meest voorkomende symptoom bij patiënten met een maligniteit van de blaas is *asymptomatische* macroscopische hematurie. Wees beducht op CIS bij klachten van urgency en frequency. Carcinoma in situ is een hooggradig, oppervlakkig groeiende vorm van het urotheelcarcinoom van de blaas met een relatief grote kans op invasieve groei en metastasering [11]. De behandeling van CIS is een transurethrale resectie van het weefsel gevolgd door intravesicale blaasspoeling met Bacillus Calmette-Guérin spoelingen (BCG). Indien sprake van een recidief of persisterend CIS onder BCG wordt een radicale cystectomie aanbevolen.

2.7.5 Letsels van het ruggenmerg

Letsels van het ruggenmerg kunnen het gevolg zijn van geweld, verkeersongevallen, duiken of vallen, vasculaire problematiek, infecties, prolaps van de tussenwervelschijf of plotseling hevige hyperextensie van het ruggenmerg. Een volledige anatomische transsectie van het ruggenmerg komt zelden voor. De mate van neurologische uitval is afhankelijk van de ernst en het niveau van het trauma (volledige of partiële dwarslaesie). Niet zelden treden secundair

2.7 · Differentiaaldiagnose

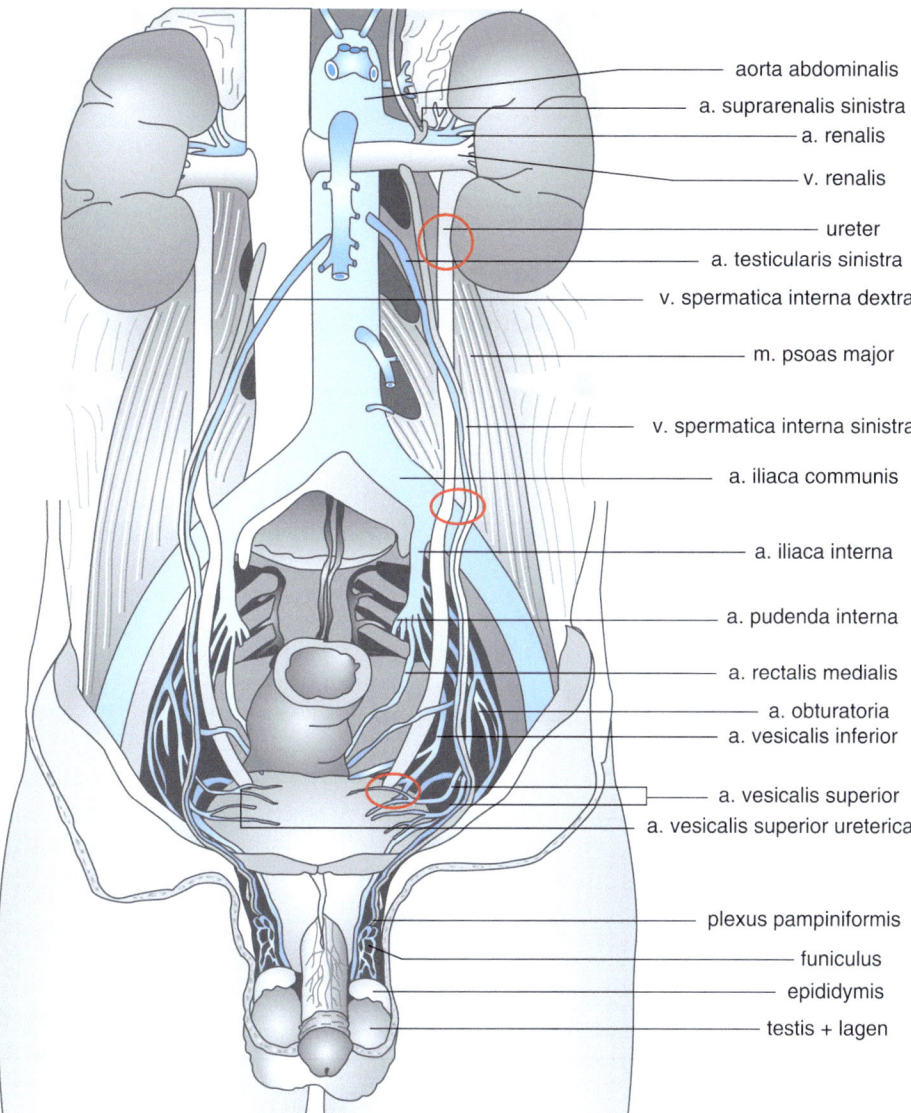

Figuur 2.5 Met rood aangegeven de preselectieplaatsen voor nierstenen. Bron: Bangma, C.H. (red.) (2013), Leerboek urologie (pag. 3). Houten: Bohn Stafleu van Loghum.

neuro-urologische klachten op (mictieklachten en erectiele disfunctie) (zie fig. 2.6) [12]. Op geleide van de klachten kan een inschatting worden gemaakt van het niveau van de dwarslaesie. Bij ieder niveau van de dwarslaesie passen specifieke mictieklachten. Het is daarom van belang klachten bij deze patiënten zo adequaat mogelijk te omschrijven, met name bij de partiële letsels, omdat regelmatig sprake is van een discrepantie tussen het niveau van het letsel en de klachten van de patiënt. Er zijn verschillende classificatiesystemen voor neuro-urologische aandoeningen, de meest gebruikte is de classificatie van Madersbacher (zie fig. 2.7). Dit classificatiesysteem beschrijft de neuro-urologische functie van de blaas- en de sluitspier tijdens de vulfase en de mictiefase gerelateerd aan het niveau van het letsel. Afhankelijk van deze functies wordt vervolgens behandeling ingesteld.

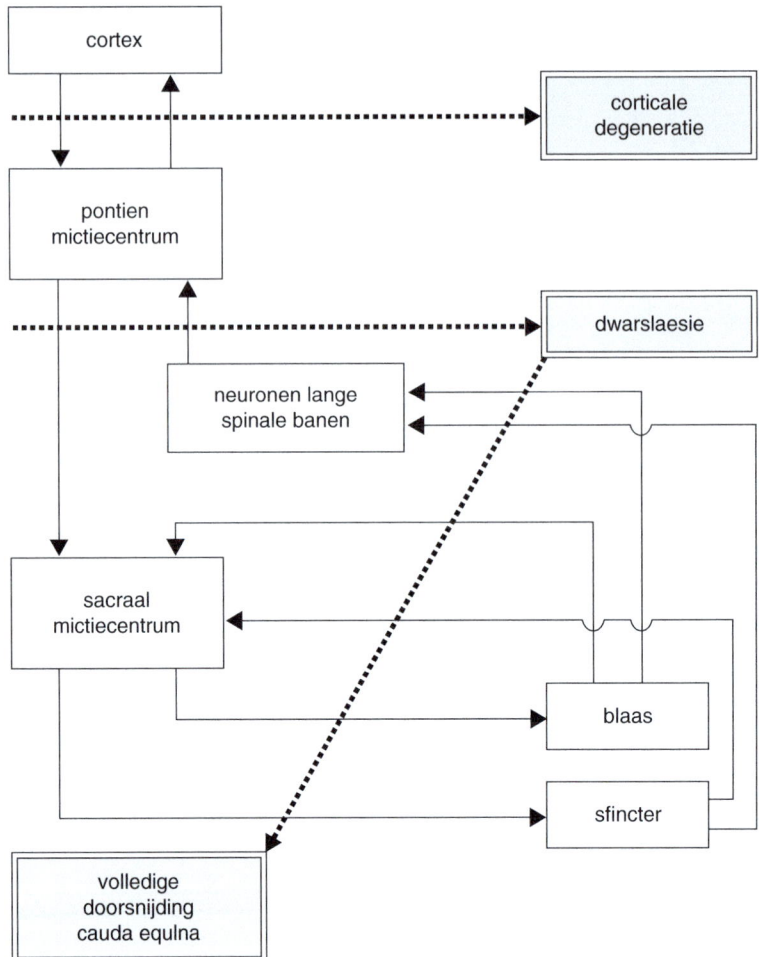

Figuur 2.6 Schematische voorstelling van de banen van mictiereflex. Aangegeven zijn de plaatsen waar bij een neurologische afwijking de laesies gelokaliseerd zijn. Bron: Bangma, C.H. (red.) (2013), Leerboek urologie (pag. 87). Houten: Bohn Stafleu van Loghum.

2.7.6 Multiple sclerosis (MS)

MS is een aandoening van de witte stof van het centrale zenuwstelsel waarbij plaques ontstaan door demyelinisatie en inflammatie. Hierdoor vindt een blokkade of beperking plaats van de prikkelgeleiding [13]. Daar de plaques meestal voorkomen in de laterale corticospinale en reticulospinale kolom ter hoogte van de cervicale ruggenmerg, gaat MS vaak gepaard met blaas en sfincterproblemen. Zij komen vaker voor bij vrouwen dan bij mannen en van alle MS-patiënten ervaart 50–90 % mictieklachten in de loop van het ziekteproces. 'Urgency' en 'frequency' komen bij 31–85 % voor. De prevalentie voor urine-incontinentie ligt tussen de 37–72 % en obstructieve mictieklachten en urineretentie bij 2–52 %. Een groot deel van de mannen met MS heeft last van seksuele disfunctie (60–90 %) variërend van erectiestoornis, ejaculatiestoornis, verminderd seksueel verlangen en problemen met het orgasme. Patiënten

2.8 · Behandeling

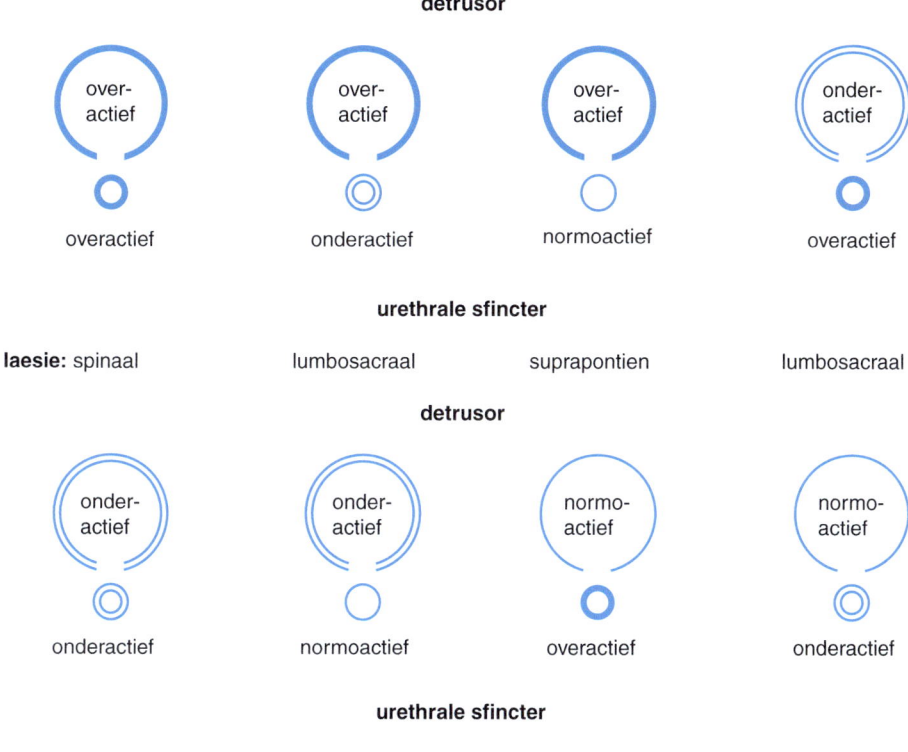

Figuur 2.7 Classificatie volgens Madersbacher (EAU guidelines Neuro-urology).

kunnen zich primair presenteren met klachten van de lage urinewegen zoals een urineretentie e causa ignota (e.c.i.) of plotselinge urgency- en frequency-klachten [14]. De mictieklachten zijn over het algemeen wisselend van beloop en duur. Zo kunnen patiënten zich presenteren met urgency- en frequency-klachten waarna zij een periode vermindering van de klachten bemerken om vervolgens een periode last te hebben van met name obstructieklachten. Afhankelijk van de klachten wordt een therapie ingesteld. In de loop van de tijd zal op geleide van de verandering van de klachten de behandeling veranderd of aangepast worden.

2.8 Behandeling

Voor de behandeling wordt het principe van de 'step-up' therapie gehanteerd. De eerste keus zijn de conservatieve therapieën, leef- en plasadviezen, gevolgd door (of gecombineerd met) orale medicamenteuze therapie, intravesicale behandelingen (oxybutynine of botox), neuromodulatie en als definitieve therapie de cystectomie met aanleggen van een urinederivaat. Volgens de NHG-standaard Mictieklachten bij mannen wordt bij aspecifieke mictieklachten (waaronder de OAB-klachten) eerst met conservatieve therapieën gestart, gevolgd door een alfablokker bij persisterende klachten. Alleen bij urge-incontinentie is er een indicatie voor het starten met een anticholinergicum. De conservatieve therapie en medicamenteuze monotherapie worden door de huisarts ingesteld.

Bij het uitblijven van resultaat of de wens voor een andere behandeling wordt verwezen naar de uroloog. Deze zal, deels op basis van klachten horende in de vulfase en/of mictiefase, een keuze maken voor het instellen van de behandeling. Dit kan betekenen dat in de tweede lijn de keus voor orale monotherapie een antimuscarinicum kan zijn of een combinatietherapie van een alfablokker en een antimuscarinicum. In de NHG-standaard is er overeenkomst tussen de behandeling van OAB-klachten en aspecifieke mictieklachten. Daarnaast zijn er specifieke therapeutische mogelijkheden die gelden voor OAB-klachten. Hieronder volgt een uiteenzetting van de mogelijke therapeutisch opties voor de behandeling van OAB-klachten.

2.8.1 Conservatieve behandeling

Conservatieve behandeling bestaat uit afvallen, bewegen, stoppen met roken en dieetadviezen. Ten aanzien van dieetadviezen gaat het om minderen van cafeïnebevattende producten zoals koffie, thee en cola [15, 16] en een dagelijkse vloeibare orale inname tussen de 1.500 en 3.000 milliliter. Blaastraining en bekkenbodemfysiotherapie (BBFT) zijn therapieën die bijdragen aan het verbeteren van de OAB-klachten [17]. Het doel van de blaastraining is om door uitstellen van de mictie te trachten de blaascapaciteit te vergroten waardoor de mictiefrequentie afneemt. Door de ondersteuning van de bekkenbodemfysiotherapeut leert de patiënt meer controle te krijgen over de blaas, bekkenbodem en wordt hem geleerd hoe om te gaan met urgency-klachten. Standaard BBFT kan worden aangevuld met biofeedback. Hiermee worden spasmen of contracties van de bekkenbodem aangetoond en trainen patiënten gericht op ontspannen van de bekkenbodem.

2.8.2 Orale medicamenteuze therapie

Het kan nodig zijn om aanvullende orale medicatie te geven als de klachten te hevig zijn, eventueel ter overbrugging van het effect op het plassen van de BBFT of als de conservatieve adviezen en behandeling geen of onvoldoende effect geeft. Orale medicatie werkt op de efferente (sympaticus en parasympaticus) zenuwen van de blaas. Er zijn twee typen medicijnen, met verschillende werkingsmechanismen die vermindering geven van de OAB-klachten (zie ◘ tab. 2.5).

2.8.3 Antimuscarinica

De antimuscarinica blokkeren de muscarine-receptoren op de musculus detrusor die gestimuleerd worden door acetylcholine afkomstig van gestimuleerde cholinerge (parasympatische) zenuwen. Hierdoor worden contracties van de detrusor voorkomen. In meerdere studies is de effectiviteit van de anticholinergica (eventueel in combinatie met een alfablokker of 5-alfa-reductaseremmer) bij patiënten met OAB aangetoond met verbetering van de mictie dagfrequentie, urgency, urge-incontinentie, nycturie, IPSS en 'Quality of life' scorelijsten. Bijwerkingen van de anticholinergica zijn droge mond, wazig zien en delirium. Een groot deel van de patiënten stopt met het gebruik van de antimuscarinica vanwege de bijwerkingen [18]. Tevens wordt beweerd dat de antimuscarinica een versterkend effect kunnen hebben op de achteruitgang van een eenmaal ingezette cognitieve achteruitgang. Een reden voor terughoudendheid in het voorschrijven van antimuscarinica is de angst voor een acute urineretentie

2.8 · Behandeling

Tabel 2.5 Overzicht van de geregistreerde orale en transdermale medicamenten.

naam	type	dosis	dosering
oxybutynine Dridase®, Kentera®	antimuscarinicum	tabletten: 2,5 mg, 5 mg pleisters: 3,9 mg/etmaal	3–4dd1 2x/week
solifenacine Vesicare®	antimuscarinicum	5 mg 10 mg	1dd1 1dd1
darifenacine Emselex®	antimuscarinicum	7,5 mg 15 mg	1dd1 1dd1
fesoterodine Toviaz®	antimuscarinicum	4 mg 8 mg	1dd1 1dd1
tolterodine Detrusitol®	antimuscarinicum	capsules: 2 mg, 4 mg tabletten: 1 mg, 2 mg	1dd1 2dd1
flavoxaat Urispas®	antimuscarinicum	200 mg	3–4dd1
mirabegron Betmiga®	β-3-agonist	50 mg	1dd1

(AUR). In meerdere studies komt naar voren dat de kans op het ontstaan van een AUR minder is dan 3 %, mits voorgeschreven aan de juiste patiëntengroep [19]. Wel wordt een toename van het residu na mictie gemeten in enkele studies, echter de hoeveelheid is klinisch niet relevant. Bij patiënten met een verhoogde kans op een urineretentie (eerdere urineretentie of residu na mictie >200 milliliter bij een vergrote prostaat) is terughoudendheid geboden bij het voorschrijven van een antimuscarinicum [19].

2.8.4 β-3-agonist

Vanwege de vervelende bijwerkingen op langere termijn van antimuscarinica en de matige therapietrouw hierdoor is de vraag naar nieuwe middelen voor OAB ontstaan [18]. β-3-agonisten zijn sinds 2014 op de Nederlandse markt verkrijgbaar en zijn een alternatief voor de antimuscarinica. Momenteel is één β-3-agonist verkrijgbaar, mirabegron. In de musculus detrusor en het urotheel zijn drie subtypen β-adrenoreceptoren (β1, β2, β3) te onderscheiden. De β-3-adrenoreceptoren komen het meest voor en zijn het belangrijkst in de detrusorrelaxatie. Daarnaast komen β-3-receptoren voor in hart- en vetweefsel. Meerdere gerandomiseerde placebogestuurde studies laten verbetering van de mictie dagfrequentie, urgency, urge-incontinentie en nycturie zien met een β-3-agonist. Daarnaast vindt ook geen significante toename van het residu na mictie en urineretentie na start van mirabegron (<0,1 %) plaats. De kwaliteit van het leven neemt significant toe in de onderzochte populatie en het middel wordt goed verdragen, ook na een jaar gebruik [18]. De geadviseerde startdosis is een keer daags 50 mg (tab. 2.5).

Als oefentherapie en orale medicamenteuze therapieën niet of niet meer het gewenste effect hebben, of als patiënten teveel last ervaren van medicatiebijwerkingen, kan gekozen worden voor lokale therapieën van de blaas: neuromodulatie of operatieve interventies. Deze behandelingen gebeuren in de tweede of de derde lijn.

2.8.5 Blaasspoeling

Het meest bekende middel voor blaasspoelingen is oxybutynine. Charles Brendler toonde als eerste in 1989 aan dat intravesicale blaasspoelingen met oxybutynine een gunstig effect hebben op klachten in de opslagfase, blaasdruk en blaascapaciteit bij patiënten met idiopathische en neurologische OAB. Latere studies in de jaren 1990 bevestigden deze bevindingen [20]. De frequentie van de blaasspoelingen varieert tussen de een- tot driemaal een dagelijkse dosis van 10 mg in 20 of 50 milliliter NaCl-oplossing 0.9 %. De systemische bijwerkingen verminderen hierdoor en er bestaat de mogelijkheid om lokaal een hogere dosering oxybutynine toe te dienen. Een vereiste is dat patiënten gekatheteriseerd worden of zelf kunnen katheteriseren.

2.8.6 Botulinetoxine

Botulinetoxine wordt gebruikt als chemische neuromodulatie bij patiënten met OAB. Botulinetoxine is een proteïne geproduceerd door de anaerobe grampositieve bacterie Clostridium botulinum. Het toxine veroorzaakt chemische denervatie en reductie van de celactiviteit door te voorkomen dat neurotransmitters, zoals acetylcholine, vrijkomen in de synapsspleet waardoor tijdelijke inhibitie van de neuromusculaire zenuwsignalen plaatsvindt. Indien geïnjecteerd in de blaasmucosa leidt dit tot relaxatie van de gladde spiercellen in de blaas [21, 22]. Diverse gerandomiseerde studies hebben de effectiviteit van botulinetoxine A aangetoond bij patiënten met een OAB. Botulinetoxine geeft significante verbeteringen van onder andere de blaascapaciteit, frequency, urgency-klachten en urge-incontinentie [21]. Dit resulteerde in de registratie van botulinetoxine A als behandeling voor zowel neurologische als idiopathische OAB. Botulinetoxine A wordt, na intravesicale installatie van lidocaïne 2 % gedurende 20 minuten voor lokale verdoving van de blaas, met behulp van cystoscopie geïnjecteerd in de blaaswand. Een dosis van 100 tot 200 eenheden wordt ad random ingespoten. De effectiviteitsduur varieert tussen de negen en twaalf maanden, waarna de behandeling wordt herhaald. Patiënten leren intermitterend zelf katheteriseren voor het geval een onvermogen tot mictie ontstaat door detrusoronderactiviteit na de injecties. Dit wordt bij 12–16 % van de patiënten gezien, is afhankelijk van de totaal geïnjecteerde dosis en van voorbijgaande aard. De kans op een urineweginfectie is verhoogd [21]. Andere indicaties voor de behandeling met botulinetoxine A zijn neurologische detrusoroveractiviteit en detrusor-sfincter dyssynergie.

2.8.7 Neuromodulatie

Het idee achter elektrische neuromodulatie is dat via stimulering van perifere zenuwen modulatie van de afferente signalen plaatsvindt in de delen van het centrale zenuwstelsel die verantwoordelijk zijn voor de coördinatie van de mictie. Drie mogelijke zenuwen zijn bruikbaar voor elektrische neurostimulatie, de:
- derde sacrale zenuw;
- nervus tibialis posterieur;
- nervus pudendus.

Voor gebruik van de sacrale zenuw en de nervus pudendus wordt eerst een proefstimulatie verricht. Indien patiënten hierbij baat hebben komen zij in aanmerking voor het operatief

2.8 · Behandeling

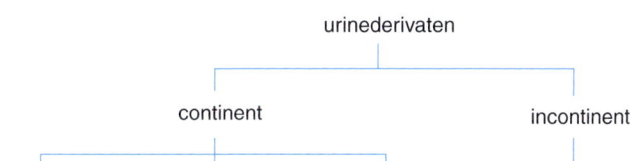

	preoperatieve vereisten			
nierfunctie	kreat <150	kreat <150	kreat <150	nvt
open urethra	vereist	vereist	nvt	nvt
in staat tot CIC	wel	wel	wel	nvt
	controles			
duur	levenslang	levenslang	levenslang	levenslang
nierfunctie	jaarlijks	jaarlijks	jaarlijks	jaarlijks
metabole analyse	jaarlijks of oi	jaarlijks of oi	jaarlijks of oi	nvt
echografie nieren/blaas	jaarlijks	jaarlijks	jaarlijks	jaarlijks
cystoscopie	oi	oi	oi	nvt

Figuur 2.8 Overzicht van mogelijk urinederivaten gecombineerd met de preoperatieve criteria die bepalend zijn voor de indicatiestelling en de postoperatieve controles. CIC = clean intermittend cathaterisation (zelf katheteriseren); kreat = kreatinine; nvt = niet van toepassing; oi = op indicatie.

plaatsen van de pulsgenerator. De duur van het effect van de behandeling is afhankelijk van de batterij (5–8 jaar). De effectiviteit van de sacrale neuromodulatie op langere termijn is ongeveer 60 %. Complicaties bestaan uit pijn, infectie en migratie van de elektrode. Bij 30 % van de patiënten leidt dit tot een chirurgische interventie [22]. De nervus tibialis posterieur is een perifere zenuw die met behulp van een naald, die net boven de mediale malleolus is geplaatst, elektrisch kan worden gestimuleerd. Het is een niet-invasieve behandeling waarbij wekelijks, gedurende twaalf weken, stimulatie van ongeveer dertig minuten plaatsvindt. Bij goed resultaat wordt overgegaan op langdurige behandeling. Een placebogecontroleerde studie toonde na twaalf weken behandeling een verbetering in 54 % versus 20,9 % in de placebogroep op een subjectieve symptoomscore. Complicaties zijn niet waargenomen [22].

2.8.8 Reconstructies van de urinewegen

Ondanks het feit dat reconstructies van urinewegen door de eerder beschreven behandelingen minder geïndiceerd zijn, houden ze een plek bij de behandeling van patiënten met een OAB. Vooral bij relatief jonge patiënten met een refractaire invaliderende OAB wordt een reconstructie van de urinewegen overwogen. Het doel van de reconstructies is het verbeteren van de kwaliteit van leven met behoud van de nierfunctie. Er bestaan twee mogelijkheden bij reconstructies van de urinewegen in deze patiëntenpopulatie (zie fig. 2.8):
1. continente urinederivaten: blaasaugmentatie/neoblaas (orthotoop of heterotoop);
2. incontinente urinederivaten: uretero-ileo-cutaneostomie (brickerderivaat).

2.8.9 Continente urinederivaten

Bij continente urinederivaten is het creëren van een urinereservoir noodzakelijk. Dit is mogelijk door een bestaand reservoir (lees urineblaas) te vergroten (augmenteren) of door het creëren van een geheel nieuw reservoir (neoblaas). In beide gevallen heeft het terminale ileum de voorkeur voor gebruik. Patiënten met een refractaire OAB zonder tekenen van chronische ontsteking en nierfunctieverslechtering die in staat zijn tot zelf katheteriseren, komen in aanmerking voor een blaasaugmentatie. Patiënten met een chronisch ontstoken blaas hebben een indicatie voor een cystectomie met aanleggen van een neoblaas. De kwaliteit en toegankelijkheid van de urethra en de mobiliteit van de patiënt zijn bepalend of wordt gekozen voor katheteriseren via de urethra of een katheteriseerbaar stoma dat wordt aangesloten op de blaas (mitrofanoff of monti nipple). Als zo een katheteriseerbaar stoma wordt gemaakt van de blindedarm noemt men het een mitrofanoff, wordt deze gemaakt van een stuk ilium dan spreekt men van een monti nipple. De patiënten worden levenslang gecontroleerd middels bloedonderzoek (nierfunctie en metabole ontregeling) en echografie van de nieren en de blaas. Op indicatie wordt een cystoscopie verricht.

2.8.10 Incontinente urinederivaten

Bij incontinente urinederivaten wordt de urine niet meer opgevangen in een urineblaas maar komt via een urinestoma buiten het lichaam. Patiënten met hydronefrose of toename van hydronefrose en/of nierfunctieverslechtering, of patiënten die niet in staat zijn tot zelf katheteriseren komen in aanmerking voor een blaasverwijdering met aanleggen van een uretero-ileocutaneostomie (brickerderivaat). Bij voorkeur wordt het terminale ileum gebruikt. Ook deze groep patiënten wordt levenslang gecontroleerd middels bloedonderzoek en echografie van de nieren.

2.9 Conclusie

OAB-klachten gaan vaak gepaard met een afname van de kwaliteit van het leven en bij ongeveer 30 % van de patiënten wordt er geen oorzaak voor gevonden. Oudere mannen hebben een vergrote kans op het ontwikkelen van OAB-klachten. Door middel van de anamnese, lichamelijk onderzoek en aanvullend onderzoek wordt onderliggende pathologie uitgesloten. De behandelingen hebben als doel het verbeteren van de kwaliteit van het leven al dan niet met het behoud van de lage urinewegen. De behandeling varieert van niet-invasieve therapieën zoals leefstijladviezen, bekkenbodemfysiotherapie en medicamenteuze behandeling tot invasieve chirurgische behandeling zoals de sacrale neuromodulatie en het aanleggen van urinederivaten.

Literatuur

1. Abrams P, Cardozo L, Fall M, Rosier P, Kerrebroeck P van, Wein A. The standardisation of terminology in lower urinary tract function. Neurourol Urodyn. 2002;21:167–78.
2. Coyne KS, Margolis MK, Kopp ZS, Kaplan SA. Racial differences in the prevalence of overactive bladder in the United States from the epidemiology of LUTS (EpiLUTS) study. Urology. 2012;79(1):95–101. ▶ doi:10.1016/j.urology.2011.09.010.

Literatuur

3. Yoshimura N, Chancellor MB. Physiology and pharmacology of the bladder and urethra. In: Wein AJ, Kavoussi LR, Novick AC editors. Campbell-Walsh Urology, 9th ed. Philadelphia: Saunders Elsevier; 2007. p. 1922-72.
4. Wein AJ. Pathofysiology and classification of voiding dysfunction. In: Wein AJ, Kavoussi LR, Novick AC editors. Campbell-Walsh Urology, 9th ed. Philadelphia: Saunders Elsevier; 2007. p. 1973-85.
5. Pannek J, Blok B, Castro-Diaz D, Popolo G del. Guidelines on neuo-urology: Standardisation of terminology. In: European Association of Urology Guidelines. 2014; p. 11-14.
6. Does van der E. De diagnostiek van urineweginfecties in de huisartsenpraktijk. Huisarts en Wet. 1974;17:186-9.
7. Gerber GS, Brendler CB. Evaluation of the urologic patiënt: history, physical examination and urinalysis. In: Wein AJ, Kavoussi LR, Novick AC editors. Campbell-Walsh Urology, 9th ed. Philadelphia: Saunders Elsevier; 2007. p. 85-6.
8. Peterson AC, Webster GD. Urodynamic and videourodynamic evaluation of voiding dysfunction. In: Wein AJ, Kavoussi LR, Novick AC editors. Campbell-Walsh Urology, 9th ed. Philadelphia: Saunders Elsevier; 2007. p. 1989.
9. Pinxteren B van, Knottnerus BJ, Geerlings SE, Opstelten W, Burgers JS, Asselt KM van, et al. NHG-standaard Urineweginfecties (derde herziening). Huisarts Wet. 2013; 56(6):270-80.
10. Natalin R, Lorenzetti F, Dambros M. Management of OAB in those over age 65. Curr Urol Rep. 2013;14:379-85. ▶doi:10.1007/s11934-013-0338-5.
11. Casey RG, Catto JW, Cheng L, Shariat S, Witjes JA, Black PC, et al. Diagnosis and management of urothelial carcinoma in situ of the lower urinary tract: a systematic review. Eur Urol. 2014. ▶doi:10.1016/j.eururo.2014.10.040.
12. Wein AL. Lower urinary tract dysfunction in neurologic injury and disease. In: Wein AJ, Kavoussi LR, Novick AC editors. Campbell-Walsh Urology, 9th ed. Philadelphia: Saunders Elsevier; 2007. p. 2011-45.
13. Polman CH. Multipele sclerosis en verwante aandoeningen. In: Hydra A, Koudstraal PJ, Roos RAC Neurologie. Utrecht: Bunge; 1994. p. 365-74.
14. Litwiller SE, Frohman EM, Zimmern PE. Multiple sclerosis and the urologist. J Urol. 1999;161(3):743-57. Review.
15. Arya LA, Myers DL, Jackson ND. Dietary caffeine intake and the risk for detrusor instability: a case-control study. Obstet Gynecol. 2000;96(1):85-9.
16. Bryant CM, Dowell CJ, Fairbrother G. Caffeine reduction education to improve urinary symptoms. Br J Nurs. 2002;11(8):560-5.
17. Burgio KL, Goode PS, Johnson TM, Hammontree L, Ouslander JG, Markland AD, et al. Behavioral versus drug treatment for overactive bladder in men: the Male Overactive Bladder Treatment in Veterans (MOTIVE) Trial. J Am Geriatr Soc. 2011;59(12):2209-16.
18. Chapple CR, Cardozo L, Nitti VW, Siddiqui E, Michael MC: Mirabegron in overactive bladder: a review of efficacy, safety, and tolerability. Neuro Urology. 2014;33(1):17-30. ▶doi:10.1002/nau.22505.
19. Athanasopoulos A, Chapple C, Fowler C, Gratzke C, Tubaro A, et al. The role of antimuscarinics in the management of men with symptoms of overactive bladder associated with concomitant bladder outlet obstruction: an update. Eur Urol. 2011;60(1):94-105.
20. Lose G, Nørgaard JP. Intravesical oxybutynin for treating incontinence resulting from an overactive detrusor BJU Int. 2001;87:767-73.
21. Mangera A, Apostolidis A, Andersson KE, Roehrborn C, Novara G, Chapple C, et al. An updated systematic review and statistical comparison of standardised mean outcomes for the use of botulinum toxin in the management of lower urinary tract disorders. Eur Urol. 2014;65(5):981-90.
22. Smits MAC, Marcelissen TAT, Kerrebroeck PEV van, Wachter SGG de. Neuromodulatie voor overactieve-blaasklachten. Ned Tijdschr Geneeskd. 2012;156:A5099.

BPH, benigne prostaathyperplasie

Patrick Dielissen en Ingrid Koeter

Samenvatting

De man leeft langer met als gevolg een veroudering van het urogenitale systeem, waaronder benigne prostaathyperplasie. Mictieklachten zijn sterk leeftijdgerelateerd en daarom worden op oudere leeftijd frequent problemen met de mictie gemeld: zwakke straal, vaker plassen en nachtelijk plassen. Door zijn ligging kan de prostaat een rol spelen bij obstructieve mictieklachten van de lage urinewegen, met name door toename van de omvang van de prostaat (LUTS door BPH). Van de mannen met mictieklachten bezoekt uiteindelijk 60 tot 70 % het spreekuur van de huisarts. De ervaren hinder en angst voor prostaatkanker zijn drijfveren de huisarts te bezoeken. Prostaatvergroting leidt niet noodzakelijk tot obstructie en/of mictieklachten. De huidige opvatting is dat mictieklachten bij oudere mannen bestaat uit een combinatie van obstructie, bijvoorbeeld door prostaatvergroting, en veranderingen van de blaasfunctie. Achtereenvolgens wordt de anatomie, etiologie, pathofysiologie, anamnese, diagnostiek en het beleid van LUTS/BPH besproken. De meeste mannen met mictieklachten, LUTS door BPH, kunnen uitstekend in de eerste lijn behandeld worden. Ernstige klachten en diagnostische onzekerheid zijn redenen voor verwijzing naar de uroloog.

3.1 Inleiding – 45

3.2 Anatomie – 45

3.3 Etiologie en pathofysiologie – 47

3.4 Anamnese – 48

3.5 Diagnose – 49

© Bohn Stafleu van Loghum, onderdeel van Springer Media BV 2016
B. de Boer, A. Heijnen (Red.), *Functioneel urologische en seksuele klachten bij de man*,
DOI 10.1007/978-90-368-1398-3_3

3.6 Differentiaaldiagnose – 52

3.7 Behandeling – 52
3.7.1 Voorlichting en leefstijladviezen – 53
3.7.2 Medicamenteuze behandeling – 53
3.7.3 Operatieve behandelingen – 55

3.8 Conclusie – 57

Literatuur – 58

3.1 Inleiding

De man leeft langer met als gevolg een veroudering van het urogenitale systeem. Een frequent voorkomend probleem hiervan zijn mictieklachten. Mictieklachten zijn sterk leeftijdgerelateerd. Uit bevolkingsonderzoek onder mannen ouder dan veertig jaar blijkt dat de prevalentie van matige tot ernstige mictieklachten varieert tussen de 20 en 25 % en dat deze toeneemt met de leeftijd [1, 2]. Het is te verwachten dat in toenemende mate de ouder wordende man het spreekuur van de huisarts zal bezoeken met klachten van een zwakke straal, vaker plassen en nachtelijk plassen. Redenen hiervoor zijn meer aandacht voor klachten van de prostaat zoals mictieklachten en prostaatkanker, het afnemende taboe rond mictieklachten voor mannen en de vergrijzing van de Nederlandse bevolking. Van de mannen met mictieklachten bezoekt uiteindelijk 60 tot 70 % het spreekuur van de huisarts [1]. De meeste mannen met mictieklachten kunnen uitstekend in de eerste lijn behandeld worden [3]. In de huisartsenpraktijk zijn mictieklachten bij mannen meestal niet te verklaren door specifieke aandoeningen en wordt er daarom gesproken van aspecifieke mictieklachten. Voorheen stond de prostaat vaak centraal bij mictieklachten bij mannen, het zogenaamde prostatisme of benigne prostaathyperplasie (BPH). Inmiddels is de opvatting dat de oorzaak van mictieklachten bij mannen multifactorieel is. Dit heeft ook gevolgen voor de gebruikte terminologie. De internationale literatuur gebruikt de term *lower urinary tract symptoms* (LUTS). De NHG-standaard Mictieklachten bij mannen spreekt van aspecifieke mictieklachten [1]. Onder deze term vallen zowel mictieklachten die geschaard worden onder obstructie (LUTS/BPH) als klachten die samenhangen met een overactieve blaas (opslag-LUTS). In dit hoofdstuk wordt gesproken van mictieklachten ten gevolge van benigne prostaathyperplasie (BPH), obstructie-LUTS of LUTS/BPH [4]. Achtereenvolgens wordt de anatomie, etiologie, pathofysiologie, anamnese, diagnostiek en het beleid besproken.

3.2 Anatomie

De prostaat, ook wel voorstanderklier genoemd, is een orgaan van het mannelijke genitale systeem en heeft voornamelijk een exocriene functie [5]. De prostaat ligt in het kleine bekken en omgeeft een deel van de urethra, de urethra prostatica (zie ◘ fig. 3.1). Het normale volume van de prostaat is ongeveer 20 milliliter op 20–30-jarige leeftijd maar neemt toe met de leeftijd. Door de ligging kan de prostaat een rol spelen in klachten van de lage urinewegen, met name bij toename van de omvang ervan. De basis van de prostaat begint onder de blaas. De overgang van blaas naar prostaat heet blaashals en werkt als een afsluitende spier. De exocriene functie van de prostaat bestaat uit het toevoegen van een alkalisch secreet aan het ejaculaat. Het draagt ongeveer 25–30 % bij aan het totaalvolume van het ejaculaat [5]. Het prostaatvocht fungeert als transportmiddel en voedingsmedium voor de spermatozoën.

Een goedaardige vergroting van de prostaat (BPH) ontstaat door groei van het epitheliale en fibromusculaire weefsel (stroma). Deze twee componenten van BPH dragen ertoe bij dat het plassen moeizaam kan gaan (zie ◘ fig. 3.2). De aanduiding BPH geeft aan dat er specifieke histologische veranderingen te zien zijn (hyperplasie). BPH is een histologische diagnose. De groei bij BPH zit voornamelijk in de overgangszone van de prostaat (transitionele zone, urethra prostatica) en meestal is de groei diffuus (fibromusculaire hyperplasie). Het aandeel van alfa-adrenerge aangestuurde spiervezels bij BPH is aanzienlijk en kan tot 60 % bedragen van het hyperplastische weefsel van de prostaat.

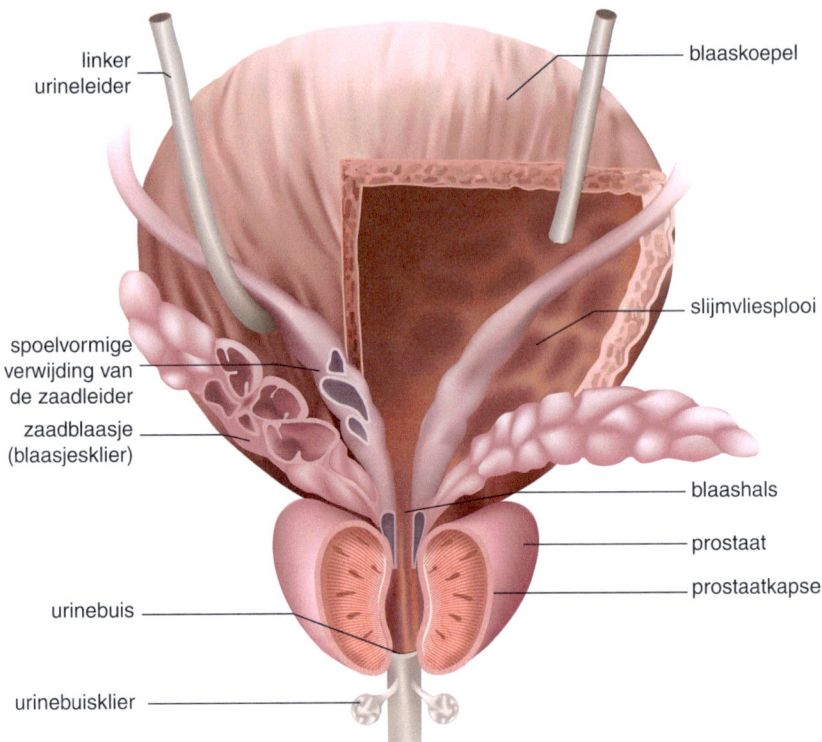

Figuur 3.1 Anatomie prostaat en blaas (▶ www.prostaatwijzer.nl).

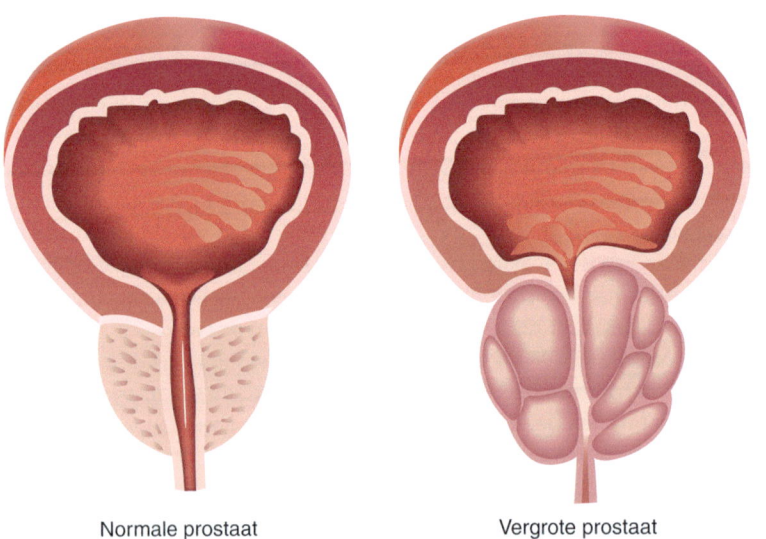

Normale prostaat   Vergrote prostaat

Figuur 3.2 Normale en vergrote prostaat (▶ www.prostaatwijzer.nl).

Door de ligging van de prostaat kan zowel diffuse en lokale groei leiden tot obstructieve mictieklachten (blaasoutletobstructie, BOO). Chronische obstructieve mictieklachten kunnen leiden tot blaashypertrofie en detrusorinstabiliteit (irritatieve mictieklachten, gestoorde opslagfase).

Prostaatvergroting leidt niet noodzakelijk tot obstructie en/of mictieklachten. De huidige opvatting is dat mictieklachten bij oudere mannen bestaat uit een combinatie van obstructie, bijvoorbeeld door prostaatvergroting, en veranderingen van de blaasfunctie [1, 4]. Veel mannen met prostaatvergroting hebben geen mictieklachten en bij mictieklachten is het niet vanzelfsprekend dat de prostaat vergroot is. Patiënten met een grote prostaat hebben wel een grotere kans op matige of ernstige mictieklachten. Bij LUTS door BPH (LUTS/BPH) is er ook vaak een veranderde blaasfunctie, door de prostaatvergroting, leeftijd of andere aandoeningen. De veranderde blaasfunctie geeft door contractie van gladde spiervezels rond de urethra en prostaat een dynamische obstructie. Mictieklachten zijn ook niet specifiek voor prostaatlijden. LUTS kan veroorzaakt worden door andere pathologie/functiestoornissen van de blaas of bekkenbodem. LUTS is een beschrijvende diagnose en niet een histologische diagnose zoals BPH. De diagnose BPH dient alleen nog gebruikt te worden als een histologische en niet meer als een klinische diagnose.

De prevalentie van LUTS/BPH is sterk afhankelijk van de gebruikte criteria [4]. Er is een hogere prevalentie als alleen het volume van de prostaat als criterium wordt genomen (volume >30 ml) en een lagere prevalentie als ook klachtenscore en urineflow (<10 ml/s) worden meegenomen. Prostaatvergroting komt vaker voor dan de klachten ervan. De aard en de ernst van de klachten kunnen individueel sterk variëren. Meer dan 50 % van de mannen ouder dan 50 jaar heeft BPH en na het bereiken van de leeftijd van tachtig jaar wordt dit 90 % [6]. Tussen de 60–69 jaar heeft zo'n 10–20 % van de mannen last van mictieklachten, en in de leeftijd van 70–79 jaar stijgt dit naar zo'n 25–35 %. Boven de tachtig jaar heeft ongeveer de helft van de mannen in meer of mindere mate last van mictieklachten. Eén op de vier mannen in de leeftijdscategorie boven de vijftig jaar wordt uiteindelijk behandeld voor plasklachten. BPH is een langzaam progressief proces wat overigens niet geldt voor de mictieklachten bij de ouder wordende man. Het beloop van mictieklachten bij mannen is onvoorspelbaar; slechts bij weinig mannen is er een snelle toename van de mictieklachten en bij een deel van de mannen is er ook spontane verbetering.

3.3 Etiologie en pathofysiologie

De oorzaak en het precieze ontstaansmechanisme van BPH en die van mictieklachten bij ouder wordende mannen is niet goed bekend. BPH is een van de fysieke signalen van veroudering van het urogenitale systeem. Tijdens het ouder worden groeit de prostaat, wordt de blaasinhoud kleiner, verandert de blaasfunctie en neemt de elasticiteit van de blaasspieren af. Dit zijn normale fysiologische processen en in de fase waarin mannen ouder worden geen ziekte. Onbekend is waarom de ene man wel mictieklachten ontwikkelt en de andere man niet of nauwelijks. De belangrijkste risicofactor van BPH is leeftijd en de belangrijkste voorwaardelijke factor zijn androgenen, met name dihydrotestosteron (DHT). DHT wordt door 5-alfa-reductase omgezet uit testosteron. Zonder DHT vindt er geen prostaatgroei plaats zoals blijkt bij mannen met een aangeboren deficiëntie van 5-alfa-reductase. Zij ontwikkelen geen BPH. Toch lijken androgenen niet de oorzaak van BPH te zijn [2, 6]. Er is namelijk geen verschil in aanwezigheid van DHT in de prostaat bij mannen met en zonder BPH. Ook is het serum testosteron en DHT niet hoger bij mannen die uiteindelijk BPH ontwikkelen.

Er zijn aanwijzingen voor andere factoren bij het ontstaan van BPH (oestrogenen, groeifactoren) maar hun causale rol is nog niet opgehelderd. Mannen van het negroïde ras hebben vaker een groter prostaatvolume en vaker LUTS dan mannen van het kaukasische ras. Aziatische mannen hebben minder vaak BPH en LUTS dan kaukasische mannen. Geografische verschillen in het voorkomen van BPH suggereren dat behalve aanlegfactoren, voeding een rol kan spelen. Voeding die rijk is aan vezels, groenten en peulvruchten bevat zwakke oestrogenen die biologisch werken als antiandrogenen en daarmee de groei van de prostaat tegengaan [2]. Dit zou gelden voor soja-producten en een verklaring zijn voor het minder voorkomen van BPH bij Aziatische mannen (fyto-oestrogenen) [7]. Er is geen overtuigend bewijs voor een rol van leefstijlfactoren bij het ontstaan van BPH (roken, bewegen, alcohol) [8]. Hoge inname van alcohol zou een preventieve werking hebben op BPH door verlaging van de androgeenspiegel [9].

Er is groeiend bewijs voor een verband tussen BPH en het metabool syndroom [8, 10]. Het metabool syndroom is een parapluterm voor een aantal cardiovasculaire risicofactoren: insulineresistentie, hyperlipidemie, centrale obesitas en hypertensie. BPH en het metabool syndroom hebben etiologische en epidemiologische overeenkomsten. Overgewicht en het metabool syndroom zijn beide geassocieerd met inflammatoire cytokines en ook in de prostaat van mannen met BPH komen chronische ontstekingsinfiltraten voor [6, 11]. Bij ruim 75 % van de mannen met BPH worden ontstekingshaarden gevonden waarbij er een relatie is tussen de ernst van de LUTS en de mate van ontstekingen [11]. Mannen met LUTS en BPH hebben, net als bij het metabool syndroom, lagere androgene en hogere oestrogene spiegels. BPH komt vaker voor bij mannen met het metabool syndroom en de groei van de prostaat bij mannen met het metabool syndroom is groter dan bij mannen zonder het metabool syndroom [12]. De relatie tussen LUTS en het metabool syndroom is overigens minder uitgesproken en lijkt met name te gelden voor jongere mannen [8].

3.4 Anamnese

In de anamnese is er aandacht voor de *ziekte* en de *zieke*. De anamnese richt zich op de aard en de ernst van de klachten (speciële anamnese). Mictieklachten kunnen het gevolg zijn van verschillende afwijkingen en oorzaken van de lage urinewegen en een zorgvuldige anamnese kan hierin onderscheid maken. Ook niet-urologische aandoeningen kunnen mictieklachten geven (tractus anamnese). De anamnese richt zich daarnaast ook nadrukkelijk op de hulpvraag van de patiënt en de reden van komst (referentiekader patiënt). Er is geen goed onderzoek verricht naar de waarde van de anamnese voor het aantonen of uitsluiten van specifieke oorzaken van de mictieklachten, met uitzondering van urineweginfecties [4]. In de anamnese wordt gevraagd naar de aard en duur van de klachten, verandering en verergering van de klachten in de tijd, eerdere urologische klachten, seksuele problemen en medicatie [1, 4]. Diuretica, opiaten, tricyclische antidepressiva en antihistaminica kunnen een rol spelen bij mictieklachten. Comorbiditeit als diabetes mellitus, neurologische aandoeningen en cardiale aandoeningen kunnen mictieklachten veroorzaken of verklaren. De prostaatproblemen kunnen zich op verschillende manieren openbaren (zie ◘tab. 3.1). De meeste mannen met BPH hebben last van obstructieklachten (slappe straal, hesitatie, nadruppelen, persen bij plassen en onderbroken mictie) en in mindere mate van irritatieve klachten (frequent plassen, urgeklachten, ongewild urineverlies, nycturie). De irritatieve klachten (overactieve-blaasklachten) worden overigens als meer hinderlijk ervaren dan de obstructieklachten en zullen dus vaker reden zijn het spreekuur te bezoeken. Er zijn geen klachten specifiek voor BPH. LUTS/BPH in combinatie met andere

3.5 · Diagnose

Tabel 3.1 Klachten bij BPH.

opslag of irritatief	obstructief	post mictie
frequent urineren (pollakisurie) nycturie ('s nachts plassen) urgeklachten (sterke plasdrang) urge-incontinentie loze, pijnlijke aandrang	na het plassen opeens nog een keer moeten korte pauzes tijdens het plassen moeilijk op gang komen van het plassen (hesitatie) zwakke straal	nadruppelen niet helemaal leeg kunnen plassen (residugevoel)

urologische klachten zoals hematurie, pijn bij het plassen, ernstig ongewild (nachtelijk) urineverlies, urogenitale pijn zijn urologische klachten die niet zonder meer toe te schrijven zijn aan BPH en vragen om verder onderzoek [4]. Complicaties van BPH zijn acute urineretentie (<1 %), incontinentie, recidiverende urineweginfectie en nierinsufficiëntie (zelden).

Het referentie- en denkkader van de patiënt, de *zieke*, is een wezenlijk onderdeel van de anamnese voor de huisarts [1]. Er zijn goede aanwijzingen dat verschillen in beleving en tolerantie van mictieklachten sterk bepalend zijn voor het hulpzoekgedrag [4]. Verschillen in beleving ontstaan door zorgen en/of cognities van de klachten door de patiënt en zijn omgeving en door de ervaren hinder van de klachten. Angst voor prostaatkanker speelt niet zelden een rol bij mictieklachten bij mannen. Mannen met mictieklachten hebben overigens niet vaker prostaatkanker dan mannen zonder mictieklachten. BPH is vooralsnog geen risicofactor voor prostaatkanker maar er lijkt wel een relatie te zijn in het voorkomen en in de pathogenese van beide [13]. Verstoring van het slapen door nycturie kan een reden zijn om hulp te vragen, net zoals ongewild urineverlies, urgeklachten of seksuele problemen.

3.5 Diagnose

De huisarts heeft naast de anamnese de volgende diagnostische instrumenten ter beschikking: lichamelijk onderzoek, onderzoek van urine, mictielijst, symptoomscorelijsten en bloedonderzoek [1, 4]. Diagnostische onzekerheid over de oorzaak van de klachten of falen van de therapie in de eerste lijn kunnen reden zijn voor een verwijzing naar de uroloog. De huisarts verricht een lichamelijk onderzoek dat bestaat uit een algemene indruk van de patient, een buikonderzoek, onderzoek van de genitalia externa en een rectaal toucher (zie bijlage E). De algemene indruk richt zich op systemische klachten, zoals mate van ziek zijn, bleek of klam zien, mogelijkheid van koorts en aanwijzingen voor pijn. Het buikonderzoek bestaat uit percussie en palpatie van de onderbuik. Het vaststellen van een blaasretentie bij een overvulde blaas is cruciaal en moet overwogen worden bij gedempte percussie in de suprapubische regio dan wel bij een palpabele weerstand. Echter de afwezigheid van blaasdemping betekent niet dat er geen retentie aanwezig kan zijn. Afwijkingen aan de penis, zoals een phimosis, worden beoordeeld door inspectie van de penis. Een rectaal toucher geeft een indruk van de grootte, vorm, consistentie en drukpijnlijkheid van de prostaat. Het rectaal toucher heeft een beperkte diagnostische waarde doordat zowel de positief als negatief voorspellende waarde laag zijn (<50 %). De prostaat wordt onderzocht door via de anus de dorsale zijde van de prostaat te bevoelen met de vinger (perifere zone). Een normale prostaat voelt symmetrisch, glad en vast-elastisch aan (zie bijlage F). Soms kan de prostaat ook een weke consistentie hebben. In het midden is meestal de sulcus te voelen met aan beide zijden de twee kwabben. Bij BPH kan de omvang van de prostaat vergroot aanvoelen, soms kan één van de kwabben ten opzichte van de andere vergroot zijn. Het volume van de prostaat is lastig te bepalen door palpatie alleen. Een voelbare verharding of nodus is verdacht en vraagt om verder onderzoek naar de aard ervan. Een afwijkend rectaal toucher is van meer waarde voor de diagnostiek dan een negatief rectaal toucher. Een drukpijnlijke prostaat is verdacht voor een prostatitis. Bij een abnormale lage sfincterspanning van de anus wordt rekening gehouden met een neurologische aandoening welke ook mictieklachten kan veroorzaken.

Urineonderzoek wordt verricht om hematurie of een infectie op te sporen. Er is geen relatie tussen afwijkingen in de urine en BPH [4]. Het is wel noodzakelijk om een blaasontsteking uit te sluiten, zeker als pijn (strangurie) een van de klachten is en/of ongewild urineverlies. Met de toenemende leeftijd en bij de aanwezigheid van comorbiditeit (diabetes mellitus) is een afwijkend klachtenpatroon van een urineweginfectie vaker regel dan uitzondering. Het urineonderzoek bestaat uit een stick om de aanwezigheid van nitriet of hematurie te bepalen, al dan niet aangevuld met een dipslide of sediment [1]. Op indicatie kan gebruik gemaakt worden van een urinekweek. Een mictielijst of plasdagboek is een betrouwbaar instrument om het plaspatroon in kaart te brengen (zie bijlage A) [14]. In een plasdagboek wordt de plasfrequentie per 24 uur, het totaal geplaste volume, het gemiddelde volume, de nachtelijke mictiefrequentie en de functionele blaascapaciteit bepaald [5]. Een plasdagboek geeft inzicht in de capaciteit van de blaas en het plasgedrag. Het kan de anamnese ondersteunen. De functionele blaascapaciteit blijkt sterk gecorreleerd met plasklachten: mannen met een kleinere functionele blaascapaciteit hebben aanzienlijk meer plasklachten. De functionele blaascapaciteit is het maximale vullingsvolume van de blaas. Er is in de praktijk regelmatig een verschil in de beleving van het plasgedrag en het daadwerkelijke plasgedrag bij mannen. Een plasdagboek kan helderheid geven. De anamnese kan een vertekend beeld geven over het mictiepatroon door *recall bias*, het niet goed herinneren van het plasgedrag, of door een verkeerde interpretatie van wat normaal is. Ook helpt een mictielijst om onderscheid te maken tussen een voor de leeftijd fysiologisch mictiepatroon en een afwijkend mictiepatroon (zie ◘tab. 3.2) [4]. Met de toenemende leeftijd neemt de urinefrequentie per etmaal toe, zo ook de nachtelijke urinefrequentie. De functionele blaascapaciteit neemt af met de leeftijd. Als laatste kan het behulpzaam zijn voor de differentiaaldiagnose, bijvoorbeeld bij met name nycturie (fysiologisch, hartfalen), pollakisurie met een normaal gemiddeld volume (polyurie, glucosurie) of een laag gemiddeld volume (overactieve blaas).

De international prostate symptom score (IPSS, zie bijlage B) is een symptoomscorelijst die de patiënt kan invullen en net als een plasdagboek (zie bijlage A) ondersteunend is voor de anamnese [4, 15]. De vragenlijst bestaat uit zeven vragen over de plasklachten en één vraag over de subjectieve ernst van de klachten (kwaliteit van leven). In de IPSS zijn zowel klachten van obstructie als opslag opgenomen. Een verandering van 3 punten of meer wordt gezien als een verbetering of verandering die ertoe doet (3 of meer punten enig merkbaar, 5 of meer punten matig merkbaar, 8 of meer punten duidelijk merkbaar). Echter soms kan een verbetering van 1 of 2 punten al verschil maken, bijvoorbeeld als één keer minder wordt geplast in de nacht. Een score van 0–7 duidt op geen of geringe klachten, een score van 8–19 punten duidt op matige klachten en 20–35 punten duidt op ernstige klachten. Het verschil met het invullen van een plasdagboek is dat het plasdagboek prospectief is en de IPSS achteraf wordt ingevuld, dus iets meer afhankelijk is van subjectieve ervaringen. Met het beantwoorden van de vragen krijgt de huisarts een indruk van de ernst van de mictieklachten en de ervaren last. Ook kunnen de klachten in de loop van de tijd vervolgd worden en kan het effect van de behandeling worden vastgesteld.

3.5 · Diagnose

Tabel 3.2 Referentiewaarden plasdagboek.

mictiepatroon	50–65 jaar	65+
plasfrequentie		
– 24 uur	6.3	6.9
– overdag	5.0	5.0
– 's nachts	1.1	1.5
nachtelijke plasfrequentie		
– eenmaal	80 %	90 %
– tweemaal	36 %	55 %
– driemaal	7 %	18 %
functionele blaascapaciteit	430 ml	395 ml
gemiddeld geplast volume	267 ml	247 ml

In het bloed kan het prostaatspecifiek antigeen (PSA) gemeten worden [1, 4]. In de huisartspraktijk is het niet nodig bij mictieklachten het PSA te bepalen, maar dit zal regelmatig de (hulp)vraag van de patiënt zijn. Het PSA heeft een relatie met het volume van de prostaat. Een PSA van 1.5 ng/ml of hoger correleert met een volume van >30 milliliter. Het PSA kan daarmee het rectaal toucher enigszins ondersteunen, maar dit zal voor de huisarts in de diagnostiek en het beleid van beperkte waarde zijn. De huisarts kan samen met de patiënt bepalen wat de meerwaarde is om het PSA te bepalen door uitleg te geven over de betekenis van het PSA (counseling en risicocommunicatie). Aan de orde zal komen dat het PSA een orgaanspecifiek enzym is en niet een ziektespecifieke bloedtest. Ook is het PSA geen tumormarker en wordt het (nog) niet ingezet voor vroege opsporing van prostaatkanker. Een verhoogd PSA duidt niet per definitie op prostaatkanker. Wel wordt er meer prostaatkanker opgespoord door het bepalen van het PSA (*case finding*) en bij mannen tot 69 jaar leidt het tot een mortaliteitsreductie tot 31 % [16]. Echter deze case finding gaat ten koste van een hoge overdiagnostiek en behandeling. Bij een acute urineretentie en bij een prostatitis is het PSA verhoogd. In het bloedonderzoek kan ook de nierfunctie worden meegenomen. Er bestaat waarschijnlijk geen relatie tussen het serumkreatininegehalte, de ernst van de mictieklachten en LUTS/BPH, tenzij er sprake is van een hydronefrose bij een overloopblaas [4]. Bij ongewild urineverlies bij mannen, met name 's nachts, moet altijd gedacht worden aan een overloopblaas. Dit is een reden voor verwijzing naar de uroloog.

De uroloog heeft een tweetal aanvullende onderzoeken om LUTS/BPH te objectiveren: transrectale echografie en uroflowmetrie. De huisarts kan bij diagnostische onzekerheid, ernstige hinder of ernstige klachten de patiënt hierover uitleg geven. Transrectale echografie van de prostaat geeft de mogelijkheid het volume en de vorm van de prostaat te bepalen. Bepaling van het volume van de prostaat is zinvol voor de therapiekeuze en is een voorspeller van het klinisch beloop [4]. Er wordt van BPH gesproken bij een homogene prostaat met een volume van 40 milliliter of hoger. Het normale prostaatvolume is maximaal 20–30 milliliter. Patiënten met een volume van 30 milliliter of groter hebben een grotere kans op progressie van BPH en op complicaties van BPH. Bij een volume van de prostaat van meer dan 30 milliliter en mictieklachten is behandeling met een 5-alfa-reductaseremmer een mogelijkheid. Met echografisch onderzoek kan ook een residu in de blaas na mictie worden bepaald, hoewel de diagnostische voorspellende waarde van een residubepaling beperkt is tenzij er een groot residu is van meer dan 100 tot 400 milliliter. Een groot residu vergroot de kans op het optreden van een acute urineretentie en urineweginfecties. Een uroflowmetrie is een registratie van de mictie in de tijd en is voor de uroloog een vast onderdeel van de diagnostiek. Door in een flowmeter te plassen wordt de kracht van de urinestraal (aantal milliliter per seconde) gemeten en de hoeveelheid urine die wordt uitgeplast. Het is niet-invasief en geeft een redelijke weergave van de kracht van de straal. De ondergrens van de maximale flow ligt tussen de 10–15 ml/s.

3.6 Differentiaaldiagnose

Er is een uitgebreide differentiaaldiagnose van mictieklachten bij de ouder wordende man [1, 4]. Hiervoor wordt verwezen naar ▶H. 1. Met toenemende leeftijd worden de klachten algemener en de kans op pathologie neemt toe. De symptomen van LUTS kunnen ook veroorzaakt worden door specifieke oorzaken, zoals prostaatkanker, blaaskanker, urineweginfecties inclusief urethritis en cystitis, prostaatontsteking, urinewegvernauwing (meatusstenose, urethrastrictuur), urineretentie en blaasstenen. Blaasfunctiestoornissen, zowel over- als onderactiviteit, en bekkenbodemdisfunctie kunnen soortgelijke klachten geven. Neurologische aandoeningen kunnen blaasfunctiestoornissen geven met name disregulatie van het autonome zenuwstelsel, zoals bij diabetes mellitus, multipele sclerose of medicatie (anticholinergica, opiaten). Dit geldt ook voor ziektebeelden die voornamelijk voorkomen op oudere leeftijd, zoals een CVA en de ziekte van Parkinson.

3.7 Behandeling

Bij de behandeling van mictieklachten op basis van BPH door de huisarts is het van belang te weten om welke soort mictieklachten het gaat (obstructie, opslag of beide), de mate van hinder en de kwaliteit van leven [1, 4]. Voor mictieklachten bij mannen, mede op basis van of door BPH, zijn grofweg drie behandelvormen mogelijk: conservatief (voorlichting en leefstijladviezen), medicamenteus en operatief. De basis van de behandeling bestaat uit voorlichting en niet-medicamenteuze behandeling. De behandeling van overactieve blaasklachten wordt besproken in ▶H. 2. Doordat er geen harde indicatiecriteria zijn voor de behandeling van mictieklachten bij BPH is gezamenlijke besluitvorming tussen huisarts en patiënt van groot belang, ervan uitgaande dat de patiënt goed is geïnformeerd over de diagnose [2]. Patiënten die actief betrokken worden bij hun behandeling zijn meer therapietrouw, kunnen effectiever omgaan met hun gezondheidsprobleem en zijn in de regel meer tevreden. Dit geldt ook voor ouderen. Gezamenlijke besluitvorming bestaat grofweg uit acht stappen. De huisarts vertelt aan de patiënt dat (1) er daadwerkelijk iets te kiezen valt in de behandeling van mictieklachten door BPH, (2) de beslissing samen genomen kan worden en (3) er informatie beschikbaar is over de verschillende keuzes met de voor- en nadelen. De huisarts overweegt de inzet van keuzenhulpen (schriftelijke informatie, websites). Verder gaat de huisarts na of de informatie begrepen wordt (4) en wat de voorkeur van de patiënt is (5). In het bijzonder bij ouderen is het van belang de informatie gedoseerd aan te bieden, het praattempo zo nodig te verlagen en na te gaan of de keuzes begrepen zijn. Ouderen nemen informatie minder goed op en onthouden informatie slechter. De huisarts geeft advies (6), er wordt overlegd over de keuzes (7) en samen wordt verantwoordelijkheid genomen voor het beleid (8).

3.7 · Behandeling

3.7.1 Voorlichting en leefstijladviezen

Het beloop van mictieklachten bij ouder wordende mannen is over het algemeen gunstig. Mictieklachten bij de ouder wordende man op basis van BPH is vaak een chronische aandoening maar spontane verbetering is niet zeldzaam, hoewel het beloop in de toekomst niet te voorspellen is. Mannen met BPH met weinig klachten hoeven niet te worden behandeld; medicamenteuze behandeling zou dan zelfs ontmoedigd moeten worden. Volstaan kan worden met uitleg, leefstijladviezen, adviezen over het plassen en zo nodig geruststelling. Het is de methode van *watchful waiting* [1, 2]. Afwachten beïnvloedt het resultaat van toekomstige behandelingen niet negatief [4]. Voor een belangrijk deel van de mannen kan overigens geruststelling dat ze niets ernstigs hebben al voldoende zijn. Mannen accepteren vaak de milde of matige mictieklachten opvallend goed en de klachten beïnvloeden over het algemeen beperkt hun kwaliteit van leven [4]. Patiënten met geringe klachten wordt meestal aangeraden enkele eenvoudige instructies op te volgen, zoals zittend plassen of de houding aannemen waarin de man merkt dat het plassen gemakkelijk gaat, de tijd nemen om te plassen, niet bij de minste aandrang al overgaan tot mictie (blaastraining) en 's avonds minder drinken zodat ze dan 's nachts minder vaak hoeven te plassen. Andere leefregels zijn op tijd naar het toilet gaan voor de defecatie. Een ruime diurese (1.500 ml) en prikkelende dranken zoals koffie en alcohol beperken of vermijden. Obstipatie dient te worden behandeld of voorkomen. Daarnaast heeft lichaamsbeweging een heilzaam effect op de plasklachten [17].

Mannen met LUTS/BPH hebben vaak gelijktijdig erectieproblemen en andere seksuele problemen [18, 19]. Mannen met seksuele problemen hebben ook vaker LUTS/BPH. Een gemeenschappelijk basis voor LUTS/BPH en de erectiele disfunctie lijkt waarschijnlijk (artherosclerosis, c-GMP) maar de etiologie ervan is nog niet opgehelderd [19]. Ook de behandelingen voor de LUTS/BPH zelf, medicatie en operatieve behandelingen, kunnen seksuele problemen geven [20]. De 5-alfa-reductaseremmers kunnen bijvoorbeeld seksuele problemen (verminderd seksueel verlangen) geven door de remming van de omzetting van testosteron naar DHT. De alfa-1-adrenoceptorblokkers kunnen een retrograde ejaculatie geven, met name tamsulosine. Het is aan de huisarts hier proactief naar te vragen gezien de terughoudendheid bij patiënten om spontaan seksuele disfunctie(s) te bespreken.

3.7.2 Medicamenteuze behandeling

Medicamenteuze behandeling van BPH heeft in de regel een matig effect op de mictieklachten. Bescheidenheid ten aanzien van verwachtingen van de medicatie is een belangrijk gegeven bij uitleg over de effecten ervan, zelfs bij mannen met veel klachten, veel hinder en een groot prostaatvolume [1, 4, 21]. Alfablokkers geven bij ongeveer 60 % van de mannen een verbetering van 30–40 % op de IPSS en een verbetering van de urineflow met 1.5–3.5 ml per seconde [7]. 5-alfa-reductaseremmers verkleinen het prostaatvolume tot 30 % en het risico op een prostaatoperatie wordt met ongeveer 50 % verlaagd [7]. De urineflow neemt toe met 1.6–1.9 milliliter per seconde. 5-alfa-reductaseremmers dringen het proces van BPH dus terug in tegenstelling tot alfablokkers die alleen symptoombestrijding bieden. Alfablokkers en 5-alfa-reductaseremmers zijn effectiever dan placebo maar de patiënt bij de huisarts zal in de praktijk vaak geen verschil merken [21]. Voor mannen met veel last, een IPSS van 16 of hoger en een kleine prostaat (PSA < 1.5) is een alfablokker eerste keus. Indien er sprake is van een grote prostaat (PSA > 1.5, transrectale echografie) kan gekozen worden voor een combinatie van een alfablokker en een 5-alfa-reductaseremmer. Recent is tadalafil, een

Tabel 3.3 Bijwerkingen alfablokkers en 5-alfa-reductaseremmers.

alfablokkers (>1 %)	5-alfa-reductaseremmers (>1 %)
orthostatische hypotensie duizeligheid retrograde ejaculatie (tamsulosine, silodosine) vertraagde ejaculatie hoofdpijn (alfuzosine) maag-darmklachten (alfuzosine, silodosine) luchtweginfectie en urineweginfectie (doxazosine) hinitis (silodosine)	verminderd seksueel verlangen orgasmeproblemen erectiele disfunctie pijnlijke borsten, borstvergroting

fosfodiësteraseremmer (PDE-5-remmer), beschikbaar gekomen voor de behandeling van mictieklachten ten gevolge van BPH. Anticholinergica kunnen ingezet worden voor een gestoorde opslagfase of overactieve blaasklachten (zie ▶H. 2).

Alfablokkers zijn eerste middel van keuze bij een medicamenteuze behandeling van aspecifieke mictieklachten al dan niet op basis van BPH [1]. Het gaat dan om matige of ernstige LUTS. De alfablokkers zorgen voor ontspanning van het gladde spierweefsel in de urethra en prostaat. Een van de redenen voor de plasproblemen is een vernauwing van de urethra door samentrekking van de spiercellen in urethra en prostaat door de alfa-1-adrenoreceptor-gestuurde gladde spiercel. Er zijn verschillende soorten met vergelijkbare klinische effectiviteit. De meest gebruikte alfa-1-blokkers zijn tamsulosine, alfuzosine, doxazosine, silodosine of terazosine. Tamsulosine en alfuzosine zijn selectieve alfablokkers met minder vasculaire bijwerkingen. Silodosine geeft minder orthostatische hypotensie dan andere alfablokkers. Na het starten met de alfablokker kan binnen enkele weken het maximale resultaat worden verwacht. Als er na zes weken geen effect is waargenomen, wordt de behandeling gestaakt. Is er wel effect dan wordt de behandeling voor drie tot zes maanden voorgeschreven. De bijwerkingen van alfa-blokkers kunnen onderling verschillen (zie tab. 3.3).

Een andere vorm van medicamenteuze behandeling voor BPH bestaat uit 5-alfa-reductaseremmers. De indicatie is vooral bij mictieklachten met een prostaatvolume van 30 ml en groter en een grote kans op progressie [22]. Risicofactoren voor progressie zijn hoge leeftijd, ernstige klachten, groot residu na mictie en indien bekend een lage maximale urineflow. 5-alfa-reductaseremmers verhinderen het omzetten van testosteron naar dihydrotestosteron, waardoor de prostaat niet verder groeit of zelfs kleiner wordt. Het effect treedt pas na 3–6 maanden op. Aangezien veel mannen snel verbetering willen zien wordt de voorkeur gegeven aan een combinatie met een alfablokker. Combinatietherapie is effectiever dan monotherapie. Voorbeelden van 5-alfa-reductaseremmers zijn finasteride en dutasteride. Indien een 5-alfa-reductaseremmer wordt voorgeschreven, dient eerst een bepaling van het PSA te worden verricht omdat er een halvering van het PSA kan plaatsvinden waardoor latere PSA bepalingen moeilijker te interpreteren zijn. 5-alfa-reductaseremmers worden bij voorkeur voorgeschreven door de uroloog na bepaling van het prostaatvolume. Een tweede indicatie voor een 5-alfa-reductaseremmer is hematurie ten gevolge van bloedingen uit de prostaat. De rol van de grootte van de prostaat bij mictieklachten bij ouder wordende mannen in de huisartspraktijk is klein, wat maakt dat er geen plaats is voor een 5-alfa-reductaseremmer in de huisartspraktijk [1].

Seksuele bijwerkingen komen vooral voor bij 5-alfa-reductaseremmers [4]. Het zijn ook meteen de belangrijkste bijwerkingen van deze groep geneesmiddelen. Seksuele bijwerkingen komen vaker voor bij 5-alfa-reductaseremmers dan bij alfablokkers [20]. De seksuele bijwerkingen van 5-alfa-reductaseremmers (verminderd verlangen, orgasmeproblemen, erectiestoornissen) worden in de regel door mannen ook als hinderlijk ervaren en kan een reden zijn de behandeling te onderbreken. Een retrograde ejaculatie, zoals bij alfablokkers, wordt door mannen, mits goed uitgelegd, niet als belemmering gezien in hun seksuele functioneren. Alfablokkers, geven in de regel weinig seksuele bijwerkingen en hebben geen effect op het seksueel verlangen [20].

De PDE-5-remmers kunnen een verbetering geven van LUTS en erectiele disfunctie bij mannen met BPH [23, 24]. Tadalafil is geregistreerd voor de behandeling van mictieklachten op basis van BPH. Tadalafil remt het enzym fosfodiësterase type 5 en ontspant daarmee glad spierweefsel. De PDE-5-remmers geven een verbetering op de IPSS-score maar niet in de maximale flow [23].

Fytotherapie, dieetsupplementen, worden eveneens gebruikt bij de behandeling van aspecifieke mictieklachten bij mannen. In verschillende landen is deze therapie ook in de richtlijnen opgenomen [25]. Het zijn plantenextracten zoals saw palmetto, betasistosterol en serenoa repens met wisselende mate van effectiviteit. Van enkele plantenextracten, bijvoorbeeld serenoa repens, is tot op heden geen eenduidig bewijs dat het klachten van BPH kan verminderen [25]. Ook de effectiviteit van saw palmetto is nog niet overtuigend vastgesteld [26, 27].

3.7.3 Operatieve behandelingen

Indien medicamenteuze therapie voor LUTS/BPH onvoldoende helpt, niet meer helpt of als de patiënt geen medicatie wil nemen of kan verdragen, maar vooral bij verdenking op progressie waardoor een acute urineretentie dreigt, komt de patiënt in aanmerking voor chirurgische interventie. Indien er verdenking is op een combinatie van BPH met andere oorzaken van mictieklachten, zoals een slechte blaasfunctie, dan zullen vooraf een uroflowmetrie in combinatie met een urodynamisch onderzoek worden gedaan om de kans in te schatten op een succesvolle operatie. Een transurethrale resectie van de prostaat (TURP) bij een atone blaas, leidt meestal niet tot een succesvol spontaan mictiepatroon. De rol van de huisarts bij behandelingen van de patiënt door de uroloog is voorlichting en nazorg in geval van een operatieve behandeling. Hoewel door de medicamenteuze therapie operaties veel minder vaak voorkomen, is er een selecte groep patiënten met veel klachten of veel last waarbij een invasieve ingreep is geïndiceerd [4]. Er zijn ook diverse nieuwe vormen van therapie, de minimaal-invasieve therapieën. De huisarts kan de patiënt uitleg geven over de procedure, de mogelijke complicaties kort na de ingreep en op langere termijn.

Er zijn verschillende operatieve behandelingen voor BPH waarbij de basis van elke behandeling het verminderen van de omvang van de prostaat is [4]. Dit kan door mechanische invasieve verwijdering van prostaatweefsel (transurethrale resectie) of door minimaal invasieve verwijdering van prostaatweefsel (laser, thermotherapie). De ontwikkeling is om met steeds minder beschadiging het prostaatvolume te verminderen en de urineflow te verbeteren. Hoe meer klachten de patiënt heeft voor de operatie, hoe groter het effect postoperatief. TURP is de standaard en zeer effectief. Minimaal-invasieve therapieën zijn TUNA (*transurethral needle ablation*), lasertherapie en TUIP (*transurethral incision therapie*). Hier zal verder kort TURP en lasertherapie worden besproken. De standaardoperatie voor de behandeling van goedaardige prostaatvergroting is een TURP (zie ◘fig. 3.3) [4]. Bij een TURP wordt met een elektrisch lisje de prostaat transurethraal uitgehold. De sluitspier wordt bij deze methode niet geraakt en er ontstaat in

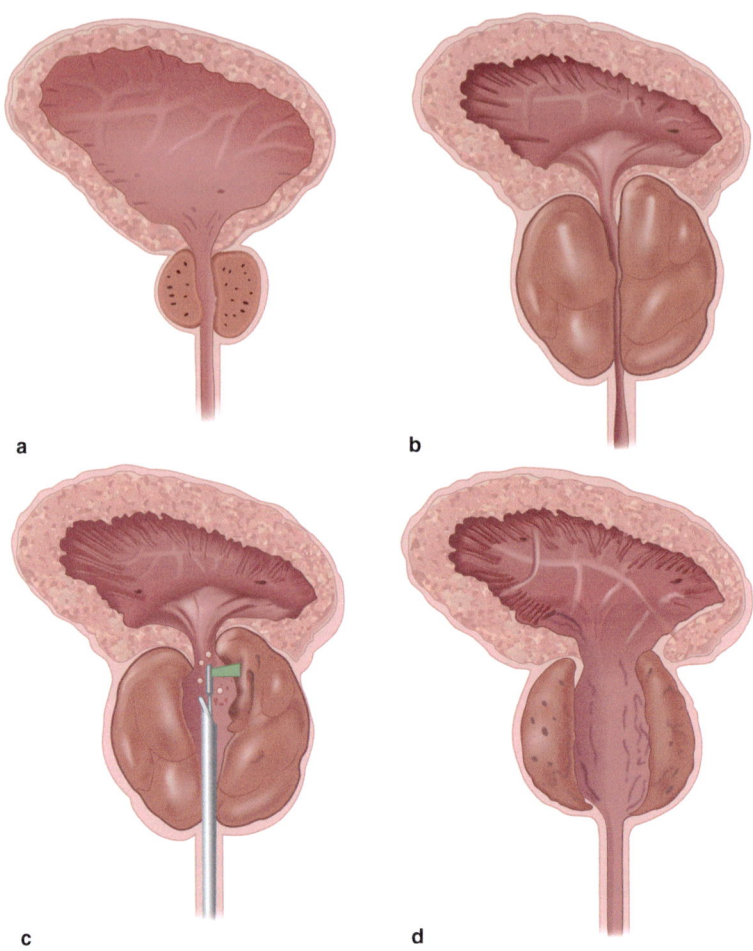

Figuur 3.3 TURP. a Normale prostaat; b vergrote prostaat; c TURP; d prostaat na TURP.

principe na de operatie geen incontinentie. Het kapsel (bindweefselwand) van de prostaat wordt niet verwijderd. Een TURP is bloederig; een reden waarom bloedverdunning moet worden gestaakt. De ziekenhuisopname is vaak drie tot vier dagen. De laatste jaren is de laserbehandeling flink in opkomst. De meest bekenden lasertherapieën zijn greenlight laser en thulium laser. Lasertherapie is ook een transurethrale ingreep waarbij het prostaatweefsel niet wordt weggesneden maar onder invloed van de laser smelt, het weefsel verdampt. De grotere kwabben worden met de laser in stukken gesneden, gesmolten en verwijderd. Vervolgens wordt het oppervlak geëgaliseerd door het met hoge energie te smelten. Het grote voordeel van lasertherapie ten opzichte van TURP is dat veel minder bloedverlies optreedt, zodat de operatie kan plaatsvinden zonder onderbreken van het anticoagulantiagebruik. Dit betekent dat mannen met een matige cardiale functie en hogere leeftijd met minder risico behandeld kunnen worden. Er is een kortere opnameduur (één tot twee dagen). De totale hersteltijd tot de patiënt alle dagelijkse bezigheden weer kan oppakken is bij alle chirurgische behandelingen vier tot zes weken

Tabel 3.4 Complicaties op korte en lange termijn van chirurgische behandelingen BPH.

korte termijn	lange termijn
nabloeding <1 maand 3–10 %	incontinentie 1–6 %
infecties/urineweginfecties 5–9 %[a]	invasieve herbehandeling TURP 5 %
irritatieve klachten 6 %[b]	blaashalscontracturen/urethrastricturen 5–8 %
acute urineretentie[c]	erectiele disfunctie[c]
	ejaculatiestoornissen 17 % (lasertherapie)
	retrograde ejaculatie 65 % (TURP)

[a] Voor lasertherapie waarschijnlijk lager percentage.
[b] Voor lasertherapie mogelijk hoger percentage.
[c] Precieze percentage niet bekend.

(fietsen en zwaar tillen). Ook bij laserbehandeling kan prostaatweefsel worden bewaard en voor weefselonderzoek worden ingestuurd voor beoordeling op een maligniteit.

Hoewel de operatie zeer vaak wordt uitgevoerd, efficiënt en veilig is, zijn er complicaties op korte en langere termijn (zie tab. 3.4) [4]. Bij elke operatie is er kans op directe complicaties, zoals bloedingen en (urineweg)infecties. Na een chirurgische ingreep van de prostaat kunnen gedurende acht weken afwijkingen in het urinesediment worden gevonden. Het heeft daarom niet veel zin binnen deze acht weken een urinesediment te onderzoeken. Een urinekweek heeft zin bij verdenking op een postoperatieve urineweginfectie. De huisarts kan de patiënt uitleggen dat irritatieve symptomen regelmatig voorkomen na de ingreep, dat deze binnen een termijn van twee tot drie maanden na de operatie niet ongewoon zijn en daarna meestal spontaan verdwijnen. Met de patiënt kan worden besproken tijdelijk een anticholinergicum te gebruiken om deze klachten te verminderen. Ook kan bij beschadiging van de blaashalssfincter in de eerste fase na een TURP of laserbehandeling ure-incontinentie voorkomen. Dit herstelt zich in de regel binnen 4 tot 6 weken.

3.8 Conclusie

Benigne prostaathyperplasie (BPH) komt veel voor en is leeftijdgerelateerd. Een deel van de aspecifieke mictieklachten is gerelateerd aan BPH. De relatie tussen mictieklachten en de grootte van de prostaat is niet groot. Als er mictieklachten zijn, verlopen deze over het algemeen gunstig. De huisarts heeft voldoende diagnostische mogelijkheden om mictieklachten zorgvuldig te onderzoeken en te vervolgen. In de huisartspraktijk staan goede voorlichting over de aard van de klachten en leefstijladviezen voorop en zijn van groter belang dan medicamenteuze therapie. Het beleid bij mictieklachten op basis van BPH wordt in overleg met de patiënt genomen. Bij veel klachten is medicamenteuze therapie een optie waarbij rekening gehouden moet worden met beperkte werking en seksuele bijwerkingen. Er is geen plaats voor 5-alfa-reductaseremmers in de eerste lijn. Bij diagnostische onzekerheid, uitblijvend effect van de behandeling en de wens voor aanvullende behandeling is een verwijzing naar een uroloog geïndiceerd.

Literatuur

1. Blanker MH, Breed SA, Heide WK van de, Norg RJC, Vries A de, Wolters RJ, et al. NHG-standaard Mictieklachten bij mannen. Huisarts Wet. 2013;56(3):114–22.
2. Sarma AV, Wei JT. Benign Hyperplasia and lower urinary tract symptoms. N Engl J Med. 2012;367:248–57.
3. Kapoor A. Benign prostatic hyperplasia (BPH) management in the primary care setting. Can J Uro. 2012;19 Suppl 1:10–17.
4. De Nederlandse Vereniging voor Urologie. Richtlijn LUTS. NVU;2006.
5. Lagerveld BW. De prostaat. In: Bosch JLHR, Prins A, redactie. Urologie. Tweede herziene druk. Houten: Bohn Stafleu van Loghum; 2010. p. 39–50.
6. Briganti A, Capitanio U, Suardi N, Gallina A, Salonia A, Bianchi M, et al. Benign prostatic hyperplasia and its aetiologies. Eur Urol Suppl. 2009;8:865–71.
7. Nash J. Benign prostatic hyperplasia: risk factors and management. Urology. 2010;364–68.
8. Corona G, Vignozzi L, Rastrelli G, Lotti F, Cipriani S, Maggi M. Benign prostatic hyperplasia: a new metabolic disease of the aging male and its correlation with sexual dysfunctions. Int J End. 2014.
9. Crispo A, Talamini R, Gallus S, et al. Alcohol and the risk of prostate cancer and benign prostatic hyperplasia. Urology. 2004;64:717.
10. Nunzio C de, Aronson W, Freedland SJ, Giovannucci E. Kellogg Parsons J. The correlation between metabolic syndrome and prostatic diseases. Eur Urol. 2012;61:560–70.
11. Ficarra V, Rossanese M, Zazzara M, Giannarini G, Abbinante M, Bartoletti R, et al. The role of inflammation in lower urinary tract symptoms (LUTS) due to benign hyperplasia (BPH) and its potential impact on medical therapy. Curr Urol Rep. 2014;15:463.
12. Ozden C, Ozdal OL, Urgancioglu G, Koyuncu H, Gokkaya S, Memis A. The correlation between metabolic syndrome and prostatic growth in patients with benign prostatic hyperplasia. Eur Urol. 2007;51(1):199–203.
13. Alcaraz A, Hammerer P, Tubaro A, Schröder F, Castro R. Is there evidence of a relationship between benign prostatic hyperplasia and prostate cancer? Findings of a literature review. Eur Urol. 2009;55:864–75.
14. Blanker M, Prins J, Bohnen A, Thomas S, Bosch R. De waarde van het plasdagboek bij oudere mannen met plasklachten. Huis Wet. 2006;46(5):243–7.
15. Blanker MH, Prins J, Wouden JC van der. Het nut van vragenlijsten en het plasdagboek. In: Bosch JLHR, Prins A, redactie. Urologie. Tweede herziene druk. Houten: Bohn Stafleu van Loghum; 2010. p. 97–107.
16. Roobol MJ, Kerkhof M, Schröder FH, Cuzick J. Sasieni P, Hakama M, et al. Prostate cancer mortality reduction by prostate-specific antigen-based screening adjusted for nonattendance and contamination in the European randomised study of screening for prostate cancer (ERSPC). Eur Urol. 2009;4:584–91.
17. Parsons JK, Kashefi C. Physical activity, benign prostatic hyperplasia, and lower urinary tract symptoms. Eur Urol. 2008;53(6):1228–35.
18. Rosen RC, Giuliano F, Carson CC. Sexual dysfunction and lower urinary tract symptoms (LUTS) associated with benign prostatic hyperplasia (BPH). Eur Urol. 2005;47:824–37.
19. Gacci M, Corona G, Salvi M, Vignozzi L, McVary KT, Kaplan SA, et al. A systematic review and meta-analysis on the use of phosphodiesterase 5 inhibitors alone or in combination with alfa-blockers for lower urinary tract symptoms due to benign prostatic hyperplasia. Eur Urol. 2012;61:994–1003.
20. Bell JR, Laborde E. Update on the sexual impact of treatment for benign prostatic hyperplasia. Curr Urol Rep. 2012;13:433–40.
21. Blanker MH. Medicamenteuze behandeling van aspecifieke mictieklachten bij mannen. Gebu. 2013;47:39–46.
22. Gravas S, Oelke M. Current status of 5 alfa-reductase inhibitors in the management of lower urinary tract symptoms and BPH. World J Urol. 2010;28:9–15.
23. Lythgoe C, McVary KT. The use of PDE-5 inhibitors in the treatment of lower urinary tract symptoms duet o benign prostatic hyperplasia. Curr Urol Rep. 2013;14:585–94.
24. Gacci M, Eardley I, Giuliano F, Hatzichristou D, Kaplan S, Maggi M, et al. Critical analysis of the relationship between sexual dysfunctions and lower urinary tract symptoms due to benign prostatic hyperplasia. Eur Urol. 2011;60:803–25.
25. Kim TH, Lim HJ, Kim MS. Soo Lee M. Dietary supplements for benign prostatic hyperplasia: an overview of systematic reviews. Maturitas. 2012;73:180–5.
26. Bent S, Kane C, Shinohara K, Neuhaus J, Hudes E, Goldberg H, et al. Saw Palmetto for benign prostatic hyperplasia. N Engl J Med. 2006;354(6):557–66.
27. Edwards J. Diagnosis and management of benign prostatic hyperplasia. Am Fam Phys. 2008;77(10):1403–10.

Deel II Seksuologie

Hoofdstuk 4 **LUST, het smaakt naar meer? – 61**
Adrie Heijnen

Hoofdstuk 5 **Hormonen en neurotransmitters in relatie tot lust(ontwikkeling) – 73**
Kathleen D'Hauwers, Paul Rabsztyn en Adrie Heijnen

Hoofdstuk 6 **Erectiele disfunctie bij de ouder wordende man – 91**
Jack Beck en Bert-Jan de Boer

Hoofdstuk 7 **Vroegtijdige zaadlozing – 109**
Marcel Waldinger

LUST, het smaakt naar meer?

Adrie Heijnen

Samenvatting

Lust is in de seksuologie een moeilijk begrip en wordt weinig gebruikt. In eerste instantie lijkt lust weinig met liefde te maken te hebben; lust lijkt doelgericht, egoïstisch, niet consensueel: kortom gaan voor de seks (met partner), erectie, coïtus, orgasme. Lust is begeren en vormt de motor die de seks op gang brengt en houdt. Echter bij veroudering neemt het risico op defecten toe en vraagt de motor meer onderhoud en is soms vervanging van onderdelen nodig. Dat geldt ook voor de oudere mens. Het seksuele systeem werkt meestal (nog) goed, maar verlangt een langere opwarming, is gevoeliger voor omstandigheden, er zijn andere en meer of intensievere prikkels nodig. De oudere man zal meer oog moeten hebben voor de lustvolle prikkels die hem uitnodigend en voldoende belonend lijken voor een plezierige seksbeleving. Het komt niet meer vanzelf. Dit wordt theoretisch onderbouwd, toegelicht en inzichtelijk gemaakt aan de hand van figuren.

4.1 Inleiding – 62

4.2 Hoe werkt seks met kans op lustvolle ervaringen – 63

4.3 Stoorzenders in het seksspel – 65

4.4 Tips en trucs – 67

4.5 De patiënt met een seksuele klacht – 69

4.6 Conclusie en hoe verder? – 71

Literatuur – 71

4.1 Inleiding

Dit hoofdstuk is de inleiding voor de hierna volgende drie hoofdstukken. Lust is de drijvende kracht achter seksuele activiteiten. Een tekort aan testosteron, een erectiele disfunctie of ejaculatio praecox hebben vaak lustvermindering tot gevolg, daarom nu eerst aandacht voor en verdieping van hoe lust ontstaat en valt te beïnvloeden. Lust is in de seksuologie een moeilijk begrip en wordt als zodanig ook weinig gebruikt. Als in de volksmond wordt gesproken over lust dan wordt stilzwijgend seksuele lust bedoeld. In alle andere gevallen wordt een toevoeging gebruikt, zoals eetlust of lustmoord. Lust lijkt in eerste instantie weinig met liefde te maken te hebben, eerder worden ze geduid als elkaars tegenpolen. Lust lijkt doelgericht, egoïstisch, niet consensueel: gaan voor de seks (met partner), erectie, coïtus, orgasme. Echter gaan staan voor eigen behoeften en verlangens, die als lustvol worden ervaren in de seksuele relatie vraagt communicatieve skills: openheid en betrokkenheid met de partner(s), oog hebben voor de juiste seksuele stimuli en zoeken naar de passende context waarin de seks optimaal kan worden beleefd met wederzijdse instemming [1]. Lust is begeren en bij seksueel begeren is sprake van een 'seksdrive' of 'libido', een motor die de seks op gang brengt en houdt. Zeker bij het ouder worden geldt het adagium: 'rust, roest' of zoals de Amerikanen stellen: 'Use it or loose it'.

Bij elke veroudering neemt het risico op defecten toe. Op den duur vraagt een motor meer onderhoud en heeft vervanging van onderdelen nodig om het vehikel soepel te laten lopen. Dat geldt ook voor de oudere mens [2-5]. Het seksuele systeem werkt meestal (nog) goed, maar verlangt een langere opwarming, is gevoeliger voor omstandigheden, het duurt even voordat het op gang komt; er zijn andere en meer of intensievere prikkels nodig. Zeker bij de ouder wordende man dient bijvoorbeeld directe stimulering van de penis plaats te vinden voor het verkrijgen van een bruikbare erectie, terwijl vroeger in de jongere jaren seksuele fantasieën al een voldoende stimulus waren [6]. De oudere man zal meer oog moeten hebben voor de lustvolle prikkels die hem uitnodigend en voldoende belonend lijken voor een plezierige seksbeleving. Het komt niet meer vanzelf. Liefde en verlangen horen bij elkaar en zijn strijdig met elkaar. Hierin ligt het mysterie van de erotiek. Liefde zoekt verbondenheid, maar begeerte heeft afstand nodig. 'Hoe meer intimiteit, hoe minder seks', lijkt een moeizame puzzel bij veel ouderen [7]. Lust vergrijst niet, wel de ideeën erover. Bij verliefdheid spelen opeens andere dimensies een rol. Mensen kunnen op hoge leeftijd nog steeds in een dergelijke 'zijnstoestand' belanden. In de seksuologie gaat het bij lust (libido) om de seksuele prikkels waarmee het systeem van de seksuele responscyclus in gang wordt gezet en wordt gevoed. Het start met de fase van zin en verlangen, waarna de opwindingsfase verder toeneemt als de interpretatie van het brein de betreffende prikkel als lustvol beschouwt. Het werkt als een vliegwiel dat door de betrokkene steeds in een hogere versnelling wordt geschakeld, met als gevolg een systeem dat in een hogere staat van paraatheid wordt gebracht. Elke motor dient goed geolied te zijn voor optimaal functioneren. In de seks is een minimale hoeveelheid testosteron een absolute voorwaarde om het proces gesmeerd te laten lopen [8].

In dit hoofdstuk wordt dieper ingegaan op elementen van de lust, een theoretische onderbouwing. Seksualiteit wordt benaderd vanuit het biopsychosociale model (zie ◘fig. 4.1). In ▶H. 5 wordt uitgebreid stilgestaan bij de belangrijke rol van testosteron en wordt een aantal voorbeelden waarbij een tekort aan testosteron speelt uitvoerig besproken: *late onset hypogonadisme* (LOH), *Male Hypoactive Sexual Desire Disorder* (MHSDD), het metabool syndroom, het *aging*effect (de rol van veroudering).

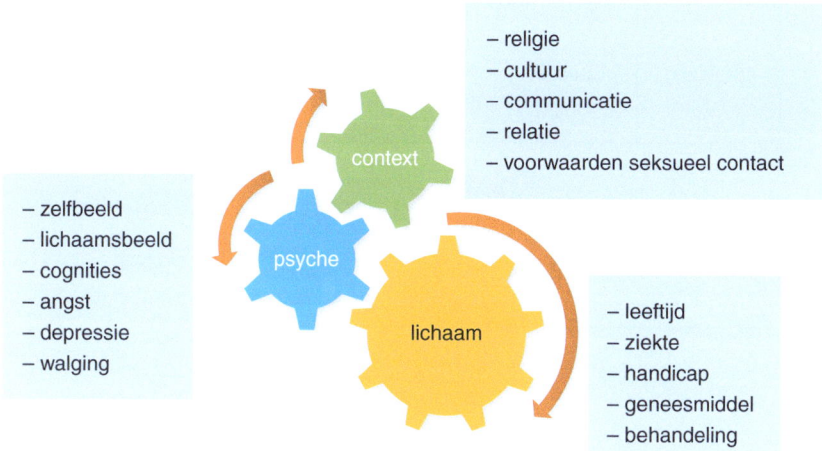

 Figuur 4.1 Hoe werkt seks: het afscheid van libido. (Bron: Seksuologie, serie Bijblijven, 2011-7. Bohn Stafleu van Loghum, naar Peter Leusink)

4.2 Hoe werkt seks met kans op lustvolle ervaringen

Lust en begeerte worden in streng christelijk geloof als zonde beschouwd. Het tiende gebod: 'Gij zult de vrouw van uw buurman niet begeren', staat haaks op wat in Tantra wordt uitgedragen: 'het volgen van je hart en durven gaan voor eigen seksuele behoeften' [9]. Vanuit dit krachtenspel komt de patiënt op het spreekuur. Ten tijde van Freud werd gedacht dat libido een op zich staande drift was, onbewust en hormonaal aangestuurd. Deze theorie is in de seksuologie al lang geleden verlaten. Via het eendimensionale model van Masters en Johnson en later Kaplan (zie fig. 4.2), is tegenwoordig het circulaire model van Bancroft en Basson richtinggevend (zie fig. 4.3).

Van lust wordt in deze modellen niet gesproken. De seks begint bij prikkels die door betrokkene(n) een seksuele en potentiële lustvolle betekenis krijgen. De motor voor de seks is hierbij het brein. Cerebraal wordt bewust of deels onbewust ervoor gekozen om meer te willen (fase van verlangen), er ontstaat een verlangen om verder het pad van de opwinding in te gaan, steeds responderend op positieve feedback. Het doel is uiteindelijk een plezierige seksuele ervaring, mogelijk via de plateaufase afgerond met een orgasme waarna ontspanning volgt. Het hele traject dient als lustvol te worden ervaren, anders ontstaan stoorzenders die zich uiten in bijvoorbeeld bij de man erectieverlies en bij de vrouw vermindering of stoppen van vaginale lubricatie. De circulaire modellen van Bancroft en Basson laten dat proces van lustvermeerdering ook zien door het seksuele spel van versterking van prikkels en reacties die tot fijne en positieve seksuele ervaringen leiden, maar ook de lust kan stoppen doordat op enig moment een onderbreking ontstaat of een prikkel die leidt tot vermindering van de mate van seksuele opwinding.

Er is geen evidentie voor de vaak gehoorde bewering: '(Jonge)mannen zijn visueel ingesteld en zijn sneller seksueel opgewonden. Vrouwen daarentegen zijn gevoeliger voor contextuele variabelen, zoals het krijgen van aandacht als persoon en of de partner voldoende oog heeft voor het strelen van het grootste seksuele orgaan: de huid.' Integendeel, uit seksuologisch onderzoek onder laboratoriumomstandigheden blijkt er geen enkel verschil in snelheid te worden gevonden waarin mannen en vrouwen reageren op visuele stimuli met

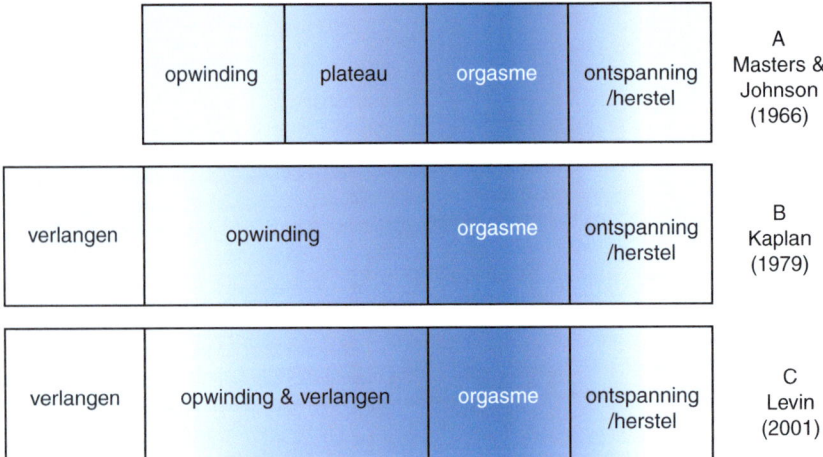

◘ Figuur 4.2   Grafische voorstelling van de seksuele opwinding die mensen doormaken tijdens verschillende fasen van de seksualiteit. Eendimensionaal model van Masters en Johnson en later Kaplan.

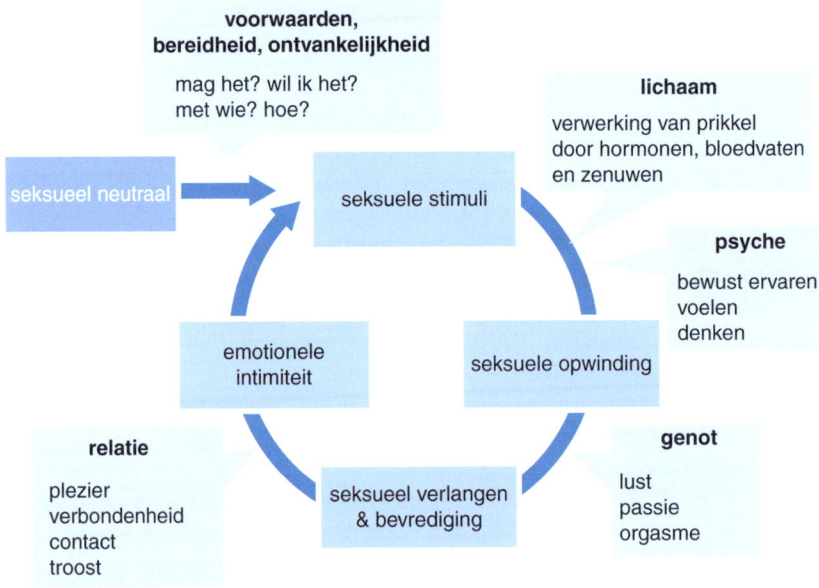

◘ Figuur 4.3   Circulair model van seksuele opwinding, naar Basson, 2002. (Bron: Leusink P., Ramakers M. (2014). Hoe werkt seks. In: Leusink P., Ramakers M. (red). Handboek seksuele gezondheid. Probleemgeoriënteerd denken en handelen. Assen: Van Gorcum)

een begin van een genitale respons. Bovengenoemde bewering is waarschijnlijk simpelweg het gevolg van het feit dat de genitalia van de mannen wel en van vrouwen niet gemakkelijk zichtbaar zijn. Uit onderzoek blijkt dat vrouwen visuele prikkels als meer opwindend beleven dan geschreven erotica of fantasie [10]. Echter de combinatie van visuele en tactiele prikkels is het meest opwindend en dat geldt voor zowel mannen als vrouwen [11, 12]. Hoewel dus de bewering op een misverstand berust, zijn potentiële sekspartners zich daar meestal niet van bewust en interacteren vanuit de aloude opvattingen. Duidelijk is dat bij een man de erectie snel vertaald wordt als de zichtbare uiting van seksuele opwinding; bij vrouwen is dat in het begin van de seks minder zichtbaar. Maar zij is wel degelijk aanwezig in de vorm van toenemende zwelling en vochtigheid van haar binnenste schaamlippen, clitoris en vaginawand. Een vagina bij een vrouw in hoge staat van opwinding ziet er beduidend anders uit dan in niet-opgewonden staat (zie ▶https://nl.wikipedia.org/wiki/Seksuele_opwinding) [13]. Overigens kan een erectie wel het gevolg zijn van seksuele opwinding maar niet elke erectie is een teken van seksuele opwinding en bereidheid tot seks. Dit is vooral voor jongemannen nogal eens verwarrend. Dat geldt ook voor de nachtelijke erecties. Vaak worden die aangezien voor een uiting van seksueel begeren, de lust uit de dromen die zijn uitweg zoekt; echter de nachtelijke erecties zijn simpel een gevolg van het krachtenspel tussen de sympatische (afwezig) en de parasympatische (aanwezig) stimuli. Die verwarring geldt evenzeer voor en naar vrouwen, vulvaire zwelling en lubricatie bij vrouwen is ook geen teken van bereidheid tot het hebben van seks, het is alleen een teken van genitale activatie.

4.3 Stoorzenders in het seksspel

Opvallend is dat de meeste mensen seks bedrijven, met een idee van verwachtingen (zoals seks hoort te moeten gaan) zonder dat te verifiëren bij zichzelf en de partner. Komen hun gedachten overeen met de wensen, met waaraan op dat moment behoefte bestaat? Uit ervaringen van seksuologen blijkt dat de meeste mensen vooraf aan de seks niet gesproken hebben over het seksuele speelveld, het spel wat samen wordt gespeeld en de daarbij passende spelregels. De gedachte dat seks spontaan hoort te zijn is dan het excuus. Het condoom of het bespreken vooraf van voorbehoedsmiddelen wordt al als storend ervaren. Als het spel bij herhaling teleurstellend is en geen lustvolle belevenissen zijn opgedaan, dan bestaat het risico dat een seksuele disfunctie of seksuele burn-out het gevolg is [14]. Als de lust dan niet meer lonkt is vermijding de ultieme reactie (zie ◘fig. 4.4). De kans hierop is het grootst als de seks vooral als een prestatie wordt neergezet. De coïtus moet lukken, daarvoor is een adequate erectie/lubricatie vereist, met een orgastische ontlading op het juiste moment. Is de leidraad plezier, dan is de kans groter dat genoten wordt van de seks. Voor goede seks zijn een drietal voorwaarden vereist: adequate seksuele stimuli voor de betrokkene(n), goede communicatieve vaardigheden en een optimale context waarin het spel gespeeld wordt. Daarnaast is het een vereiste dat het lichaam in staat is om een seksuele prikkel te kunnen ontvangen en het reactief op zijn waarden kan schatten (zie ◘fig. 4.5).

In de huidige Nederlandse samenleving neemt de vergijzing toe; we worden gemiddeld ouder dan onze voorouders en daarbovenop is er de naoorlogse geboortegolf. Daarnaast zijn we als we met pensioen gaan vaak nog fit en zitten vol plannen om van het pensioen te genieten [15]. Voor onze voorouders stond de seks meer in het teken van de voortplanting en kwam het er vaak na de menopauze niet meer van. Die gedachte is na de seksuele revolutie grotendeels verlaten en ouderen zijn tot op hoge leeftijd seksueel actief [16, 17]. Elke arts zou bij een gezondheidscheck ook moeten vragen naar de seksualiteit. Het is een goed diagnosticum. Als het met de seks goed gaat, zit het met de gezondheid ook meestal goed. Goede seks leidt tot langer leven [18]. Mannen met minder dan een orgasme per maand, hebben een kortere levensverwachting dan mannen van dezelfde leeftijd met meer dan twee orgasmes per week. Dat betekent niet dat er op oudere leeftijd geen kwalen zijn. Uit onderzoek blijkt dat bij verlies van seksuele functies of persisterende disfuncties, bijvoorbeeld samenhangend met de medische behandeling van een aandoening of door de ziekte zelf, er een moment komt dat de seksuele satisfactie niet verder daalt, maar zelfs kan toenemen (zie ◘fig. 4.6) [19, 20].

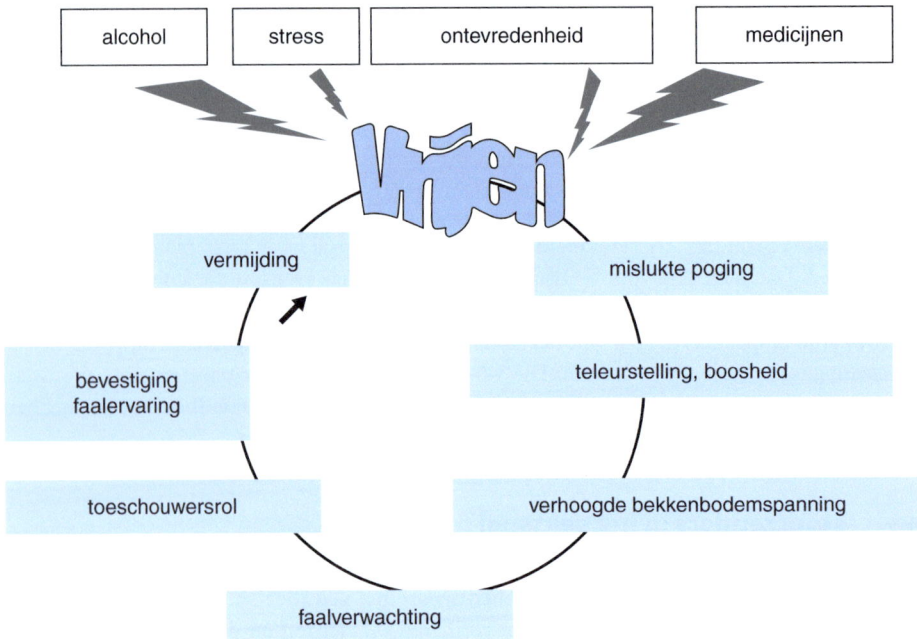

Figuur 4.4 De psychogene vicieuze cirkel die uiteindelijk bij herhaling leidt tot vermijding als ultieme reactie. (Bron/eigenaar afbeelding: Reinhilde Melles (▶ reinhilde.melles@mumc.nl))

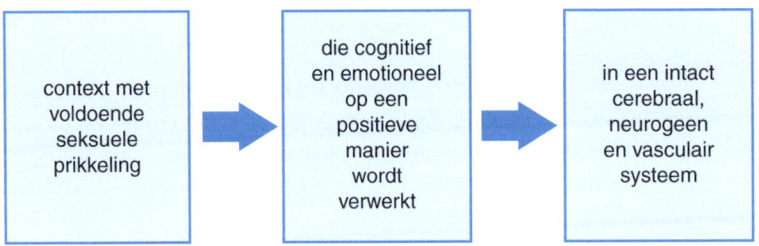

Figuur 4.5 Voorwaarden voor seksuele activiteiten, naar Peter Leusink (nascholingsmateriaal seksHAG).

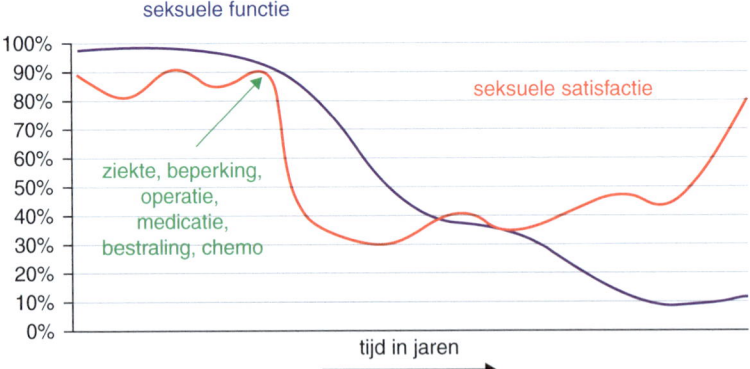

Figuur 4.6 Seksuele functie en satisfactie in de loop van de tijd en in relatie tot de leeftijd en ziekte, naar Peter Leusink (nascholingsmateriaal seksHAG).

4.4 Tips en trucs

Bij de omslag, zoals weergegeven in door de opgaande rode lijn ◘fig. 4.6, zijn wel een aantal kanttekeningen te plaatsen: betrokkenen met een seksueel probleem hebben de bereidheid tot herijking, staan open voor verandering van het seksuele speelveld en de spelregels, willen prioriteren door seks op afspraak weer terug op de agenda te plaatsen, gaan ruimte en tijd investeren en stellen zich open voor andere lustvolle ervaringen. Uiteraard mag er geen sprake zijn van onoverbrugbare dilemma's, zoals bij een dementerende partner met wie het contact is verloren [21–24]. Behandelingen op gebied van de seksuologie hebben vaak ook sterk praktische aspecten (zie ▶kader 4.1). Huisartsen onderschatten vaak hun eigen arsenaal aan praktische adviezen. Hier is een overzicht van praktische adviezen waardoor op het terrein van seksualiteit de lust meer kans krijgt om op te bloeien: de huisarts kan de patiënten uitnodigen hierover van gedachten te wisselen, waardoor sprake kan zijn van toename van kwaliteit van leven.

> **Kader 4.1 Praktische aspecten van seksuologie** *(Bewerkt en uitgebreid na eerdere publicatie in: Seksuologie, serie Bijblijven, 2011–7. Bohn Stafleu van Loghum. 'Seks, oud en chronisch ziek')*
> - Voor de ouder wordende patiënt is het laat vrijen, vlak voor het tijdstip van slapen gaan, niet het gunstigste moment voor seksuele activiteit. Beter is de seks te verschuiven naar de ochtend of de middag, wanneer de man meer gebruik kan maken van zijn hogere testosterongehalte en de ochtenderectie. Ook zijn betrokkenen dan meestal beter uitgerust.
> - Het advies is: seks terug op de agenda plaatsen. Plan de seksuele activiteit en spreek concrete tijden met elkaar hierover af; de kans wordt daarmee vergroot dat het er ook echt van komt. Het voorkomt teleurstellingen als wordt gewacht op spontane opwelling.
> - Creëer 'vrijheuvels'! Geplande momenten, met een begin en eindtijd, met heldere begrenzing, duidelijke afgesproken spelregels, waarbij op het moment van spelen het spel verder spontaan wordt ingevuld.
> - Bepaal vooraf wat het doel is van het spel, stimuleer betrokkenen te onderhandelen en te zeggen wat hun wensen zijn. Het kan inhouden dat er een intiem samenzijn met wederzijds strelingen, zoenen en massage ontstaat, maar er kan ook meer gefocust worden op het genereren van seksuele opwinding hetzij manueel, oraal, al dan niet gericht op afronden met orgasme, of anale of vaginale coïtus.
> - Het kan helpen ook de gunfactor te betrekken. Het advies kan zijn de partner eens een plezier te doen als deze behoefte heeft aan seks. Gedurende het spel kan eigen opwinding opborrelen en kan eigen zin stijgen. Partners hoeven niet elke keer de hele seksuele responscyclus te doorlopen. Het aangeven wanneer de ander voldoende is gestimuleerd en voldaan is, betekent niet dat de ander ook meteen moet stoppen. Afronding met een orgasme kan voor de een belangrijk zijn, gun het hem of haar.
> - Geniet ook na. Als er al geëvalueerd wordt, dan is de richting voor elke deelnemer: wat ging goed en wat zou ik een volgende keer graag anders doen.
> - Probeer elkaar gedurende de seks positieve en uitnodigende feedback te geven. Dat kan verbaal, meestal met een uitnodigende zin beginnend zoals: 'Ga door, dit vind ik lekker' of 'Ik wil graag dit of iets anders', en non-verbaal door geluid te maken of sturing te geven met het lichaam of gidsende handen.

- Kleed het speelveld leuk aan en doorbreek sleur. Vrij eens op een andere plek dan het gebruikelijke. Verse en schone lakens als ondergrond werken uitnodigend, evenals een voorverwarmde kamer, gedempt licht, prettige muziek, hulpmiddelen, zoals vibrator en/of andere seksspeeltjes, condooms, glijmiddel, voorverwarmde massageolie binnen handbereik. Erotische kleding, of het aan elkaar voorlezen van erotische verhalen evenals het samen kijken naar (vrouwvriendelijke) porno (▶http://www.shespot.nl) kan lustopwekkend werken.
- Bij patiënten met chronische pijnklachten: pijnstillers innemen korte tijd voor de geplande seks, eventueel een warm bad, massage voor de stijve spieren en gewrichten en op het speelveld kunnen kussens extra ondersteunend zijn.
- Hetzelfde geldt voor mensen met COPD of astma. Vlak voor seksuele activiteit bronchusverwijders toedienen.
- Door vooraf afspraken te maken komt het ook vaker tot seksuele activiteit. De nodige voorzorgsmaatregelen kunnen worden genomen zoals een extra handdoek bij de hand of een onderlegger onder het laken als er bijvoorbeeld een kans bestaat op ongewild urineverlies.
- Weinig drinken/eten voor de geplande seks als sprake is van incontinentie voor urine en/of faeces. Ook de opname van sildenafil in het lichaam wordt negatief beïnvloed door een volle maag.
- Inbrengen van een anale tampon bij angst voor ongewild faecesverlies tijdens de seks.
- Het legen van een stoma, of de stomazak tijdelijk verwijderen en de opening afsluiten met een stop.
- Tandenpoetsen en extra de mond verfrissen bij onaangename adem.
- Houdingsadvies bij pijnklachten.
- Glijmiddelgebruik bij verminderde lubricatie, bijvoorbeeld ontstaan na chemotherapie.
- Overweeg tadalafil in plaats van sildenafil als een langere werkingsduur van tadalafil tot minder prestatiedruk leidt (nu moet het want het middel werkt maar enige uren).
- Het gebruik van hulpmiddelen zoals een vibrator, bijvoorbeeld als masturbatie niet goed mogelijk is, in het geval van een beperkte handfunctie, een penisring of vacuümpomp bij een erectiele disfunctie.
- Doorbreek taboes: experimenteer bijvoorbeeld bij de man met de prostaat. Prostaatmassage kan opwindend zijn, ook daar zijn hulpmiddelen voor.
- Indien er sprake is van een verlaagde testosteronproductie bij de patiënt, bijvoorbeeld bij hormonale therapie, de 'gezonde' partner aanmoedigen om vooral initiatief te nemen omdat bij de patiënt spontane zin in seks afwezig is.
- Bespreekbaar maken als de rol van de partner verschuift van liefhebber naar verzorger, zo'n rolverwisseling kan haaks staan op wat nodig is voor goede seks.
- Voorstellen om professionele thuiszorg voor verzorgende taken in te schakelen.
- Bij het voorschrijven van medicatie is belangrijk zich te realiseren welke invloed daarvan kan uitgaan op het seksueel functioneren (zie bijlage C).
- Expliciet aandacht besteden aan de invloed van comorbiditeit, leefstijl (roken, alcohol, overgewicht, en drugsgebruik) en werkomstandigheden waardoor hormonale, vasculaire stoornissen kunnen optreden met als gevolg seksuele disfuncties of seksuele burn-out.

- Bij oudere mensen die zorgafhankelijk zijn in bijvoorbeeld een verzorgingshuis of de thuissituatie bij een terminaal ziekbed met een hoog-laag bed in de kamer, zullen voldoende privacymomenten gegarandeerd moeten zijn waarbij de mogelijkheid bestaat voor ongestoord seksueel contact.
- Zelfs in de stervensfase kan seksueel contact het lijden verlichten.

Een aantal praktische handelingen kunnen ertoe leiden dat de seks weer haalbaar, aantrekkelijk en als prettig wordt ervaren. De seks terugplaatsen op de agenda, op vaste tijden in de week, kan ertoe leiden dat het wel of niet hebben van seks geen strijdpunt meer is bij een groot verschil in seksueel verlangen. Door het te plannen kunnen betrokkenen zich daarop ook voorbereiden [25]. Diverse misvattingen kunnen besproken worden, waardoor het doel van het spel een andere focus krijgt. Het is de kunst om de behoefte aan lust te vertalen in intimiteit of seksuele opwinding als het doel waarop gericht wordt. In plaats van het hebben van coïtus verschuift bij oudere mensen het accent, het gaat eerder om orale of manuele stimulatie van de huid en/of geslachtorganen. Bij een erectiestoornis is het goed om te realiseren dat een erectie niet een vereiste is om tot orgasme te kunnen komen.

4.5 De patiënt met een seksuele klacht

Patiënten komen op het spreekuur met de klacht van gebrek aan interesse in seks. Het verlangen naar of de zin in seks wordt als te weinig en meestal als een gemis ervaren door de partner, die erover klaagt dat 'het' er niet meer van komt. De vraag die daarbij past is: gaat het alleen om het tekort aan zin in seks, of is het een gevolg van een daarachter liggende andere disfunctie zoals een vroegtijdige zaadlozing of een erectiele disfunctie? Of is er sprake van relationele issues waarbij de man nog wel zin in seks heeft maar niet met (of de wijze waarop er seks is met) zijn partner, of heeft de partner zelf een probleem van dyspareunie of verminderd seksueel verlangen? Het is aan de hulpverlener om dit verder te exploreren, omdat de richting van de behandeling hierdoor kan worden bepaald. Opvallend is dat mannen bij het optreden van problemen bij de seksualiteit, zoals een erectiestoornis, de seksualiteit maar ook de lichamelijke intimiteit helemaal gaan mijden, Ook elk intiem contact, zoals zoenen, knuffelen en strelen behoren daar dan vaak toe, omdat van de storende gedachte wordt uitgegaan dat er dan meer van hen wordt verlangd. De gedachte is dat ze daarmee niet alleen zichzelf frustreren, maar ook de partner tekortdoen, waardoor bij de partner allerlei storende veronderstellingen kunnen gaan spelen zoals de gedachte dat er een ander in het spel is [26].

De behandelende hulpverlener doet er goed aan zich proactief op te stellen. Mannen voelen zich vaak beschroomd om een seksueel probleem bespreekbaar te maken. Het voelt toch als een tekortschieten, een aantasting van hun zelfbeeld en heeft een negatieve invloed op het gevoel van eigenwaarde. Het werkt drempelverlagend als de hulpverlener zelf er verder naar vraagt nadat de patiënt daartoe instemming heeft verleend. De kunst is om open vragen te stellen, zodat de patiënt de ruimte voelt om te komen met zijn verhaal en passend antwoord kan worden gegeven volgens het PLISSIT-model, (zie ◘fig. 4.7) [6, 29]. Afhankelijk van de expertise van de betrokken hulpverlener kunnen alle stappen uiteindelijk worden doorlopen. Bij specifieke problematiek lijkt gerichte verwijzing op zijn plaats. Seksuele problemen komen meer op tafel als met een open en uitnodigende attitude proactief, met een aantal simpele vragen, ernaar wordt gevraagd (zie ◘fig. 4.8) [27]. Veel mensen wachten lang, soms meerdere jaren, voordat ze überhaupt naar de huisarts stappen. Allerlei smoezen en remmende

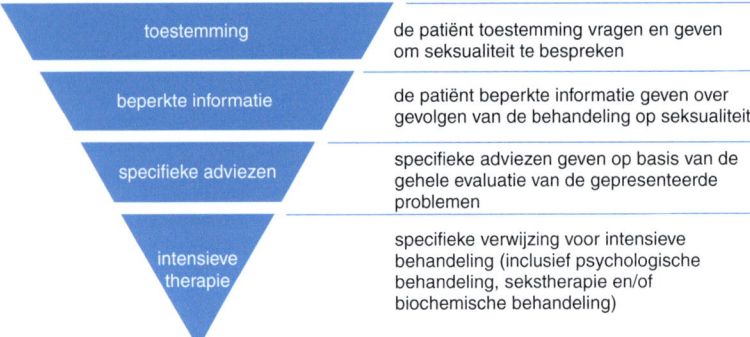

Figuur 4.7 PLISSIT-model voor het bespreken van seksualiteit in de praktijk, Nederlandse vertaling naar Annon, 1974.

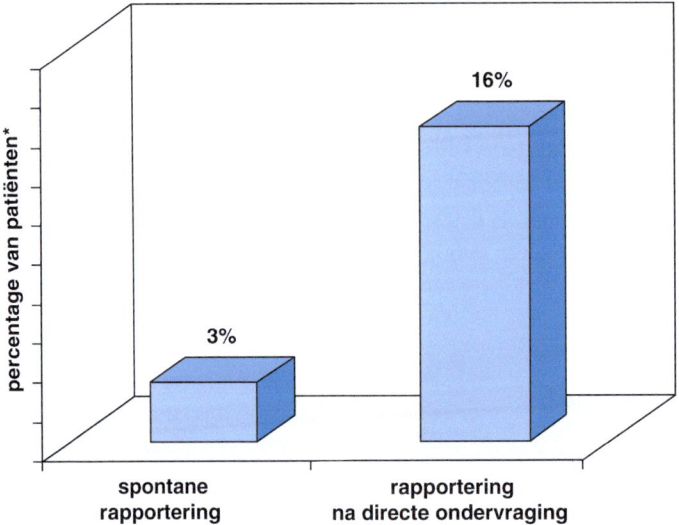

Figuur 4.8 Proactief vragen naar seks, naar Peter Leusink (nascholingsmateriaal seksHAG). Patiënten gescreend op seksuele klachten door opname van twee vragen in de medische anamnese (n = 887).

gedachten zoals 'het hoort bij mijn leeftijd, mijn ziekte, de medische behandelingen, de voorgeschreven medicatie of er valt toch niets aan te doen', weerhoudt de schaamtevolle patiënt [28]. Voorbeelden van uitnodigende vragen zijn: 'Bij uw ziekte (medicatie, behandeling) komen nogal eens seksuele problemen voor, vindt u het goed als ik u daarover een paar vragen stel?' Als de patiënt ermee instemt, kan de vervolgvraag zijn: 'Hoe is dat bij u?' Hulpverleners zijn vaak bang dat er dan van alles wordt losgehaald waarop zij geen passend antwoord hebben. Soms kan even aandacht al voldoende opluchting geven. Daarnaast behoeft elk probleem niet onmiddellijk een oplossing. Het is aan de hulpverlener om verder door te vragen of patiënt de klacht ook als een probleem ervaart en daarvoor verdere hulp is gewenst. Er is bijvoorbeeld sprake van een erectiele disfunctie, maar door het ontbreken van een (seksuele) partner wordt het niet als problematisch beleefd. Als wel verdere hulp is gewenst, kan in overleg worden besloten of daar nu of later in een aparte vervolgafspraak tijd voor wordt gemaakt, of er kan besloten worden dat een verwijzing volgt [29].

4.6 Conclusie en hoe verder?

Voor het ervaren van seksuele lustgevoelens is voldoende testosteron nodig in het lijf van betrokkene, dit geldt niet alleen voor mannen maar ook voor vrouwen [30–33]. De aanwezigheid van voldoende testosteron is een essentiële voorwaarde, ook voor de vrouwelijke seksuele lustontwikkeling. Hier wordt nu verder in het kader van dit boek in ▶H. 5 het belang van testosteron, oxytocine, prolactine en een aantal neurotransmitters voor de seksualiteit van de man uitgediept. ▶H. 6 en 7 gaan over andere lustdemotiverende factoren zoals erectiele disfunctie en vroegtijdige zaadlozing.

Literatuur

1. Easton D, Hardy JW. The Ethical slut, a practical guide to polyamory, open relationships and other adventures. Berkeley: Celestial Arts; 2009.
2. Rijsingen H van. Senioren op vrijersvoeten. Wat vijftigplussers willen weten over seksualiteit, intimiteit en relaties. Haarlem: Aramith-Haarlem; 2003.
3. Rijsingen H van. Zin in vrijen … voor mannen. Wat een man kan doen als hij zin heeft en zij niet. Haarlem: Aramith-Haarlem; 2002.
4. Gianotten WL. Meihuizen-de Regt MJ. Son-Schoones N van. Seksualiteit bij ziekte en lichamelijke beperking. Assen: Van Gorcum; 2008.
5. Schnarch D. Seksdrive. Zo houd je je seksuele relatie boeiend. Tielt: Lannoo; 2004.
6. Lankveld J van, Kuile M ter, Leusink P (red.). Seksuele disfunctie. Houten: Bohn Stafleu van Loghum; 2010.
7. Perel E. Erotische intelligentie. Utrecht: Bruna; 2014.
8. Gijs L, Gianotten W, Vanwesenbeeck I. Seksuologie. Houten: Bohn Stafleu van Loghum; 2009.
9. Chia M, Arava DA. De multi-orgastische man, moderne taoïstische liefdestechnieken voor de man. Bloemendaal: Becht; 1996.
10. Laan E, Everaerd W. Determinants of female sexual arousal: psychophysiological theory and data. Ann Rev Sex Res. 1995;6:32–76.
11. Laan E, Janssen E. How do men and women feel? Determinants of subjective experience of sexual arousal. In: Janssen E (red.). The psychophysiology of sex. Bloomington, IN: Indiana University Press; 2007. p. 278–90.
12. Both S, Laan E, Everaerd W. Focusing "hot" or focusing "cool": attentional mechanisms in sexual arousal in men and women. J Sex Med. 2011;8:167–79.
13. ▶http://nl.wikipedia.org/wiki/Seksuele_opwinding
14. Wiel H van der. Het grote genieten, oplossingen bij seksuele burn-out. Naarden: Strengholt; 2002.
15. Swinnen A (red.). Seksualiteit van ouderen, een multidisciplinaire benadering. Amsterdam: Amsterdam University Press; 2011.
16. NIPO. Seksuele beleving en gedrag van ouderen. Amsterdam: NIPO; 2003.
17. Neeleman AFJ. Sekstherapie met senioren. T Seksuologie. 2001;25:16–25.
18. Smith D, et al. BMJ, 1997;1641–4.
19. Hopman WM, et al. Associations between chronic disease, age and physical and mental health status. Chronic Dis Can. 2009;29:108–16.
20. McCabe MP, et al. Sexual esteem, sexual satisfaction, and sexual behavior among people with physical disability. Arch Sex Behav. 2003;32:359–69.
21. Bender J. Seksualiteit, chronische ziektes en lichamelijke beperkingen: kan seksualiteit gerevalideerd worden? T Seksuologie. 2003;27:169–77.
22. Bovée B, Lagro-Janssen T, Vergeer M. Seksuele problemen en hulpvraaggedrag bij diabetici, hypertensieven en patiënten met chronische obstructieve longziekten in een huisartspraktijk. T Seksuologie. 2004;28:134–9.
23. Weiland M, Prop P. Hersenaandoeningen en seksualiteit. Zutphen: Hersenstichting Nederland; 2005.
24. Höting M, Berlo W van, Bender J. Is revalidatie aan seks toe? Seksualiteit en chronische ziekte of handicap, een literatuuroverzicht. Rutgers Nisso groep. 2005.

25 Seksuologie – in de serie Bijblijven, 2011-7. Alle auteurs van de seksHAG.
26 Rijsingen H van. Seks, alles of niets. Haarlem: Aramith-Haarlem; 2005.
27 Bachmann GA, et al. Obstet Gynecol. 1989;73:425-7.
28 IJf M. Sexcounseling in de psychosociale hulpverlening. Assen: Koninklijke Van Gorcum; 2002.
29 Leusink P, Ramakers M (red.). Handboek Seksuele gezondheid, probleemgeoriënteerd denken en handelen. Assen: Koninklijke Van Gorcum; 2014.
30 Bangma CH (red.). Leerboek urologie. Houten: Bohn Stafleu van Loghum; 2013.
31 Porst H, Reisman Y (red.). The ESSM Syllabus of Sexual Medicine. Amsterdam: Medix Publishers; 2012.
32 Porst H, Buvat J (red.). Standard practice in sexual medicine. Malden: Blackwell Publishing; 2006.
33 Krenning EP, Wiersinga WM, Lamberts SWJ, Nobels F, Bouillon R (red.). Endocrinologie. Maarssen: Elsevier Gezondheidszorg; 2007.

Hormonen en neurotransmitters in relatie tot lust(ontwikkeling)

Kathleen D'Hauwers, Paul Rabsztyn en Adrie Heijnen

Samenvatting

Naast een aantal andere neurotransmitters wordt vooral uitvoerig ingegaan op het belang van testosteron als drijvende kracht achter de seksuele lust. Testosteron zelf zorgt niet voor seksuele opwinding, maar is een voorwaarde voor het ontstaan ervan. Niet het symptoom van aanhoudend gebrek aan seksuele fantasieën en verlangen naar seksuele activiteit, maar het lijden hieronder door de patiënt of diens partner bepaalt of het als klacht wordt gezien. Na de leeftijd van 35 jaar dalen de testosteronwaarden geleidelijk. De oudere man komt soms direct met de klacht van verminderde zin in seks. Vaker is het de arts die op grond van waargenomen symptomen proactief kan proberen het probleem helder boven tafel te krijgen, zeker als daarnaast sprake is van comorbiditeit met een verhoogd risico op hypogonadisme, zoals bij diabetes mellitus, metabool syndroom en depressie. Dit hoofdstuk gaat over klachten, onderzoek, differentiaaldiagnostiek, behandelopties en follow-up van hypogonadisme ontstaan op latere leeftijd.

5.1 Inleiding – 75

5.2 'Seks'hormonen en neurotransmitters – 75
5.2.1 Testosteron – 75
5.2.2 Prolactine – 77
5.2.3 Dopamine – 77
5.2.4 Serotonine – 78

© Bohn Stafleu van Loghum, onderdeel van Springer Media BV 2016
B. de Boer, A. Heijnen (Red.), *Functioneel urologische en seksuele klachten bij de man*,
DOI 10.1007/978-90-368-1398-3_5

5.3	**Anamnese – 78**	
5.4	**Onderzoek – 80**	
5.5	**Differentiaaldiagnose – 81**	
5.5.1	Metabool syndroom – 82	
5.5.2	Symptomatic late onset hypogonadisme (SLOH) – 82	
5.5.3	Male Hypoactive Sexual Desire Disorder (MHSDD) – 82	
5.5.4	Bijwerkingen van medicatie – 83	
5.6	**Behandeling en follow-up – 85**	
5.7	**Conclusie – 88**	
	Literatuur – 88	

5.1 Inleiding

In ▶H. 4 staat het uitgebreid beschreven: de oude term voor lust is 'libido'. Als je spreekt over libido dan is de kijk op seksualiteit daarbij eendimensionaal: een natuurlijke drift die spontaan tot stand komt vanuit innerlijke, voornamelijk hormonaal gestuurde, drang. Lust, seksueel verlangen, seksuele interesse of seksuele motivatie zijn betere termen. Zij beschrijven de bewuste ervaring van de bereidheid om tot seksuele actie over te gaan ten gevolge van (belonende) seksuele prikkels. Gebrek aan lust betekent: een aanhoudend gebrek aan seksuele fantasieën en verlangen naar seksuele activiteit. Het wordt gezien als een klacht als patiënt of partner hieronder lijden [1]. In de internationale medische literatuur wordt in dit kader gesproken over syndromen als *symptomatic late onset hypogonadism* (SLOH), *Male Hypoactive Sexual Desire Disorder* (MHSDD, DSM-5), of het gebrek aan lust wordt gezien in het kader van het metabool syndroom. Dit hoofdstuk gaat alleen over klachten van hypogonadisme die op latere leeftijd zijn ontstaan. Aangeboren en genetische varianten worden niet besproken. Het gaat over de hormonen en de neurotransmitters die bij de lust een rol spelen. De twee belangrijkste hormonen die de lust beïnvloeden zijn testosteron en prolactine. De meeste aandacht gaat daarbij uit naar testosteron. De rol die het hormoon oxytocine speelt is niet helder en wordt hier niet verder uitgewerkt. De belangrijke neurotransmitters zijn dopamine (motiverend) en serotonine (inhiberend). Testosteron zelf zorgt niet voor seksuele opwinding, maar is een conditio sine qua non voor het ontstaan van lust. Het heeft invloed op zowel het centrale zenuwstelsel als op de genitaliën (zie ◘fig. 5.1). De cortex (hersenschors) zorgt voor de verwerking en de bewustwording van sensorische prikkels, de amygdala en de hypothalamus zijn belangrijk bij het reguleren van de seksualiteit. Prolactine heeft een remmende invloed. In de rest van het hoofdstuk zal in plaats van lust gesproken worden over seksueel verlangen of zin in seks; in de seksuologie zijn dat de gangbare termen.

5.2 'Seks'hormonen en neurotransmitters

5.2.1 Testosteron

Testosteron wordt bij de man geproduceerd door de testes (95 %) en de bijnieren (5 %) en heeft een circadiaans ritme. De bloedspiegel is het hoogst rond 10.00 uur in de ochtend; 20–40 % hoger dan 's avonds [2]. De productie van testosteron wordt gestimuleerd door het luteïniserend hormoon (LH) vanuit de hypofyse. Voor de volledigheid: het follikelstimulerend hormoon (FSH) speelt een rol in de aanmaak van spermatogenese (zie ◘fig. 5.1). Naarmate de man ouder wordt werkt het feedbackmechanisme tussen hypothalamus-hypofyse-testis op alle niveaus steeds minder goed en verliest het zijn pulsatiel karakter. De referentiewaarden van het totale testosteron (TT) liggen tussen 12–40 nmol/l. Deze waarden zijn gebaseerd op onderzoek bij jonge gezonde mannen, gemeten om 10.00 uur in de ochtend [3]. Bij oudere mannen is de adviestijd voor een testosteronbepaling niet zo strikt, omdat het circadiaans ritme afzwakt. Echter ook voor hen wordt altijd vastgehouden aan het tijdstip: 10 uur in de ochtend voor de bepaling van de testosteronspiegelmeting in het bloed. Leeftijdspecifieke referentiewaarden bestaan niet en er is sprake van een forse spreiding (afhankelijk van het gebruikte essay in het laboratorium), hetgeen tot verwarring kan leiden bij het beoordelen van de klachten van de patiënt en zijn testosteronwaarde [4].

De interpretatie van testosteronspiegels is niet zo eenvoudig en uit internationaal onderzoek blijkt geen eenduidigheid over welke waarden voor welk onderzoek het best bruikbaar

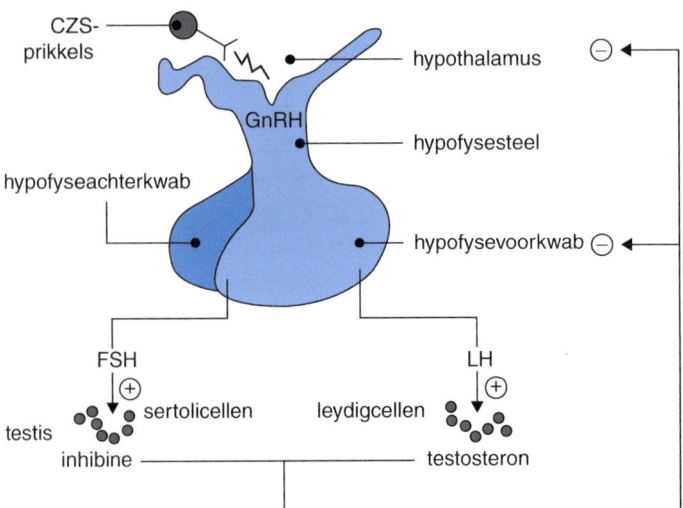

Figuur 5.1 Productie en regulering van testosteron.(Bron: Standard practice in Sexual Medicine; blz 227. Edited by Hartmut Prost and Jacques Buvat, Blackwell Publishing, International society for sexual medicine.) CNS = CZS = centrale zenuwstelsel; FSH = follikelstimulerend hormoon; GnRH = gonadotrophin-releasing hormone; LH = luteïniserend hormoon.

zijn. Als het onduidelijk is, kan het van belang zijn om de diverse waarden naast elkaar te laten bepalen of zelf te berekenen.

Het totale testosteron (TT) komt in drie vormen voor:

- vrij ongebonden testosteron (2 %, 'biologisch beschikbare' testosteron = bioactieve vorm);
- albumine gebonden testosteron (ABT, 38 %): in de eindorganen komt testosteron los van albumine, de hoeveelheid *biologisch beschikbare* testosteron komt daarmee op 40 %;
- 60 % van het testosteron is gebonden aan het sekshormoonbindend globuline (SHBG).

SHBG is een door de lever geproduceerd eiwit met een bindingscapaciteit voor testosteron, honderdmaal sterker dan die van albumine. Het testosteron gebonden aan SHBG is biologisch niet beschikbaar. De SHBG-spiegel beïnvloedt de hoeveelheid beschikbaar testosteron. Verschillende klinische afwijkingen en medicijngebruik beïnvloeden het SHBG en daarmee de beoordeling van de testosteronwaarden (zie tab. 5.1). Vanaf de leeftijd van 35 jaar daalt het TT elk jaar met 1,5 % [5]. Tegelijkertijd stijgt het SHBG met de leeftijd, waardoor het vrije T daalt: ongeveer 2 % per jaar [6]. Op de leeftijd van vijftig jaar heeft 20 % van de mannen een laag TT, op de leeftijd van tachtig jaar 50 % [7]. Dit kan leiden tot een vermindering van seksueel verlangen en zin, erectiele disfunctie, initiatiefverlies en depressiviteit: dit is echter zeker niet bij iedere man het geval. De leeftijdsafhankelijke daling leidt bij de meeste mannen niet tot problemen en is normale fysiologie van de ouder wordende man. Daling van de testosteron is geen ziekte maar hoort bij het normaal ouder worden. Op oudere leeftijd zijn bij de man de volgende factoren verantwoordelijk voor een verdere verminderende productie van testosteron: de capaciteit van de Leydigcellen vermindert, de LH-spiegel stijgt niet of nauwelijks (negatieve feedback functioneert niet meer), het SHBG stijgt waardoor het biologisch beschikbare testosteron daalt en bijkomend treedt een daling op van de gevoeligheid

Tabel 5.1 Beïnvloedende factoren op het SHBG en het 'biologisch beschikbare' testosteron.

stijging SHBG	daling SHBG
anti-epileptica	ernstig overgewicht
oestrogenen	testosterontherapie
hyperthyroïdie	hypothyroïdie
leverziekten	nefrotisch syndroom
veroudering	acromegalie
gebrek aan groeihormoon (GH)	insuline-resistentie

van de androgeenreceptor in de eindorganen [8, 9]. De definities van te hoge of te lage testosteronspiegels zijn niet eenduidig en lopen ook niet gelijk op met daarbij behorende klachten. Van hypogonadisme wordt gesproken bij een TT <8 nmol/L. Hyperseksualiteit komt ook voor, zeer hoge TT-waarden kunnen een gevolg zijn van een hypofysetumor.

5.2.2 Prolactine

Het hormoon prolactine wordt geproduceerd door de hypofyse. Naast dat het een belangrijke rol speelt in de regulering van de lactatie, is het betrokken bij meer dan 300 andere functies in het lichaam. De aanmaak ervan wordt gereguleerd via dopamine (inhibitie) en oestrogenen (stimulatie). Als de waarde ervan in het bloed binnen de referentiewaarde 80–420 mE/l blijft, heeft het geen invloed op de seksualiteit. Echter hinder en klachten in de vorm van een erectiele disfunctie of verminderd seksueel verlangen, komen in beeld bij een hyperprolactemie. De zin in seks kan sterk geremd zijn, soms zie je borstvorming en lactatie bij man optreden. Te hoge prolactinewaarde kan het gevolg zijn van een hypofysetumor, prolactinoom (zeldzaam). Vaker worden te hoge waarden vastgesteld bij het gebruik van geneesmiddelen met een prolactinebevorderende werking, zoals opiaten (methadon), antipsychotica, tricyclische antidepressiva, anti-emeticum (metoclopramide), antacida (H_2-receptorantagonisten zoals cimetidine), antihypertensiva (alfa-methyldopa) en oestrogenen.

5.2.3 Dopamine

De neurotransmitter dopamine speelt een grote rol bij het ervaren van genot, blijdschap en welzijn. In de hersenen zijn zenuwbanen aanwezig (zoals in de substantia nigra) die gevoelig zijn voor deze transmitter. Dopamine komt vrij na een prettige (seksuele) ervaring. Dit motiveert om bij een volgende seksuele activiteit te proberen hetzelfde positieve effect te krijgen. Het werkt belonend. Verlaagde dopaminespiegels zorgen voor verhoogde prolactinespiegels en hebben daarmee een remmende invloed op seksualiteit en geven een vermindering van seksueel verlangen. Geneesmiddelen en drugs met een dopaminebevorderende werking (zoals levodopa bij de ziekte van Parkinson en crystal-methamfetamine in de homoscene) kunnen leiden tot hyperseksualiteit en de uitingen daarvan kunnen extreme vormen aannemen.

5.2.4 Serotonine

De neurotransmitter serotonine heeft een overwegend inhiberende werking. Het heeft invloed op het geheugen, stemming, zelfvertrouwen, slaap, emotie, eetlust, seksuele activiteit, en het speelt een rol bij de verwerking van pijnprikkels. Serotonine komt uit serotonerge neuronen in de hersenen en speelt een belangrijke rol bij verslaving en agressie. Serotonine komt vrij in de synaptische spleet van neuronen. Zodra de synaps de serotonine opneemt wordt daarmee zijn activiteit beëindigd. Bij ziekten als depressie kan een geneesmiddel uit de groep van de SSRI's (selectieve serotinineheropnameremmers) worden voorgeschreven. Dit zorgt ervoor dat de heropname van serotonine uit de synaptische spleet geremd en daardoor de activiteit van serotonine verlengd wordt. Deze middelen hebben zeker invloed op de zin in seks. SSRI's hebben als voornaamste bijwerking een vertraagde zaadlozing en een sterk verminderd gevoel van seksueel verlangen.

5.3 Anamnese

Na de leeftijd van 35 jaar treedt een geleidelijk daling op in de testosteronwaarden [1]. Patiënten komen soms direct met de klacht van verminderde zin in seks. Vaker is het de arts die op grond van waargenomen symptomen de anamnese die richting op stuurt. Zeker als sprake is van comorbiditeit met een verhoogd risico op hypogonadisme, zoals bij diabetes mellitus, metabool syndroom en depressie, zal de huisarts of de praktijkondersteuner uit het oogpunt van 'best practice' enkele vragen over het seksueel functioneren volgens het PLISSIT-model stellen. Het PLISSIT-model voor sekstherapie (zie ◘ fig. 4.7) is een systeem dat wordt gebruikt in de seksuologie om de verschillende niveaus van behandeling voor individuele cliënten te bepalen. Het model was in 1974 ontworpen door Jack S. Annon. Het model refereert aan de vier verschillende niveaus van interventie die een seksuoloog kan toepassen: permissie (P), beperkte informatie (LI), specifieke suggesties (SS) en intensieve therapie (IT). Klachten die bij hypogonadisme passen zijn onverklaarbare moeheid, gebrek aan energie, initiatiefverlies, verminderd seksueel verlangen, erectieklachten en stemmingsstoornissen (zie ◘ fig. 5.2). Bepaalde ziektebeelden kunnen hypogonadisme geven maar het kan ook visa versa en dan zijn het de lage testosteronwaarden die klachten veroorzaken of onderhouden: het kip-eiverhaal. Bij de seks is een laag testosteron zowel oorzaak als gevolg van te weinig seksueel verlangen (zie ◘ fig. 5.3). Lage testosteronwaarden hebben ook invloed op osteoporose, atherosclerose en de cognitie. Bij verdenking op hypogonadisme (SLOH en/of MHSDD) kan de anamnese daarin helderheid brengen door uitdiepen van de volgende vragen, uiteraard met instemming van de betrokkene als het gebeurt op initiatief van de arts:

- Kunt u mij een inkijk geven in uw seksuele relatie, wat gaat daarin wel en niet goed?
- Wat is uw seksuele klacht?
- Wanneer zijn de problemen/klachten ontstaan?
- Is het een probleem voor u? Of ook voor uw partner?
- Is het verlangen helemaal verdwenen of is het soms nog wel aanwezig?
- In welke omstandigheden?
- Hebt u ooit seksuele verlangens/opwinding gehad?
- Wat deed u voordien om opgewonden te worden?
- Kunt u seksueel fantaseren en zin hebben om te vrijen?
- Masturbeert u? Wordt u hierbij geprikkeld door erotische beelden of gedachten/fantasieën?

5.3 · Anamnese

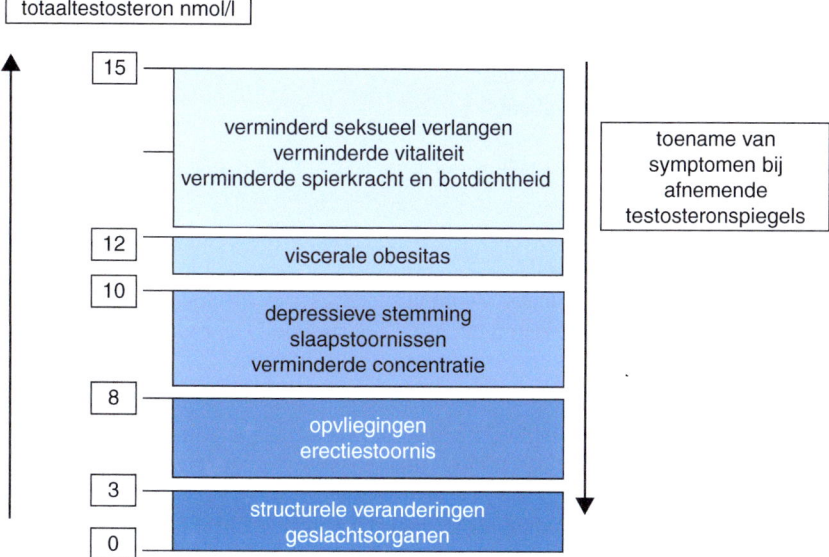

Figuur 5.2 Symptomen van een afnemende testosteronspiegel. (Bron: Lankveld, J., Kuile, M. ter, & Leusink, P. (red.). Seksuele disfuncties, diagnostiek en behandeling (p. 126). Houten: Bohn Stafleu van Loghum.)

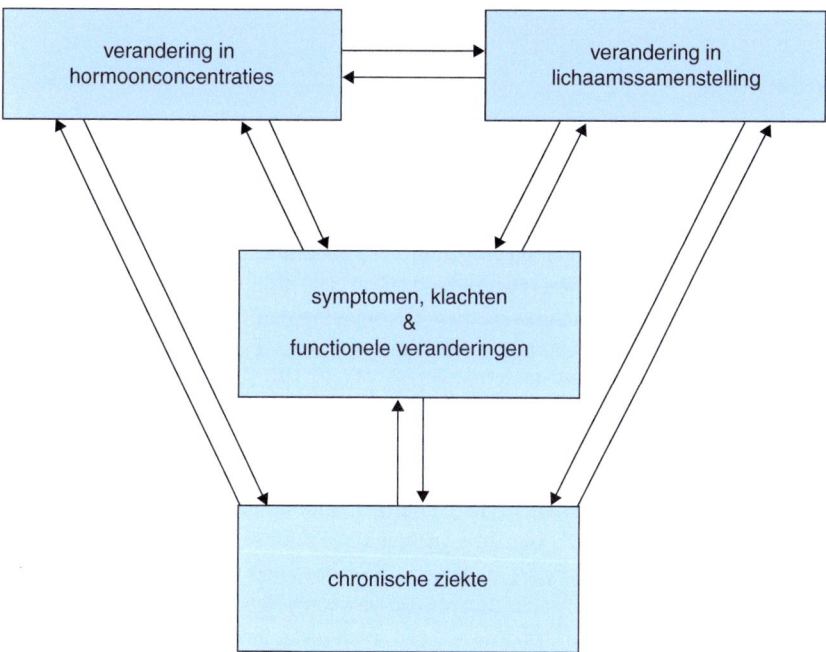

Figuur 5.3 Relatie tussen hormonen en een chronische ziekten volgens de hypothese van Sharpe en Skakkebaek. (Bron: Krenning et al. (red.). Endocrinologie (p. 264). Elsevier Gezondheidszorg.)

- Lukt het om zin in seks te maken met uw partner?
- Hoe reageert uw lichaam op dit verlangen?
- Zijn er nog ochtend-/nachtelijke erecties?
- Voelt u of u seksueel opgewonden bent?
- Hebt u pijn tijdens/na de seks?
- Kunt u focussen op uw seksuele gedachten en gevoelens of heeft u afleidende en storende gedachten?
- Zijn er negatieve seksuele ervaringen in het verleden? (optioneel voor het eerste gesprek)
- Zijn er ziekten of operaties geweest?
- Gebruikt u medicijnen, alcohol, drugs? Rookt u?
- Hoeveel en hoe vaak sport of beweegt u intensief? Sportschool? Gebruik van anabole steroïden?
- Welke soort relatie(s) heeft u, homo, hetero, bi? In hoeverre spelen uw seksuele fantasieën daarbij een actieve rol? (In afwezigheid van de partner?)
- Wat voor hulp zoekt u en wat zijn uw verwachtingen ervan?

Hoewel niet gebruikelijk in de huisartsenpraktijk kan een vragenlijst over klachten van ouder wordende mannen (Aging Male Symptoms Scale, zie bijlage D) worden ingezet. Praktijkondersteuners kunnen hiervan gebruikmaken in de begeleiding van patiënten met een chronische aandoening of op verzoek van de huisarts. Dit kan richting geven aan eventueel verder onderzoek, maar is geen gevalideerd diagnostisch instrument en geeft geen betrouwbare voorspellende waarden voor testosteronspiegels [10, 11].

5.4 Onderzoek

Als de anamnese daartoe aanleiding geeft wordt verder onderzoek ingezet. Bij indicatie testosterontekort zijn de aandachtspunten bij lichamelijk onderzoek: de lichaamsbouw, het patroon van lichaamsbeharing, testikelgrootte en omvang van de penis. Laboratoriumonderzoek op totaal testosteron (TT) is alleen geïndiceerd als duidelijk sprake is van klachten over verminderd seksueel verlangen, afwezigheid van seksuele interesse en fantasieën en het ontbreken van ochtend-/nachtelijke erecties. De bepaling van testosteron (TT) dient te geschieden voor 10.00 uur in de ochtend. In het kader van comorbiditeit en de differentiaaldiagnostiek vindt tegelijk vaak meer bloedonderzoek plaats: Hb, Ht, nuchtere glucose, kreatinine, alat, ggt, PSA, TSH. Verder bloedonderzoek op prolactine, SHBG, vrij testosteron, albumine, LH en FSH alleen bij afwijkende TT-waarden. Bij een laag normale testosteronwaarde is een tweede bepaling nuttig, dit levert bij een derde van de patiënten alsnog een normale waarde op. Het bepalen van het FSH en het LH helpt ter beoordeling van de hypothalamus-hypofyse-gonade-as. SHBG-bepaling geeft een beeld bij een lage TT-waarde en een mogelijk SHBG-verhogende situatie. De uitslag via de laboratoria betreffende de vrije testosteronwaarden zijn lastig te interpreteren vanwege de verschillende referentiewaarden die door de diverse laboratoria worden gehanteerd. Het 'biologisch beschikbare' testosteron (in %) kan bepaald worden door een formule op ▶http://www.issam.ch/freetesto.htm. Het albumine wordt hierbij als een vaste waarde ingevuld [12].

Een alternatief is de bepaling van de vrije androgeenindex (free androgen index, FAI) [13]. De FAI-waarde kan echter niet op zichzelf gebruikt worden omdat de testosteronwaarde bij mannen en hun seksueel gedrag sterk variëren. De waarde van de FAI wordt berekend als honderdmaal het totaal testosteron, gedeeld door het SHBG (FAI = 100 × totaal testosteron/ SHBG). De FAI-waarde bij gezonde jonge mannen is 30–150, een FAI-waarde <30 kan wijzen op een testosterontekort.

Bij een op zichzelf staande afname van seksueel verlangen dient prolactine te worden bepaald om een hypofysaire afwijking, prolactinoom, uit te sluiten. De neurotransmitters zijn niet te bepalen via routine bloedonderzoek, de aandacht daarvoor ligt meer in het kader van wetenschappelijk onderzoek.

5.5 Differentiaaldiagnose

De afname van seksueel verlangen is multifactorieel bepaald. Diverse en elkaar beïnvloedende oorzaken, systemen en hormonale functies kunnen een rol spelen bij het ontstaan en onderhouden van klachten op dit gebied (zie ◘ fig. 5.3). Van een aantal oorzaken (zie kader 5.1) wordt hier een verdieping gegeven: het metabool syndroom, SLOH, MHSDD en veelvoorkomende medicatiebijwerkingen.

> **Kader 5.1: Oorzaken van verminderde seksuele lust (de lijst is niet compleet)**
> *Algemeen:*
> - Ouder worden
> - Langdurende relaties
> - Relatieproblemen
> - Medische problemen: (chronische) ziekten/operatieve ingrepen
> - Medicijngebruik
>
> *Seksueel:*
> - Seksuologische oorzaken, zoals een beperkt seksueel repertoire/script
> - Seksuele disfuncties
>
> *Somatisch:*
> - Genetisch/aangeboren
>   - M. Klinefelter (47, XXY)
>   - Beiderzijds niet ingedaalde testikel
>   Deze mannen kunnen een verlaagd testosterongehalte hebben zonder afwijkend seksueel gedrag. Wel kan het seksueel verlangen minder zijn en kunnen er vaker periodes van abstinentie voorkomen.
> - Verworven
>   - Acute, niet-systemische niet-gonadale ziekten: multiple traumata, ernstige brandwonden, operaties, acuut CVA waarbij een laag TT correleert met de ernst van het CVA [14]
>   - Chronische ziekten: levercirrose, nierfalen, cardiovasculaire aandoeningen, hiv
>   Hierbij wordt via de hypothalamus-hypofyse-gonade-as de testiculaire functie negatief beïnvloed. Bij een acuut CVA worden verschillende punten beïnvloed: verminderde GnRH-secretie, verhoogde gevoeligheid voor negatieve feedbackmechanismen. Gevolg: daling in het TT [15].

> *Psychisch:*
> - Psychische problemen, stress en psychiatrische ziekten
> - Seksuele identiteit en gender issues
> - Life events: zowel negatieve (overlijden) als positieve gebeurtenissen (huwelijk)
> - Heroïne- en cocaïneverslaving

5.5.1 Metabool syndroom

Obesitas leidt tot een ophoping van visceraal vet en daarin vinden allerlei hormonale processen plaats, zoals omzetting van testosteron in estradiol. Dit resulteert in een aantal afwijkingen, zoals stoornis van de bloeddruk, vetstofwisseling en glucosetolerantie. Het metabool syndroom wordt ook het 'deadly quartet' genoemd: overgewicht, glucose-intolerantie, hypertriglyceridemie en hypertensie [16]. Bij mannen met een metabool syndroom is de prevalentie van hypogonadisme driemaal zo hoog (drie van de vijf criteria) tot tienmaal zo hoog (alle criteria) (zie tab. 5.2) [17].

5.5.2 Symptomatic late onset hypogonadisme (SLOH)

SLOH is een klinisch en biochemisch syndroom, dat optreedt bij oudere mannen met testosteronspiegels in het serum die onder de referentiewaarde van jonge gezonde mannen liggen in combinatie met symptomen van testosterongebrek [18]. Symptomen die horen bij een dalende testosteronspiegel zijn hiervoor al beschreven (zie fig. 5.2). SLOH vertoont een overlap met het metabool syndroom.

5.5.3 Male Hypoactive Sexual Desire Disorder (MHSDD)

MHSDD [19] betreft een psychiatrische diagnose die in de nieuwe update, de DSM-5, uitvoerig staat beschreven met de voorwaarden waaraan het moet voldoen. Er worden eisen gesteld aan de duur en aanwezigheid van de klachten (langer dan zes maanden, voor 75–100 % gedurende die periode aanwezig) en er moet worden voldaan aan twee hoofdcriteria: enerzijds is er sprake van persisterend of terugkerend tekort of afwezigheid van seksuele fantasieën en verlangen naar seksuele activiteiten, die niet toegeschreven kunnen worden aan een andere oorzaak (psychisch stoornis, medicatie, drugsgebruik of andere chronisch ziekte), en anderzijds is daarbij sprake van hierdoor ontstaan herkenbare lijdensdruk. Daarnaast wordt er een onderverdeling gemaakt in drie categorieën, met daarbij weer een onderverdeling in milde, matige en ernstige klachten:
- *Levenslang/gegeneraliseerd.* De man heeft weinig tot geen verlangen voor seksuele stimulatie, (met een partner of alleen) en heeft die ook nooit gevoeld in zijn leven.
- *Verworven/situationeel.* De man was voorheen wel seksueel geïnteresseerd in zijn huidige partner en nu ontbreekt het hem aan seksuele interesse in hem of haar, maar hij heeft wel verlangen naar seksuele stimulatie (alleen of met een ander die niet zijn huidige partner is).
- *Verworven/gegeneraliseerd.* De man had voorheen wel seksuele belangstelling voor zijn huidige partner, maar het ontbreekt hem nu aan interesse in welke vorm van seksualiteit dan ook, (solo dan wel met een andere partner).

5.5 · Differentiaaldiagnose

Tabel 5.2 De vijf criteria van het metabool syndroom.

overgewicht	buikomvang	>102 cm (man)
hypertensie	systole/diastole	>135/>85 mm Hg, of anti-hypertensiva
dislipidemie	triglyceriden	>1,7 mmol/l
dislipidemie	high density lipoprotein, HDL	<1,0 mmol/l
DM type 2	nuchtere glucose	>6,1 mmol/l

Naast de hiervoor genoemde indeling is ook nog een nieuwe groep bijkomende factoren geïntroduceerd, onderverdeeld in vijf categorieën:
1. Partnerfactoren: zoals partner heeft een seksueel probleem; gezondheidstoestand partner.
2. Relatiefactoren: slechte communicatie, discrepanties in verlangen naar seksuele activiteit.
3. Individuele kwetsbaarheidsfactoren: een slecht zelfbeeld, geschiedenis van seksueel of emotioneel misbruik, psychiatrische comorbiditeit (depressie, angst) of stressoren (verlies van baan, rouw).
4. Culturele of religieuze factoren: remmingen met betrekking tot het verbod op seksuele activiteit of plezier, houding ten opzichte van seksualiteit.
5. Andere relevante medische factoren samenhangend met prognose, verloop of behandeling van een (chronische) aandoening.

Zoals altijd bij het verschijnen van een update van de handleiding voor het beschrijven van diagnostiek, hebben enerzijds mensen die zich als aseksueel beschouwen en daar geen last van ervaren bezwaar om zich terug te zien in een psychiatrische diagnose, anderzijds is de diagnose hyposeksualiteit pur sang moeilijk te stellen gezien alle bijkomende en storende factoren die hierop het zicht bemoeilijken.

5.5.4 Bijwerkingen van medicatie

Veel medicijnen die dagelijks worden voorgeschreven kunnen bijwerkingen hebben op het seksueel functioneren. Artsen en patiënten, zijn daarvan niet altijd op de hoogte of laten informatie of vragen hierover onbesproken. Van sommige medicatie lijkt het evident dat het ook zijn weerslag zal hebben op de seks. Een aantal heeft direct invloed op de testosteron-, prolactine-, dopamine- en serotoninespiegels en bij andere is het te beredeneren. Enkele voorbeelden:
- *Testosteron*
    - 5-alfa-reductaseremmers, ingezet bij prostaatvergroting of bij jongere mannen als haargroeimiddel. Het blokkeert de omzetting van testosteron naar het veel potentere dehydrotestosteron.
    - Antiandrogenen, bijvoorbeeld bij de behandeling van prostaatkanker.
    - Statines. De bloedspiegels van bepaalde hormonen die vanuit cholesterol worden gemaakt, kunnen hierdoor dalen. Een van die hormonen is testosteron (zie fig. 5.4).
    - Spironolacton blokkeert de werking van androgene hormonen, waaronder testosteron.

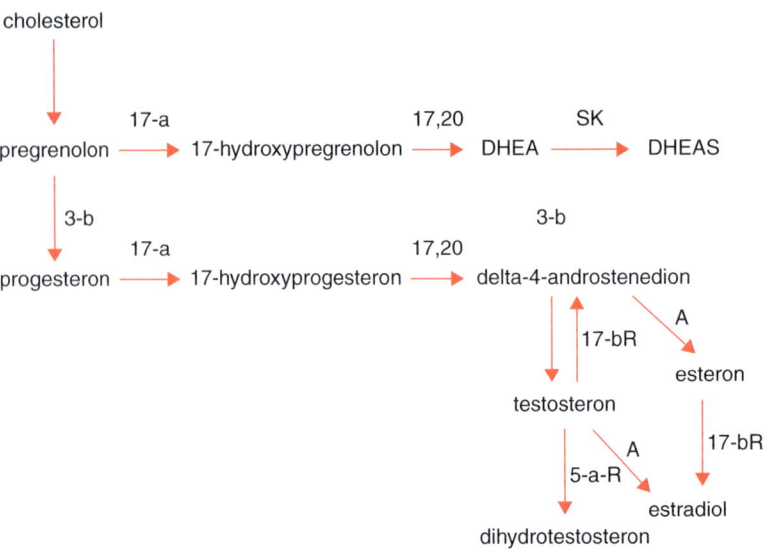

☐ **Figuur 5.4** Schematische weergave van de productie van sekssteroïden. (Bron: H. Prost, Y. Reisman (Eds.). The Essm Syllabus of Sexual Medicine (p. 355). Written by the Essm Educational Committee. Amsterdam: Medix Publishers.) 17-a = 17-alfa-hydroxylase; 17,20 = 17,20 lyase; 3-b = 3-bèta-hydroxysteroïde-dehydrogenase; 17bR = 17-bèta-hydroxysteroïde-dehydrogenase; 5-a-R = 5-alfa-reductase; DHEA = dehydroepiandrosteron; DHEA-S = dehydroepiandrosteronsulfaat; A = aromatase; SK = sulfotranferase.

- *Prolactine*
  - Sommige antipsychotica en antidepressiva, waaronder de SSRI's, geven een hyperprolactinemie.
- *Dopamine*
  - Levodopa, bij mensen met M. Parkinson: stimulerende werking met als mogelijk gevolg hyperseksualiteit. Hier dient door de behandelende arts specifiek naar gevraagd te worden. Vaak weerhoudt schaamte de patiënt of de partner om over deze ontluistering te spreken.
  - Sommige antipsychotica veroorzaken mogelijk een blokkade van de werking van dopamine met als gevolg een verminderde behoefte aan seks, verminderde seksuele opwinding of moeilijkheden met het bereiken van een orgasme.
- *Serotonine*
  - Antidepressiva, met name de SSRI's (serotonineheropnameremmers) verhogen de serotoninespiegel in de hersenen: serotonine heeft een remmend effect op de seksuele opwinding. Paradoxaal wordt daarnaast in de seksuologie bij de behandeling van vroegtijdige zaadlozing een van de bijwerkingen van de SSRI's gebruikt: het geeft een vertraagde zaadlozing.
- *Restgroep*
  - Anti-epileptica, met name gabapentine. Dit heeft een chemische structuur die lijkt op de neurotransmitter gamma-aminoboterzuur (GABA) en dat geeft remmende effecten in het limbische systeem (het genot- en emotiecentrum in de hersenen).

5.6 Behandeling en follow-up

Als de verandering in seksueel verlangen mogelijk is veroorzaakt door bijwerkingen van medicatie dan is een voor de hand liggende optie: bijstelling van het medicatiebeleid, indien medisch verantwoord (zie bijlage C). Voor- en nadelen dienen tegen elkaar te worden afgewogen. Bij het vermoeden van een geneesmiddelbijwerking kan tijdelijk met een middel worden gestopt, dan zal de lust weer terugkeren naar het oude niveau en bij herintroductie van de medicatie zal terugval volgen naar de oude klacht.

Bij het metabool syndroom kan het advies 'intensief een halfuur per dag bewegen' al een verbetering geven van 30–40 % van de klacht erectiele disfunctie. Bij gewichtsverlies zal er sprake zijn van stijging van de testosteronwaarden en zal de patiënt zich fitter voelen en meer openstaan voor het beleven van lustvolle ervaringen. Bij een hoog prolactinegehalte, met verdenking op een prolactinoom, volgt verwijzing naar de endocrinoloog. Bij behandeling daarvan keert de zin in seks weer terug. Hier wordt nu verder alleen ingegaan op behandeling van een testosterontekort.

Testosteronsuppletie alleen is onvoldoende om zin in seks op te starten, de man dient het seksuele systeem ook te stimuleren en in een context te brengen die prikkelend is voor seksuele verlangen. Binnen de normaalwaarden van testosteron in het bloed kan adequaat gereageerd worden op seksuele prikkels. Toevoegen van testosteron boven een TT >12 nmol/l leidt niet tot verhoogde lustgevoelens en dient te worden vermeden. Bij de ondergrens TT <8 nmol/l brengen seksuele prikkels moeizaam of geen activatie van het seksueel systeem tot stand. De internationale richtlijn adviseert: bij een totaal testosteron (TT) $\geq$12 nmol/l geen substitutietherapie; bij TT tussen 8 en 12 nmol/l is er een grijze zone waarin elke patiënt individueel bekeken wordt (eventueel bepaling van het SHBG en albumine om de vrije testosteronfractie te berekenen, dit kan behulpzaam zijn), overweeg eventueel drie maanden proefbehandeling; bij een TT <8 nmol/l kan suppletie voordeel opleveren. Als een eerdere testosteronwaarde bekend is, kan aangevuld worden tot deze waarde. Het afstellen van de testosteronsuppletie zal zorgvuldig moeten plaatsvinden op basis van de individuele reactie. Het heeft geen zin om testosteron tot de bovengrens aan te vullen als bij het titreren geen enkele klinische verbetering waarneembaar is.

Bij het starten van testosteronsuppletie bij mannen boven de leeftijd van vijftig jaar zal prostaatcarcinoom moeten worden uitgesloten. Uitgaanswaarden van het TT (of vrij testosteron) zijn uiteraard al bekend, daarnaast zullen de PSA, Hb, Ht en het erytrocytengetal vooraf gemeten worden. Er bestaat angst dat de extra toevoeging van testosteron een 'stil' prostaatcarcinoom tot snellere ontwikkeling kan induceren. Als hier al sprake van is dan vindt dat vooral in het eerste jaar plaats. Driemaandelijkse controle van PSA en RT biedt daarop voldoende toezicht, evenals van het Ht ter uitsluiting van stijging van de hematocrietwaarde. Hierna kan worden volstaan met jaarlijkse controle van de testosteron, hematocriet en PSA in het bloed. Als suppletie wordt gegeven is het ook van belang om het effect ervan te meten: objectief in de bloedspiegels en daarnaast subjectief in vermindering van de algemene klachten, de betere respons van het seksuele systeem en de toegenomen ruimte die ontstaat voor seksueel verlangen. Optioneel is meting via scoringslijsten (zie bijlage D).

Met betrekking tot het besluit over te gaan tot testosteronsuppletie is het van belang te realiseren dat exogeen toegediend testosteron het feedbackmechanisme in het brein negatief beïnvloedt en dat daarmee spontaan herstel wordt ondermijnd. Een minimum aan testosteron is nodig om het seksuele systeem goed te laten functioneren, echter seksuele activiteiten op zichzelf zijn ook weer prikkels om de eigen testosteronproductie te stimuleren. Kortom zin stimuleert meer zin. Als voorbeeld wordt de weduwnaars erectiele disfunctie beschreven. Door de rouw en het verlies van de partner is de man alleen komen te staan. Gedurende enkele jaren is het seksuele systeem stil komen te liggen. Ook van soloseks is dan vaak geen sprake. Echter bij het aangaan van een nieuwe relatie komt de seksualiteit niet of maar moeizaam op gang. Afgezien van allerlei andere psychosociale factoren die hierbij in het spel kunnen zijn, kunnen drie injecties Sustanon (gegeven met een interval van een maand) een stimulans zijn voor de terugkeer naar een grotere behoefte aan seksualiteit. Suppletie van testosteron kan via velerlei toedieningswijzen plaatsvinden: een intramusculaire injectie, oraal buccaal, transdermaal en subcutaan. In ◘tab. 5.3 staan overzichtelijk de op de Nederlandse markt beschikbare vormen vermeld en de voor- en nadelen van de verschillende toedieningsvormen.

De gekozen toedieningsvorm van de testosteronsuppletie is bepalend voor het moment van TT-bloedcontrole, zoals dat in het Farmacotherapeutisch Kompas is beschreven [20]. Dit is van belang ter beoordeling of de toegediende dosering een voldoende testosteronbloedspiegel geeft of bijstelling nog nodig zal zijn. Zoals bij elke medicatie geldt ook bij testosteronsuppletie dat de bijwerkingen en ook contra-indicaties in acht worden genomen (zie ►kader 5.2).

Kader 5.2: Bijwerkingsprofiel en contra-indicaties bij testosterontoediening
Bijwerkingen
- Stijging Hb en Ht
- Daling HDL-cholesterol
- Gynaecomastie/lipomastie
- Vochtretentie: hypertensie/hart- en vaatziekten
- Geringe stijging van het lichaamsgewicht (5 %)
- Infertiliteit
- Haaruitval, variërend in ernst
- Vette huid en acne

Contra-indicaties [8]
- Verhoogd PSA, verhoogde PSA-velocity: eerst prostaatcarcinoom uitsluiten
- Prostaatcarcinoom behandeld met androgeendeprivatie
- Mammacarcinoom
- Hct >52 %
- Polycytemie, hypercoagulabiliteit
- Onbehandeld apneu
- Ernstig hartfalen
- Ernstig DM2
- Ernstige nier- en leverziekten
- IPSS >21 (international prostate symptom score)
- Kinderwens

Verdere actie en verwijzing naar endocrinoloog Hyperprolactinemie.

5.6 · Behandeling en follow-up

Tabel 5.3 Middelen, dosering, wijze van toediening en voor- en nadelen van de verschillende substitutiemiddelen.

middel	dosering	wijze van toediening	voordeel	nadeel
androgel	sachet 2,5 en 5 g	1/daags transdermaal bij voorkeur 's morgens op onbehaarde huid startdosering: 50 mg	fysiologische spiegel	potentiële overdracht naar anderen: goede voorlichting hieromtrent is noodzakelijk
testim	tube 5 g	idem	fysiologische spiegel	idem, wordt door patiënten als minder prettig ervaren vanwege plakkerig gevoel
tostran	flacon 60 g met doseerpomp (1 klik = 10 mg)	idem	finetuning dosis door kliksysteem mogelijk	idem
sustanon	ampul 1 ml (250 mg T)	diep intramusculair 1 injectie per 2–3 weken		pijn t.h.v. injectieplek grote fluctuaties in concentratie gedurende 2 tot 3 weken: gevolg: – onprettig gevoel – stemmingswisselingen/emotionele instabiliteit – gevaar van erytrocytose – mogelijk gynaecomastie en pijnlijke tepels
nebido	ampul 4 ml (1.000 mg T)	diep intramusculair 1 injectie per 3 maanden, na opstartdosis herhalen na 6 weken	fysiologische T-spiegel zonder pieken	pijn t.h.v. injectieplek, de intramusculaire toediening van het undecanoaat moet zeer langzaam plaatsvinden, omdat zelden pulmonale micro-embolie van de olieachtige oplossing kan optreden met reversibele symptomen zoals hoest, dyspneu, malaise, overmatig zweten, pijn op de borst, duizeligheid, paresthesie of syncope, daarom is observatie nodig gedurende en direct na injectie

5.7 Conclusie

Testosteron is essentieel voor het seksuele verlangen. Zonder testosteron geen lustgevoel. In de dagelijkse (huis)artsenpraktijk is het de vraag of er bij een oudere man met klachten sprake kan zijn van een testosterontekort en wel dusdanig dat daarvoor suppletie is gewenst. De anamnese vormt de toetssteen voor verder beleid, met name de aard van de klachten en de lijdensdruk, vervolgens moet lichamelijk en bloedonderzoek gedaan worden. Afname van bloed voor de testosteronbepaling zal plaats moeten hebben vóór of rond 10.00 uur in de ochtend. Bij een normale waarde van het TT is geen verder actie of zoeken naar andere oorzaken voor de klachten nodig; bij laag normale waarde van het TT zal een tweede bepaling nodig zijn. Is er sprake van een aantoonbaar lage TT-waarde dan volgt verder onderzoek naar oorzaken ervan en kan eventueel testosteronsuppletie plaatsvinden. Het extra toedienen van testosteron is bij waarden van TT <8 nmol/l zinvol, bij waarden tussen de 8–12 nmol/l is dit individueel afhankelijk. Het nut is dan echter twijfelachtig, zeker als de aanmeldingsklacht erectiele disfunctie is, waarbij wordt uitgegaan van een zekere vorm van seksuele verlangen bij een man ouder dan vijftig jaar. Een proefperiode van drie maanden kan dan worden gestart om te beoordelen of de testosteronsuppletie zinvol blijkt te zijn. Bij het uitblijven van klinische veranderingen zal worden gestopt. Boven de waarden van 12 nmol/l wordt afgeraden testosteron te geven, het seksueel verlangen zal daardoor niet stijgen. Eén tot twee maanden na starten van de behandeling zal het beleid worden geëvalueerd. Bij de evaluatie van de testosteronspiegels zal de toedieningsvorm meegenomen worden bij de instructies voor het bloedonderzoek. Op indicatie kan van toedieningsvorm worden gewisseld. Er is geen plaats voor testosteronsuppletietherapie in de behandeling van hypogonadisme als gevolg van het natuurlijke verouderingsproces.

Literatuur

1. Leusink P, Rademakers M. Handboek Seksuele Gezondheid. Probleem-georiënteerd denken en handelen. Hoofdstuk 2. Assen: Uitgeverij Koninklijke van Gorcum; 2014.
2. Diver MJ, Imtiaz KE, Ahmad AM, Vora JP, Fraser WD. Diurnal rhythms of serum total, free and bioavailable testosterone and of SHBG in middle-aged men compared with those in young men. Clin Endocrinol (Oxf). 2003;58(6):710–7.
3. Nieschlag E, Behre HM (redacteur). Andrologie. Grundlagen und Klinik der reproduktiven Gesundheit des Mannes. Berlin: Springer; 2009.
4. Leliefeld HHJ. Late-Onset hypogonadisme, een nieuwe ziekte? Hoofdstuk 3, p. 11–20. Academic Pharmaceutical Productions bv, 2013. ISBN 978 90 5761 120 9.
5. Harman SM, Metter EJ, Tobin JD, Pearson J, Blackman MR. Longitudinal effects of aging on serum total and free testosterone levels in healthy men. Baltimore Longitudinal Study of Aging. J Clin Endocrinol Metab. 2001;86(2):724–31.
6. Feldman HA, Longcope C, Derby CA, Johannes CB, Araujo AB, Coviello AD, Bremner WJ, McKinlay JB. Age trends in the level of serum testosterone and other hormones in middle-aged men: longitudinal results from the Massachusetts male aging study. J Clin Endocrinol Metab. 2002;87(2):589–98.
7. Shores MM, Matsumoto AM, Sloan KL, Kivlahan DR. Low serum testosterone and mortality in male veterans. Arch Intern Med. 2006;166(15):1660–5.
8. Morales A, Lunenfeld B. Investigation, treatment and monitoring of late-onset-hypogonadism in males. Official recommendations of ISSAM. Aging Male 2002;5:74–86.
9. Kaufman JM, Vermeulen A. The decline of androgen levels in elderly men and its clinical and therapeutic implications. Endocr Rev. 2005;26(6):833–76.
10. Miwa Y, Kaneda T, Yokoyama O. Correlation between the Aging Males' Symptoms Scale and sex steroids, gonadotropins, dehydroepiandrosterone sulfate, and growth hormone levels in ambulatory men. J Sex Med. 2006;3(4):723–6.

11. T'Sjoen G, Goemaere S, Meyere M De, Kaufman JM. Perception of males' aging symptoms, health and well-being in elderly community-dwelling men is not related to circulating androgen levels. Psychoneuroendocrinology 2004;29(2):201–14.
12. Vermeulen A, Verdonck L, Kaufman JM. A critical evaluation of simple methods for the estimation of free testosterone in serum. J Clin Endocrinol Metab. 1999;84(10):3666–72.
13. Morris PD, Malkin CJ, Channer KS, Jones TH. A mathematical comparison of techniques to predict biologically available testosterone in a cohort of 1072 men. Eur J Endocrinol. 2004;151(2):241–9.
14. Jeppesen LL, Jørgensen HS, Nakayama H, Raaschou HO, Olsen TS, Winther K. Decreased serum testosterone in men with acute ischemic stroke. Arterioscler Thromb Vasc Biol. 1996;16(6):749–54.
15. Handelsman DJ, Dong Q. Hypothalamo-pituitary gonadal axis in chronic renal failure. Endocrinol Metab Clin N Am. 1993;22(1):145–61.
16. Kaplan NM. The deadly quartet. Upper-body obesity, glucose intolerance, hypertriglyceridemia, and hypertension. Arch Intern Med. 1989;149(7):1514–20.
17. Corona G, et al. Effect of hyperprolactinemia in male patients consulting for sexual dysfunction. J Sex Med. 2007;4(5):1485–93.
18. Wang C, Nieschlag E, Swerdloff R, Behre HM, Hellstrom WJ, Gooren LJ, et al. ISA, ISSAM, EAU, EAA and ASA recommendations: investigation, treatment and monitoring of late-onset hypogonadism in males. Int J Impot Res. 2009;21(1):1–8.
19. American Psychiatric Association (2013). Diagnostic and statistical manual of mental disorders, 5th ed. DSM-5.
20. ► www.fk.cvz.nl.

Erectiele disfunctie bij de ouder wordende man

Jack Beck en Bert-Jan de Boer

Samenvatting

In dit hoofdstuk worden problemen met de erectiele functie, oorzaken en gevolgen ervan besproken. Prestatiedrang en faalangst kunnen de vicieuze cirkel van erectieproblemen en daardoor ontstane (seksuele) onzekerheid met een daaruit voortkomend negatief zelfbeeld versterken. Zelfs in deze tijd is er nog steeds vaak schaamte en taboe op deze klacht, die een negatief effect heeft op het hulpgedrag van de man. De arts wordt geadviseerd er op een geschikt moment actief naar te vragen bij risicopatiënten. Diverse behandelmethoden worden beschreven, van een eenvoudig voorlichtend gesprek tot medicamenteuze behandeling (bijvoorbeeld met PDE-5-remmers of lokale behandeling met een intracaverneuze of intra-urethrale toediening van een vasoactieve stof). Ook oefeningen waarbij de aandacht wordt verlegd van de prestatie naar het weer leren genieten kunnen helpen de door het erectieprobleem gestagneerde seksualiteit weer op gang te brengen.

6.1   Inleiding – 93

6.2   Seksuele veranderingen bij de ouder wordende man – 95

6.3   Anamnese – 95

6.4   Onderzoek – 97
6.4.1   Lichamelijk onderzoek – 97
6.4.2   Aanvullend onderzoek – 97

6.5   Diagnose – 98

© Bohn Stafleu van Loghum, onderdeel van Springer Media BV 2016
B. de Boer, A. Heijnen (Red.), *Functioneel urologische en seksuele klachten bij de man*,
DOI 10.1007/978-90-368-1398-3_6

6.6	**Behandeling – 99**	
6.6.1	Voorlichting – 100	
6.6.2	Niet-medicamenteus – 101	
6.6.3	Medicamenteus – 102	
6.6.4	Operatief – 103	
6.7	**Conclusie – 104**	
6.8	**Seksuologische aspecten van erectiele disfunctie – 104**	
6.8.1	Inleiding – 104	
6.8.2	Gevolgen van het haperen van de erectie – 105	
6.8.3	Behandeling – 106	
6.8.4	Verwijzing – 107	
	Literatuur – 107	

6.1 Inleiding

Seks en seksualiteit zijn zaken die ieder mens bezighoudt. Seksualiteit is een sterke drift die van belang is voor de voortplanting, voor bevestiging van een relatie tussen personen en niet in de laatste plaats voor het beleven van genot. Het hebben van seks is een subjectief begrip en zodoende niet eenduidig te definiëren. Wat een persoon onder seks verstaat verschilt sterk van mens tot mens. De directe aanleiding tot seks varieert ook sterk. Meston en Buss inventariseerden 237 redenen om seks te hebben en verdeelden deze redenen in vier voornaamste redenen en dertien subcategorieën. De vier hoofdgroepen zijn: seks om fysieke redenen, seks om emotionele redenen, seks om een doel te bereiken en seks uit onzekerheid [1]. Zie de opsomming van de dertien subcategorieën in ◘ tab. 6.1.

Mannen benoemden vaker de fysieke redenen en zin in hun partner, terwijl vrouwen de emotionele en relationele kant benoemden [1]. Een afname van de erectiele functies van een man kan een grote invloed hebben op de beleving van seks en seksualiteit bij hem en bij zijn partner. Erectiele disfunctie (ED) wordt gedefinieerd als het voortdurend of terugkerend onvermogen om een erectie te krijgen of te behouden voldoende voor seksuele activiteit. ED is een multifactoriële klacht, waarbij psychologische, somatische, relationele en culturele aspecten een rol spelen in alle volwassen leeftijdscategorieën, etnische groepen en sociale klassen [2]. Het is niet alleen een specifieke zorgvraag, maar ook een symptoom bij specifieke risicogroepen: patiënten met een chronische ziekte, zoals hypertensie, diabetes mellitus, chronisch medicatiegebruik, een depressieve stoornis of cardiovasculaire problematiek. Er wordt pas een behandeling ingesteld als de ED als hinderlijk wordt ervaren. Het succes van een behandeling is groter als zowel de patiënt als diens partner de gekozen behandelingsmethode accepteert [2].

De erectie maakt deel uit van de 'opwindingsfase' van de seksuele responscyclus, samengesteld door William Masters en Virginia Johnson in Human Sexual Response (1966) uitgebreid met Kaplan. De mannelijke seksuele responscyclus wordt in vijf fasen verdeeld (zie ◘ fig. 6.1) [3]:
1. zin- en verlangenfase;
2. opwinding- en erectiefase;
3. plateaufase;
4. orgasme- en ejaculatiefase;
5. relaxatie- en decongestiefase.

De zin en seksueel verlangen ontstaan als reactie op seksuele prikkels, fantasieën en verwachtingen. Ze bepalen de bereidheid tot gericht handelen met als doel toenemende seksuele opwinding. Opwinding en erectie ontstaan door integratie van diverse prikkels, die in de hogere hersencentra via centrale en perifere neurologische regelcircuits worden vertaald in de seksuele respons. Naast de zintuiglijke sensaties, visus, reuk, tast, gehoor en smaak, is ook de sensibele input van de glans penis via de nervus pudendus van belang bij de totstandkoming van de erectie, waarbij tactiele prikkels een rol spelen. Deze sensibele input veroorzaakt reflexactiviteit in de sacrale kernen van het ruggenmerg ter hoogte van S2–S4 en parasympatische output via de nervii pelvici, die op hun beurt relaxatie van de gladde spiervezels in de corpora cavernosa mediëren. Deze relaxatie veroorzaakt een verhoogde bloedstroom met als gevolg peniele tumescentie en rigiditeit (zie ◘ fig. 6.2) [4].

In de plateaufase blijft een hoog niveau van seksuele opwinding gehandhaafd en geïntensiveerd, en wordt de weg bereid voor het orgasme. De eikel zwelt op en de testikels trekken zich op. De duur van de plateaufase is heel verschillend en gaat over via het zogenaamde point of no return in de fase van het orgasme. Orgasme en ejaculatie worden gereguleerd

■ Tabel 6.1 Voornaamste redenen en subcategorieën om seks te hebben (vrij vertaald uit het Engels).

fysieke redenen	om een doel te bereiken	emotionele redenen	onzekerheid
ontspanning genot lichamelijke aantrekkingskracht kick	bestaansmiddelen sociale status wraak praktische redenen	liefde en verbondenheid uiting van liefde	zelfvertrouwen plichtsgevoel behoud van partner

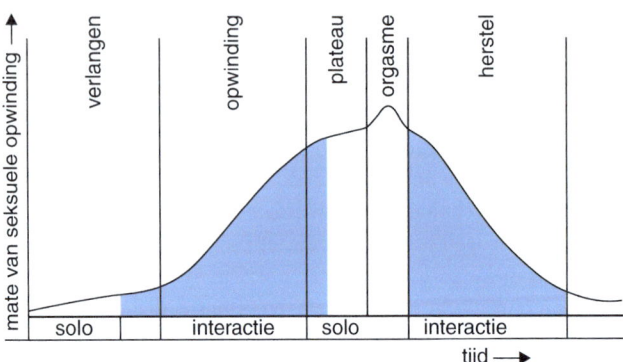

■ Figuur 6.1 De mannelijke seksuele responscyclus verdeeld in vijf fasen. Bron: Gijs (2004)

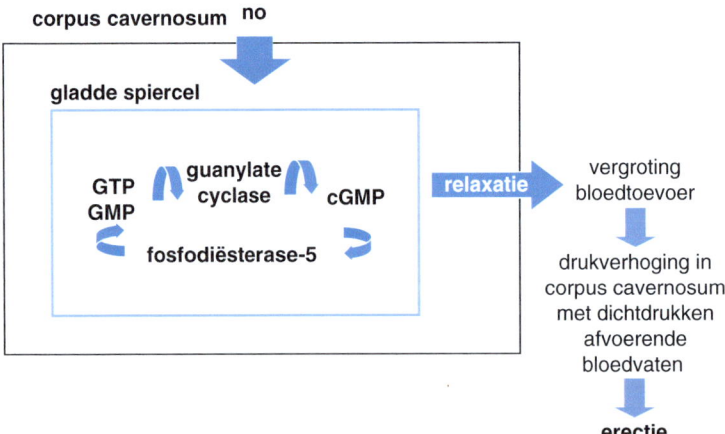

■ Figuur 6.2 Fysiologie van de erectie. *no* = stikstofmonoxide; *GTP* = guanosinetrifosfaat; *GMP* = guanosine-monofosfaat; *cGMP* = cyclisch guanosinemonofosfaat.

vanuit het centrale zenuwstelsel. De sensorische input bereikt het centrale zenuwstelsel via de hersenzenuwen en de tractus spinothalamicus. De sacrale somatische kernen staan in relatie tot de kernen in segmenten Th11-L2 (orthosympatisch) en S2–S4 (parasympatisch). Op deze wijze worden emissie en ejaculatie (orthosympatisch) en erectie (parasympatisch) in het orgasme geïntegreerd [4]. De relaxatie- en decongestiefase wordt ook wel de refractionaire of herstelperiode genoemd. In deze fase is het niet mogelijk opnieuw een erectie te verkrijgen.

6.2 Seksuele veranderingen bij de ouder wordende man

Bij het ouder worden van het lichaam neemt de elasticiteit van de zwellichamen af, met als gevolg dat er meer moeite voor nodig is voor het verkrijgen en/of behouden van de erectie. Daarnaast is bij het oudere lichaam directe stimulatie van de penis belangrijker om een erectie te behouden dan op jongere leeftijd, wanneer weinig (seksuele) prikkels al voldoende zijn. De plateaufase van de seksuele responscyclus neemt toe, terwijl de duur van het orgasme afneemt en er minder spiercontracties zijn, met als gevolg een minder krachtig ejaculaat [5]. Uit veel grote internationale onderzoeken blijkt dat erectieproblemen over de hele wereld vaak voorkomen. In Nederland zijn drie grote onderzoeken verricht naar de prevalentie van ED. Er zijn verschillende leeftijdsgroepen onderzocht. (1) De Enigma-studie mat de prevalentie vanaf achttien jaar en ouder. (2) In de Boxmeer-studie zijn mannen tussen de veertig en zeventig onderzocht en (3) in de Krimpen-studie mannen tussen de vijftig en tachtig jaar. De resultaten verschillen behoorlijk: tussen de 13 en 35 % van de mannen had last van ED [6]. Met het stijgen van de leeftijd stijgt de kans op ED. Boven de zestig tot zeventig jaar heeft meer dan de helft van de mannen ED. De ernst van ED neemt toe met het stijgen van de leeftijd. Op hogere leeftijd ontstaan er niet alleen problemen met de erecties. Boven de leeftijd van vijftig is er ook een geleidelijke afname van lust, ejaculatie en orgasmegevoel. Op oudere leeftijd daalt ook de door de mannen ervaren hinder van de afname van seksuele functies (zie ◘fig. 6.3) [7]. Veel mannen met ED gaan hiervoor niet naar de huisarts, of vragen pas na lange tijd hulp. Van de mannen met ED die behoefte aan hulp hebben, gaat 25 % naar de huisarts en wordt 12 % door de huisarts behandeld [2].

6.3 Anamnese

De anamnese is het belangrijkste diagnostische instrument bij ED. Om zeker te weten dat patiënt en arts elkaar begrijpen zal het taalgebruik van patiënt en arts op elkaar afgestemd moeten zijn. Het is belangrijk zich te realiseren dat niet iedere patiënt een monogame of heteroseksuele relatie heeft. De erectie is een psychofysiologisch verschijnsel en is, als onderdeel van de seksuele responscyclus, een uiting van seksuele opwinding. Noodzakelijk voor het verkrijgen van een erectie zijn: een situatie die als seksueel stimulerend wordt ervaren, een mentaal proces dat prikkels positief verwerkt en intacte neurologische, vasculaire en hormonale functies.

De belangrijkste factoren die bijdragen aan of geassocieerd zijn met ED zijn:
- psychogene factoren: stress, depressie, relatieproblemen en rouw;
- seksuologische factoren: faalangst en inadequate seksuele stimulatie;
- somatogene factoren: diabetes mellitus, hart- en vaatziekten, lokale afwijkingen aan de penis, neurologische aandoeningen, mictieklachten, medicatie en testosterondeficiëntie;
- iatrogene redenen zoals bestraling in het bekken of van de prostaat en een prostatectomie;
- traumata;
- leefstijlfactoren: roken, obesitas, weinig lichaamsbeweging; er is geen eenduidige associatie gevonden met het gebruik van alcohol en drugs [2].

Vroegtijdige zaadlozing is in feite geen ED, maar presenteert zich vaak wel als zodanig, het is aan de arts om hierin te differentiëren. De Boer vereenvoudigde de seksuologische minianamnese door een versie te maken die is toegespitst op mannen en erectiestoornis [8] (zie ▶kader 6.1: Verkorte seksuologische minianamnese toegespitst op ED). Voor het uitvragen

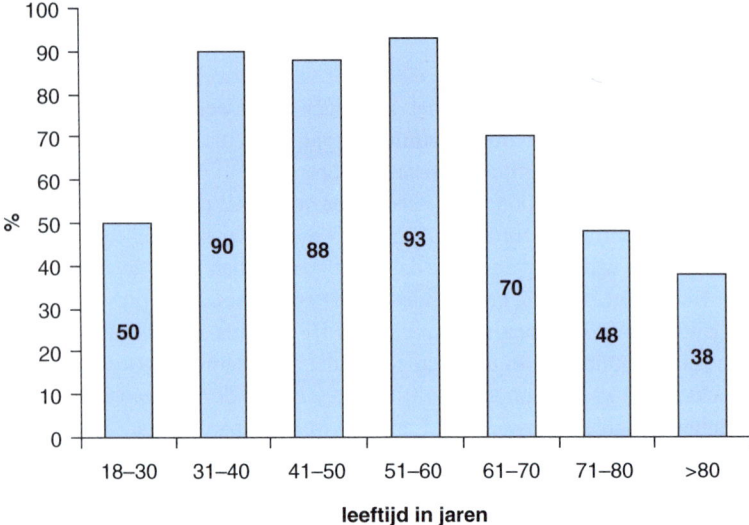

☐ **Figuur 6.3** De leeftijdsgerelateerde hulpbehoefte in procenten. Bron: Boer BJ de (2004)

van de seksuologische minianamnese is het goed de fasen van de responscyclus in het hoofd te houden en over iedere fase een vraag te stellen. Als ezelsbruggetje kan het woord 'LOOPS' worden onthouden, waarbij de L staat voor libido, seksueel verlangen of lust, de eerste O staat voor opwinding, bij de man de erectie, de tweede O staat voor orgasme, vaak gepaard gaande met de zaadlozing, de P staat voor pijn en de S staat voor satisfactie, gericht op de vraag of de seksuele activiteit voldoende plezierig geweest.

> **Kader 6.1 Verkorte seksuologische minianamnese toegespitst op ED volgens De Boer [8]**
> - Hoe lang bestaan de klachten, hoe is het beloop?
> - Zijn de klachten onder alle omstandigheden aanwezig (denk aan manuele/orale activiteit, tijdens vakantie, kijken naar erotisch materiaal, andere partner)?
>
> Vier vragen die de mate van stijfheid van de erectie op zijn sterkst aangeven:
> 1. Is de penis wel vergroot, maar is er geen sprake van een echte erectie?
> 2. Is er sprake van een matige erectie, maar is penetratie niet mogelijk?
> 3. Is penetratie wel mogelijk, maar is de erectie nog niet volledig hard?
> 4. Is de erectie (weer) volledig hard en is er geen sprake (meer) van ED?
>
> Eén vraag over de duur van de erectie:
> - Houdt de erectie voldoende lang aan tot een bevredigend einde van de seksuele activiteit?
> - Is er sprake van pijnklachten, vormverandering en/of een afwijkende stand van de penis tijdens erectie?
> - Is er voldoende seksuele stimulatie (zowel visueel en auditief als tactiel)?

Vragen naar het onderscheid tussen psychogene en somatogene ED:
- Hebt u wel een erectie bij masturbatie?
- Bemerkt u wel eens nachtelijke of ochtenderecties?

Differentiaaldiagnostische vragen:
- Hoe is de zin in seks, het seksuele verlangen?
- Hebt u problemen met het klaarkomen of komt u te snel klaar?

Communicatievragen:
- Hoe ervaart u het erectieprobleem? Hebt u zelf een verklaring voor de ED?
- Wat vindt uw partner ervan? Praat u met uw partner over de ED?
- Hoe geven u en uw partner vorm aan uw seksuele relatie en wat gaat er wel goed?
- Wat hebben u en uw partner zelf al gedaan om de erectie te doen verbeteren?
- Welke hulp zou u op dit moment van mij willen hebben?

Vragen naar specifieke oorzaken:
- voorgeschiedenis en comorbiditeit;
- medicatie;
- cardiovasculaire risicofactoren.

6.4 Onderzoek

6.4.1 Lichamelijk onderzoek

Het lichamelijk onderzoek dient om een eventuele organische aandoening op te sporen wanneer de anamnese een hart- en vaatziekte of een endocrinologische afwijking doet vermoeden, of als sprake is van een pijnlijke erectie (uitsluiten plaques, paraphimosis enzovoort). Het uitvoeren van een lichamelijk onderzoek zal sommige patiënten geruststellen. Tot het lichamelijk onderzoek behoort een indruk van de secundaire mannelijke verschijnselen (beharing, lichaamsbouw, spierontwikkeling), daarnaast een inspectie van de status localis: de vorm en grootte van de penis en de testis en de uitgang van de urethra. Zijn er aangeboren afwijkingen? Is er sprake van phimosis (wat betrekking heeft op de klacht pijn bij de erectie), is er hypospadie, zijn er tekenen van een soa, is er een klacht van een kromme penis in erectie (peyronie)? Bij peyronie is het van belang een foto van de penis in erectie te zien, waarbij de mate van kromming en de richting kan worden vastgesteld. Tevens is aandacht nodig voor de bekkenbodem en aanwijzingen voor liesbreuken of testiculaire afwijkingen zoals een hydrokèle of spermatokèle. De WHO stelt voor ook een rectaal toucher te verrichten in het kader van ED om de grootte en vorm van de prostaat te beoordelen. Voor de klacht erectiele disfunctie is dat niet strikt noodzakelijk.

6.4.2 Aanvullend onderzoek

Een meta-analyse van twaalf prospectieve cohortstudies met meer dan 36.000 mannen, door de American College of Cardiology Foundation, toont aan dat mannen met een organische erectiestoornis een relatief risico hebben van 1.48 op coronair hartlijden, een relatief risico van 1.35 op een cerebrovasculair accident en een relatief risico van 1.19 op vroegtijdig overlijden. Dit in vergelijking met een gematchte controlegroep, waarbij het enige verschil tussen de groepen was het hebben van ED of niet en waarbij de genoemde relatieve risico's vooraf als primaire uitkomstmaat waren gesteld [9]. Een mogelijke verklaring kan zijn dat de artherosclerose zich als eerste uit in ED, alvorens andere arteriën significant occluderen. Wanneer er geen aanwijzing is voor een psychische erectiestoornis, valt het te overwegen een cardiovasculair risico-onderzoek te verrichten, conform de NHG-standaard CVRM. Een ander onderzoek dat kan worden ingezet ter objectivering van de erectiele functie is het psychofysiologisch onderzoek waarbij in waaktoestand de erectie wordt beoordeeld (waking erectile assessment, WEA). Dit onderzoek kan een aanvulling zijn op onderzoek naar de nachtelijke erecties met een rigiscan, waarbij gedurende de slaap de stijfheid van de penis wordt gemeten. Deze beide onderzoeken vinden uitsluitend plaats in de setting van de tweede lijn.

6.5 Diagnose

ED is een multifactoriële klacht waarbij psychologische, somatische, relationele en culturele aspecten een rol spelen in alle volwassen leeftijdscategorieën, etnische groepen en sociale klassen [2]. Dit zorgt ervoor dat het niet altijd eenvoudig is de juiste oorzaak voor de ED vast te stellen, zeker omdat mannen vaak langer met de klacht blijven rondlopen voor ermee naar de hulpverlener te gaan en daardoor oorzaak en gevolg minder makkelijk uit elkaar zijn te halen. Vaak komt een aantal oorzaken voor ED voor bij de ouder wordende man, waardoor hij een verminderd zelfvertrouwen krijgt, intimiteit met zijn partner gaat ontwijken en relationele problemen ontstaan. Dit alles heeft weer een negatieve terugkoppeling en kan de ED versterken. Bij het stellen van de diagnose organische ED, kan het in het belang van de patiënt zijn ook de psychologische en relationele aspecten van de klacht te bespreken. Zie ook ►kader 6.2 over factoren die bijdragen aan of geassocieerd zijn met ED. Sommige mannen ervaren het gebruik van een condoom als belemmerend voor het verkrijgen, maar vooral voor het behouden van een erectie. Dat kan een probleem opleveren bij wisselende seksuele partners, waarbij het risico op een soa is verhoogd. Ook daling van de spiegel van het vrije testosteron in het bloed kan ervoor zorgen dat de erectie minder gemakkelijk ontstaat of blijft behouden. Zie hiervoor ►H. 5: 'Hormonen en neurotransmitters in relatie tot lust(ontwikkeling)'.

Kader 6.2 Factoren die bijdragen aan of geassocieerd zijn met ED [2]

Psychogene factoren
- stress/surmenage, angststoornis, depressie
- relatieproblemen
- *life events*, bijvoorbeeld problemen op het werk, verdriet (rouw)

Seksuele factoren
- prestatiedwang, faalangst (bijv. nieuwe partner)
- beperkt erotisch repertoire
- inadequate seksuele stimulatie
- andere seksuele disfuncties bij patiënt en/of partner
- irreële verwachtingen
- traumatische (seksuele) ervaringen

Somatogene factoren
- veroudering
- hart- en vaatziekten (hypertensie, vetstofwisselingsstoornissen, ischemische hart- en vaatziekten)
- endocrien (diabetes mellitus, (laat) hypogonadisme, hyperprolactinemie, hyper- of hypothyreoïdie)
- lokale afwijkingen (phimosis, verkort frenulum, ziekte van Peyronie, perianaal, penis- of bekkentrauma)
- mictieklachten
- bestraling/chirurgie in bekken
- neurologisch (dwarslaesie, multipele sclerose, perifere neuropathie)
- chronisch longlijden (COPD)
- medicatie
- antidepressiva (voorspelling van de effecten van psychofarmaca is moeilijk doordat ze de erectie via zowel het centrale als het perifere zenuwstelsel beïnvloeden); specifieke serotonineheropnameremmers (SSRI's): paroxetine, fluoxetine, fluvoxamine, sertraline, citalopram; tricyclische antidepressiva (TCA's): amitriptyline, clomipramine, imipramine
- antihypertensiva: niet-selectieve bètablokkers: pindolol, propranolol en sotalol
- diuretica: chloorthalidon, hydrochloorthiazide, spironolacton
- calciumantagonisten: verapamil, nifedipine
- angiotensine-II-antagonisten: irbesartan
- antimycotica (antiandrogene bijwerkingen): ketoconazol, itraconazol
- antipsychotica: lithium, pimozide, haloperidol
- cholesterolverlagers: atorvastatine, simvastatine, gemfibrozil
- hartglycosiden: digoxine
- hormonen (antiandrogeen): cyproteronacetaat
- maagzuurremmers (H_2-receptorantagonisten): cimetidine, ranitidine, famotidine
- niet-steroïde anti-inflammatoire geneesmiddelen (NSAID's): diclofenac, ibuprofen, naproxen, piroxicam
- selectieve alfa-1-blokkers: tamsulosine, doxazosine, prazosine, terazosine
- competitieve 5-alfa-reductaseremmers: finasteride, dutasteride

Leefstijlfactoren
- roken
- weinig lichaamsbeweging
- overgewicht (BMI >25 kg/m²)

6.6 Behandeling

Niet iedere man die erectiele disfunctie ervaart heeft de wens ervoor te worden behandeld. In ◻fig. 6.3 wordt de leeftijdsgerelateerde behandelbehoefte getoond. Juist in de leeftijd tussen de veertig en zeventig jaar is de behandelbehoefte het hoogst. Bij een hogere leeftijd wordt vaak verondersteld dat de leeftijd de oorzaak is en ervaart men het als minder hinderlijk. Het onderscheid tussen somatogene en psychogene ED is belangrijk voor de keuze van een behandeling. Gezien de vaak lange tijd tussen het ontstaan van de klacht en het moment dat hulp wordt gezocht, is het moeilijk de oorzaak van de erectiele disfunctieklachten te

Tabel 6.2 Kenmerken die wijzen in de richting van psychogene dan wel somatogene erectiestoornis.

aspect	overwegend psychogeen	overwegend somatogeen
leeftijd	meestal <40 jaar	meestal >40 jaar
ochtenderecties	doorgaans aanwezig	doorgaans afwezig
bij masturbatie	meestal goede erectie	meestal geen erectie
begin	plotseling	geleidelijk
beloop	wisselend	constant
omstandigheden	situatieafhankelijk	altijd

achterhalen. Er is echter een aantal elementen in de anamnese die meer wijzen op de ene of andere oorzaak. Vaak spelen meerdere factoren een rol. Een somatogene ED is consequent aanwezig en uit zich onder andere in een afname van ochtenderecties. Als sprake is van voldoende stijve ochtenderecties, dan is een somatische oorzaak als enige oorzaak onwaarschijnlijk. Bij een organische erectiestoornis is vaak sprake van een zeer geleidelijke verslechtering. Een psychische erectiestoornis is situatief, dat wil zeggen in sommige situaties zijn er wel goede erecties, zoals ochtenderecties en bij masturbatie, terwijl het bij partnerseks niet lukt een erectie te verkrijgen of te behouden. Een psychische erectiestoornis treedt over het algemeen op bij jongere mannen, ontstaat vaak vrij plotseling en heeft een wisselend beloop. Een situatieve erectiestoornis geeft aan dat het erectiemechanisme eigenlijk goed werkt, maar dat het probleem in de aansturing zit. De situatieve erectiestoornis kan het best worden behandeld door een seksuoloog of door een huisarts met interesse en ervaring op gebied van de seksuologie (zie tab. 6.2).

6.6.1 Voorlichting

Een adequate behandeling start met voorlichting. Hierbij kan worden uitgelegd dat vermindering van de mate en/of duur van de erectie een onderdeel is van het normale, fysiologische verouderingsproces en dat verschillende aandoeningen ED in de hand kunnen werken of versterken. Echter, ook als de ED primair een organische oorzaak heeft, kunnen faalangst en onzekerheid een bijkomende en onderhoudende rol spelen en de ED versterken. Daarover meer in de paragraaf over psychoseksuele aspecten van erectiele disfunctie. Stress en vermoeidheid kunnen een vicieuze cirkel vormen met faalangst als gevolg. Ook kunnen lang bestaande seksuele gewoonten (een seksuele sleur) de zin en verlangen, en seksuele lust en dus ook de erecties remmen. Daarbij presenteert de man vaak de klacht erectiele disfunctie, maar dat is het in feite niet en gaat het om een verminderd seksueel verlangen of een onvoldoende mate van seksuele prikkeling. Daarnaast kunnen ook hardnekkige mythen ED in stand houden of versterken. Deze zullen met geduld uit de weg moeten worden geruimd, zoals: seks zonder gemeenschap is geen echte seks of masturberen doe je niet in een vaste relatie.

6.6.2 Niet-medicamenteus

De niet-medicamenteuze behandeling bestaat uit het geven van leefstijladviezen, zoals stoppen met roken, en afvallen en meer bewegen bij overgewicht met een BMI boven de 25. Stoppen met roken vertraagt de verdere progressie van ED maar leidt niet tot een verbetering, terwijl afvallen bij overgewicht en toename van lichaamsbeweging kunnen leiden tot verbetering van de erecties [10]. Daarnaast kan aanpassing van de medicatie, door juist middelen voor te schrijven die minder een negatief effect op het erectiele vermogen hebben, een positieve rol spelen bij de behandeling. Het gebruik van hulpmiddelen kan een oplossing bieden. Hierbij kan gedacht worden aan visuele stimulatie met behulp van erotische films, of het verhogen van de tactiele stimulatie met behulp van massageolies, vibrators, enzovoort. Wanneer het erectiele probleem bestaat uit het moeilijker behouden van de (half) erecte penis kan een (siliconen) penisring een oplossing zijn. Deze ring wordt om de basis van de penis geplaatst als de erectie 'zo maximaal mogelijk is'. Deze ring remt de afvoer van bloed. Het is belangrijk om het elastiekje, rubbertje na maximaal een half uur te verwijderen, omdat het bloed anders stolt in de zwellichamen en schade aan de zwellichamen kan optreden. Tevens kan na langdurige knelling een sensibiliteitsstoornis van de glans optreden, waardoor een orgasme niet meer lukt. Wanneer het niet lukt een (half) erecte penis te verkrijgen, kan een vacuümpomp worden gebruikt om de penis wat te laten zwellen. De omvang van de penis neemt daar wel mee toe, maar de hardheid van de erectie veelal niet. Het is daarmee vaak wel mogelijk om tot een coïtus te komen. De vacuümpomp werkt als volgt: een plastic cilinder wordt over de penis geschoven, tot strak tegen het schaambeen aan. Vervolgens wordt de cilinder vacuüm gezogen met een manuele vacuümpomp. Deze 'zuigt' het bloed in de zwellichamen van de penis en extracellulair vocht naar de subcutane weefsels, waardoor de omvang van de penis toeneemt en enige vorm van rigiditeit ontstaat. Je hebt dus twee vormen waarin een penisring kan worden gebruikt:
1. aan de basis van de penis achter de testikels, die in slappe toestand moet worden geplaatst omdat deze ring anders nooit meer in positie kan komen;
2. de ring is afkomstig van de vacuumpomp en deze ring wordt op de basis van de penis geschoven maar vóór de testikels, dus dit moet wel bij een penis die al groter is door het effect van het gebruik van de vacuumpomp.

Daarnaast bestaat er nog het verlengcondoom. Dit is een condoom met een verhard stukje voorin; geschikt voor een half erecte penis. Iets soortgelijks is de kunstpenis. Deze is hol uitgevoerd, waardoor de eigen penis erin gebracht kan worden. Deze kan veelal niet in de seksshop worden verkregen en zal via internet moeten worden bemachtigd. Bekkenfysiotherapie kan soms helpen bij het verbeteren van de erecties [11]. De musculus ischiocavernosus en de musculus bulbocavernosus spelen een rol bij het tot stand komen en laten voortduren van de erectie. De stijfheid neemt toe door verhoging van de intracaverneuze druk (musculus ischiocavernosus) en door het voorkomen van bloedverlies uit de corpora cavernosa door druk op de diepe dorsale venen (musculus bulbocavernosus). Zwakte en disfunctie van de bekkenbodemspieren kunnen mede oorzaken zijn van ED. Er is op dit moment onvoldoende bewijs voor fysiotherapie als standaardbehandeling bij ED.

Voor het gemak kan de erectiele disfunctie naar ernst van het erectieverlies in vier categorieën worden ingedeeld: graad 1: er is bijna of geheel geen zwelling van de penis, graad 2: er is enige zwelling van de penis, onvoldoende voor penetratie, graad 3: er is voldoende erectie voor penetratie, maar de penis is nog niet geheel stijf, en ten slotte graad 4: de erectie is volledig stijf en er is geen sprake van erectiele disfunctie. Met het aangeven van de mate van ernst van het haperen van de erectie, kan ook een indruk worden verkregen van de mate van reageren op behandeling, de patiënt gaat bijvoorbeeld van graad 2 naar graad 3. Daarmee is de erectiele disfunctie nog niet geheel hersteld, maar er is wel weer coïtus mogelijk.

6.6.3 Medicamenteus

De medicamenteuze behandeling bestaat uit tabletten, een intra-urethrale gel en intracaverneuze injecties. De groep tabletten met een versterkend effect voor de erecties zijn de PDE-5-remmers, waarvan er meerdere verkrijgbaar zijn met onderling een (net iets) andere farmacokinetiek. Het werkingsmechanisme is nagenoeg hetzelfde voor alle tabletten. PDE-5 is een enzym, dat een rol speelt in de erectiecascade en er onder andere voor zorgt dat de penis zijn rigiditeit verliest. PDE-5-remmers zorgen ervoor dat de erectie steviger wordt en/of langer aanhoudt, omdat het enzym PDE-5 wordt geremd. Strikt genomen zijn PDE-5-remmers geen erectiestarters, maar erectieversterkers. Als er na inname van een PDE-5-remmer geen erotische prikkeling is, zal de erectiecascade niet worden gestart en zal het middel geen werking hebben. De PDE-5-remmer dient tijdig, dat wil zeggen minstens een half uur tot drie kwartier voor de seks, te worden ingenomen om bij de erotische prikkeling voldoende bloedspiegel te hebben. Per PDE-5-remmer verschilt de tijd tussen inname en werkzaamheid en halfwaardetijd van de bloedspiegel (zich uitend in de duur van de werking). Aangaande het gebruik van deze medicatie zijn enkele opmerkingen van toepassing: ten eerste is de werkzaamheid pas optimaal na vier tot zes keer gebruik van de tabletten. Bijwerkingen treden vooral in het begin op en verminderen of verdwijnen na het gebruik van enkele pillen. Het risico op cardiovasculaire ziekten wordt niet verhoogd door PDE-5-remmers of seksuele activiteit. Mensen met angina pectoris die zonder pijn op de borst activiteiten kunnen doen met vergelijkbare intensiteit als seksuele activiteit (trappen lopen, tuinieren, wandelen), kunnen zonder risico starten met PDE-5-remmers. Als bij gebruik van een PDE-5-remmer toch anginapectorisklachten ontstaan, dan kunnen zij geen nitraten innemen. Zij dienen contact op te nemen met de huisarts of de spoedeisende hulp. Nitraten kunnen alleen toegediend worden onder strikte hemodynamische controle tot minstens 24 uur na de laatste inname van een kortwerkende PDE-5-remmer en tot minstens 48 uur bij inname van een langwerkende PDE-5-remmer. Kortwerkende middelen dienen bij voorkeur op een lege maag te worden ingenomen [12].

Er zijn enkele contra-indicaties voor het gebruik van PDE-5-remmers: het gelijktijdig gebruik van nitraten of vluchtige nitrietverbindingen (bijvoorbeeld poppers, een vluchtige amylnitrietverbinding), een slechte cardiovasculaire conditie: instabiele angina pectoris, beroerte of recent (ten minste drie maanden na) een hartinfarct of CVA, een zeer lage bloeddruk (<90/50 mmHg), zeer slechte leverfunctie en bij retinitis pigmentosa. De bijwerkingen van PDE-5-remmers zijn mild en van voorbijgaande aard. De meest voorkomende bijwerking is hoofdpijn, een soort flushgevoel in het gezicht, congestie van de neus, blauw zien en ten slotte een congestief gevoel in de maagstreek. Bij tadalafil kunnen tevens spierpijnklachten optreden, zoals rugpijn. De bijwerkingen nemen af bij het herhaald gebruik van de middelen.

Urethraal toegediend alprostadil heeft de voorkeur boven de injectietherapie, omdat het een milder bijwerkingenprofiel heeft en eenvoudiger is in het gebruik. Alprostadil is chemisch identiek aan prostaglandine E1. Dit veroorzaakt dilatatie van de vaten in de zwellichamen van het corpus cavernosum en toename van de caverneuze arteriële bloeddoorstroming. Voor het vaststellen van de juiste dosering en vaststellen van bijwerkingen of om complicaties tijdig te ondervangen, is het noodzakelijk dat de eerste doses onder deskundig medisch toezicht worden gegeven. Meestal zal niet de huisarts maar de uroloog met deze behandeling starten. Huisartsen hebben hiermee in het algemeen weinig ervaring. Urethraal alprostadil is duurder dan intracaverneus fentolamine/papaverine en orale PDE-5-remmers [12].

Urethraal alprostadil is een intra-urethrale verstuiver (stift). De indicatie hiervoor is bij geen of onvoldoende reactie of bij een contra-indicatie voor orale medicatie. De gel wordt met een applicator in de urethra ingebracht. Via het slijmvlies en de veneuze afvloed van de urethra, komt een deel van het middel in de corpora cavernosa, waar het een erectie start. In tegenstelling tot de PDE-5-remmers werkt dit middel ook zonder seksuele prikkel. Contra-indicaties zijn sikkelcelanemie of zwangerschap van de partner: prostaglandine kan in theorie leiden tot verweking van de cervix. Cardiaal belaste patiënten die nitraten gebruiken kunnen dit middel gewoon gebruiken. De startdosis van alprostadil is 500 mg. Zo nodig kan worden opgehoogd naar 1.000 mg, of verlaagd naar 250 mg. Alprostadil kan enkele minuten voor de seksuele activiteit in de urethra worden ingebracht. Bij langdurig gebruik en ervaring met het middel, is het mogelijk dit middel dagelijks te gebruiken. Bijwerkingen ervan zijn priapisme en een pijnlijke erectie.

Daarnaast is intracaverneuze injectietherapie mogelijk. In Nederland bestaat het uit de combinatie van fentolamine/papaverine, geïndiceerd voor mannen die niet goed reageren op of een contra-indicatie hebben voor de PDE-5-remmers en intra-urethraal alprostadil. Papaverine en fentolamine zijn vasoactieve stoffen die na intracaverneuze toediening een erectie van de penis induceren en daarbij synergistisch werken. Papaverine werkt spasmolytisch op de gladde spieren van het corpus cavernosum en in mindere mate op die van de arteriolen. Fentolamine blokkeert de alfa-1-adrenoceptoren die zich met name in de arteriolen bevinden. Door dilatatie van de arteriolen en relaxatie van de sinusoïdale ruimte wordt de instroom van bloed in het corpus cavernosum sterk bevorderd. Uit het werkingsmechanisme blijkt dat het middel werkt zonder seksuele prikkeling [13]. Gezien de kracht van dit medicijn, dient de patiënt goed begeleid te worden door een arts met ervaring betreffende dit medicijn. Er dienen duidelijke instructies te worden gegeven voor gebruik, de wijze van toedienen en de plaats op de penis waar wordt geïnjecteerd. Gestart zal worden met een lage dosis en worden opgehoogd op geleide van het resultaat van de vorige keer. Bijspuiten is ten strengste verboden. Ondanks de geringe kans erop zal een duidelijk hulpplan moeten worden opgesteld ingeval van priapisme. Een contra-indicatie geldt voor de patiëntengroepen met een verhoogde neiging tot veneuze trombose, zoals sikkelcelanemie wegens een vergroot risico op priapisme. Er is geen bezwaar bij tegelijktijdig gebruik van nitraten. In de bijsluiter staat vermeld dat het middel eenmaal per week kan worden gebruikt. Bij langdurig gebruik, goede ervaring met het middel en strikte naleving van de voorschriften van de voorschrijvend arts, kan eventueel om de 48 uur worden geïnjecteerd. De ernstigste complicatie bij het gebruik van deze injecties is dus priapisme. Dit is een (pijnlijke) aanhoudende erectie (langer dan 4 tot 6 uur), die niet samenhangt met seksueel verlangen of opwinding. Om fibrosevorming met misvorming van de penis te voorkomen, moet een langdurige erectie gecoupeerd worden. Patiënten worden geïnstrueerd om bij een erectie van enkele uren (meer dan 5 uur) contact op te nemen met de arts via de spoedeisende hulp van het ziekenhuis waaraan een, of de, behandelend uroloog is verbonden. Als eerste instructie bij een langdurige erectie zal de patiënt worden geïnstrueerd om te proberen door koelen de erectie te couperen, tevens helpt het om te gaan lopen (wandelen). Helpt dat niet dan zal medisch moeten worden ingegrepen. Deze complicatie komt gelukkig zelden voor, blijkt uit onderzoek naar de bijwerkingen van de intracaverneuze injectiemethode.

6.6.4 Operatief

Van de operatieve behandelingen voor een erectiestoornis heeft de tijd geleerd dat alleen de erectieprothese succesvol is. Een erectieprothese wordt niet zonder meer geplaatst. De ingreep is onomkeerbaar, in die zin dat bij het plaatsen van de prothese een groot deel van het caverneuze weefsel onherstelbaar beschadigd wordt. Er zijn twee soorten erectieprotheses: buigbare (semirigide) en hydraulische. De buigbare zijn, zoals de naam het al zegt, buigbaar naar beneden om te plassen en buigbaar omhoog voor seksueel verkeer. De hydraulische systemen maken gebruik van een waterreservoir en een pompje dat manueel bediend moet worden. Het verdient aanbeveling het pompje voor bediening van de erectieprothese scrotaal te plaatsen. Na verwijdering van de prothese vanwege infectie, pijn, onbehagen door het 'vreemde instrument' in het lichaam of om enige andere reden, zijn de corpora cavernosa dusdanig beschadigd dat er geen andere mogelijkheden meer zijn om een erectie te krijgen dan opnieuw een penisprothese te implanteren, mits dit nog mogelijk is. Een erectieprothese wordt pas door een gespecialiseerd uroloog geplaatst als de patiënt aan strikte voorwaarden heeft voldaan, zoals het serieus proberen van eerder genoemde behandelmogelijkheden en na preoperatieve counseling door een seksuoloog.

6.7 Conclusie

Problemen met het verkrijgen of behouden van de erectie komen vaak voor en zijn gerelateerd aan leeftijd en risicofactoren. Het probleem kan voor de man in meer of mindere mate hinderlijk zijn en behandeling hangt sterk af van de mate van hinder. Behandeling houdt in: adviezen en leefstijlaanpassingen. Als blijkt dat die geen effect hebben dan is medicatie in de vorm van orale middelen (PDE-5-remmers) beschikbaar. Als die onvoldoende helpen of als er contra-indicaties bestaan dan kunnen lokale middelen helpen. Zelden wordt een penisprothese geïmplanteerd. Het achterhalen van factoren die een rol spelen bij het in stand houden of versterken van de ED kan helpen de vicieuze cirkel van faalangst en onzekerheid te doorbreken.

6.8 Seksuologische aspecten van erectiele disfunctie

Bert-Jan de Boer

6.8.1 Inleiding

Zoals eerder in dit hoofdstuk is beschreven door dr. Jack Beck, is de fysiologie van de erectie gebaseerd op het ontspannen van gladde spiercellen rond de vaten in de corpora cavernosa (zie ook ◘fig. 6.2) [14]. Veel mannen hebben het beeld van een erectie als het aanspannen van de erectiespieren, waaruit ze concluderen dat voor een erectie een inspanning moet worden geleverd. Het is een soort van prestatie, die vooral leidt tot falen bij mannen met faalangst en prestatiedrang. Erectiele disfunctie (ED) is gerelateerd aan leeftijd. Op jonge leeftijd ontwikkelt de erectie zich te pas en te onpas, zelfs zonder seksuele prikkel en op momenten dat het niet uitkomt. Op oudere leeftijd ontstaat het tegenovergestelde, de erectie komt moeizamer tot stand, juist in gewenste seksuele situaties. De afnemende flexibiliteit van de vaten is daarvoor deels verantwoordelijk [15].

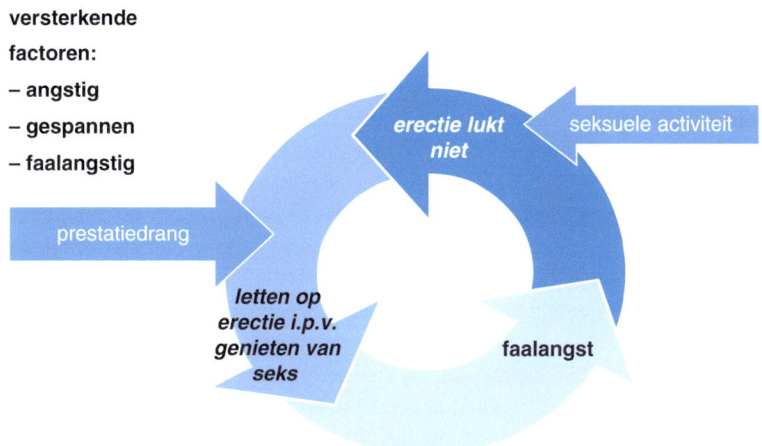

Figuur 6.4 De vicieuze cirkel die ontstaat als de erectie hapert.

6.8.2 Gevolgen van het haperen van de erectie

Om enigerlei reden kan het gebeuren dat de erectie (wel eens) niet ontstaat of niet voldoende of voldoende lang blijft aanhouden. De meeste mannen maken zich daar niet zo druk om en denken daarna dat het de volgende keer wel beter zal gaan. Een man met faalangst daarentegen zal de volgende keer in een seksuele situatie onzekerder zijn over het natuurlijk optreden van een erectie bij de seks en gaat dan meer letten op de erectie in plaats van te genieten van de seks. Hij is dan minder ontspannen. Het gevolg is dat de kans op een erectie kleiner wordt en daarmee is de vicieuze cirkel rond (zie fig. 6.4). Angst, onzekerheid en prestatiedrang versterken de cirkel.

Veel mannen zien het falen van de erectie niet alleen als een falende erectie. Zij zullen zich schamen voor het niet voldoen van hun lichaam en een negatiever zelfbeeld kan het gevolg zijn. Bij een man die al onzeker is zal dit mechanisme sterker werken. De alom aanwezige seksinformatie en reclame, zoals vanuit de porno-industrie, zal daar een schepje bovenop doen. 'Zie je wel, ik faal! Zoals de mannen zich op de pornofilm gedragen zo hoort het te zijn; namelijk altijd een erectie hebben als die nodig is, keihard en voldoende lang tot het einde van de seks.' De aanname dat alle mannen altijd een goede erectie krijgen en een partner die afwijzend of onverschillig is, vergroot de kans dat de vicieuze cirkel versterkt wordt en daarmee daalt het zelfbeeld nog meer. Niet alleen op het gebied van de seksualiteit, maar ook op andere vlakken gaat de man zich onzeker voelen. Er wordt gesuggereerd dat onzekere mannen met een karakter waarbij ze veel eisen aan zichzelf stellen, gemakkelijker onderhevig raken aan gevolgen van het haperen van de erectie dan mannen met een evenwichtiger zelfbeeld. Dit kan op jonge leeftijd al optreden. Bij oudere mannen zal de bijdrage van de somatische oorzaak in toenemende mate een rol spelen bij het ontstaan van de ED. Maar ook daarbij kan eenzelfde vicieuze cirkel de erectiele disfunctie versterken.

Uit de ENIGMA-studie blijkt dat mannen gemiddeld bijna twee jaar na het ontstaan van de ED wachten voor ze zich ervoor laten behandelen. De arts zal vaker met de gevolgen van de ED worden geconfronteerd dan direct met de oorzaak ervan. De schaamte en onzekerheid houden de man veelal tegen om het probleem te delen met andere mannen. Hun successen kunnen mannen heel goed vertellen, echter als het om schaamtevolle problemen gaat dan houden ze zich stil, met als gevolg dat ze seks gaan vermijden. Als de partner niet seksueel is ingesteld betekent dat meestal het einde van de seksuele relatie. Het is meestal de seksuele partner die het euvel allang heeft opgemerkt. De partner durft het onderwerp vaak niet ter sprake te brengen uit angst dat er mogelijk een ander in het spel is, waardoor de seksuele interesse van de man voor de partner is verminderd. Daarmee is een eerste cirkel van 'conspiracy of silence' ontstaan. Soms is de partner echter degene die het onderwerp wel ter sprake brengt en aandringt op hulp. Uit onderzoek blijkt dat mannen die last hebben van ED hopen dat de (huis)arts het initiatief neemt om erover te spreken. Echter de huisarts, die niet in de privacy van de patiënt wil binnendringen, wacht af tot de patiënt daarover begint en daarmee is een tweede cirkel van 'conspiracy of silence' ontstaan. Bij risicogroepen wordt de huisarts aangeraden om het initiatief te nemen om seksualiteit te sprake te brengen op een daartoe geschikt moment, zoals bij de jaarcontrole voor diabetes mellitus [21]. Een aanzet van de huisarts kan het inbrengen van een algemene opmerking zijn: 'Bij diabetes komen vaak problemen voor met seks, zoals met de erectie.' Deze opmerking wordt bij voorkeur gevolgd door de vraag om toestemming om er verder over te spreken: 'Vindt u het goed als ik u daarover iets vraag?' Bij een instemming volgt de vraag: 'Is dat bij u ook het geval?' De patiënt krijgt nu ruimte om hierop in te gaan en zich open te stellen. Bovendien legitimeert het de patiënt om de problemen met de ED aan de diabetes te wijten en daar kan hij immers niets aan doen, dat ligt buiten hemzelf en is dus gemakkelijker bespreekbaar.

6.8.3 Behandeling

De behandeling van erectiele disfunctie is deels al besproken door Dr. Jack Beck. De beste strategie voor de huisarts bij de klacht erectiele disfunctie, ervan uitgaande dat door de patiënt een hoge drempel is genomen, is allereerst de man te prijzen met het zoeken van behandeling ondanks schaamte en gêne. Soms is de man of het paar al geholpen bij een voorlichtend gesprek over de erectie, waarbij de hardnekkige mythe over dat de man bij een seksuele gedachte en bij de seks altijd een erectie zal hebben en houden, die bij sommige mannen bestaat op basis van informatie uit pornofilms, wordt rechtgezet. De traditionele behandeling, voorgesteld door Masters en Johnson, is het instellen van een coïtusverbod. Deze stap in de behandeling kan nuttig zijn. Hiermee wordt de aandacht verplaatst van de prestatie van de erectie, naar het weer hervinden van gevoelens van genot [15]. Coïtusverbod beoogt dat er ruimte komt voor genieten, van waaruit de seksualiteit weer langzaam wordt opgebouwd en minder prestatiegericht is. Streeloefeningen kunnen daarbij van nut zijn om opnieuw lijfelijke genotgevoelens te leren ervaren en deze te delen. De streeloefeningen worden uitgebreid besproken in een NHG-patiëntenbrief, toegevoegd aan de NHG-standaard Seksuele klachten [16]. De bedoeling is dat met het aanraken van elkaars huid geleerd wordt te genieten van andere prikkels dan genitale prikkels. Beurtelings strelen of masseren beide partners delen van de huid van de ander. Zo leert de man te ervaren wat hij prettig vindt en leert dat ook te communiceren met zijn partner. Deze vorm van communicatie wordt via huidcontact opgebouwd en als laatste worden de genitaliën erbij betrokken. Veel stellen zullen zich niet kunnen houden aan de opdrachten; de coïtus is vaak vanzelf al weer tot stand gekomen. Streeloefeningen zijn vooral nuttig bij een vaste seksuele relatie. Voor incidentele seksuele contacten werkt het minder goed. Juist bij incidentele seksuele contacten, waarbij een hoge druk tot presteren wordt ervaren, is deze behandeling ontoereikend. Andere methoden kunnen ook helpen om de seks tot een succes te maken, misschien minder coïtaal gerichte seks, bijvoorbeeld oraal of manueel. Binnen homoseksuele relaties is weinig onderzoek gedaan naar de functie van de erectie in deze relaties. In sommige subculturen is het gebruikelijk de seks 'buiten de deur' te hebben en daarbij korte relaties aan te gaan, of het te laten bij een eenmalig seksueel contact. De performancedruk is daarbij hoog, maar er zijn ook weinig restricties. Uitleven van fantasieën kunnen ook juist de seksuele lust verhogen, zodat de man zijn faalangst vergeet. Daarmee kan het gebeuren dat de seks vanzelf al beter verloopt. Seks is immers een balans tussen positieve verwachtingen en uitkomsten in de juiste context. Een positieve ervaring kan de vicieuze cirkel van onzekerheid doorbreken en de eigen seksualiteit weer een positieve wending geven. Andere vormen van expressie van seksueel genot, in plaats van de altijd nagejaagde coïtale verplichtingen, kunnen in de seksuele omgang in een relatie nieuw leven blazen. Het risico bestaat dat fantasieën van de partners zo ver uit elkaar liggen dat het moeilijk is een brug te slaan tussen de wensen van beiden. In zo'n geval zal worden gezocht naar een compromis, waarmee beide partners tevreden kunnen zijn. De huisarts kan een aanzet geven in het onderzoeken van wensen en verlangens van een stel en hen stimuleren met elkaar daarover in gesprek te gaan.

De huisarts kan ook adviseren om een bezoek aan een 'pornoshop' te brengen en daar eens rond te kijken en te zien wat er zoal aan hulpmiddelen bestaat. Dit kan helpen de seksuele lust bij de seks te verhogen. Voorwaarde is dat beide partners zich niet schamen om hun voorkeuren met elkaar te delen en een bezoek durven brengen aan een pornoshop. Via internet is het mogelijk allerlei sites te bezoeken, waarop de gebruiker rondkijkt in een virtuele pornoshop. Bezoek aan zo'n virtuele pornoshop is voor veel stellen minder gênant dan daadwerkelijk een pornowinkel te betreden. Het (tijdelijk?) gebruiken van een PDE-5-remmer kan helpen de faalangstcirkel te doorbreken, naast de vorm van behandelen met oefeningen, het verkennen van elkaars fantasieën en verlangens. Het is onwenselijk om alleen medicatie voor te schrijven, aangezien dat de cirkel van prestatie en faalangst bevestigt en in stand houdt. Het adagium hierbij is: 'bij pillen hoort praten'.

6.8.4 Verwijzing

Bij hardnekkige problemen met de erectie kan worden verwezen naar een seksuoloog NVVS (adressenlijst, de website van de NVVS) of een medisch seksuoloog (FECSM) [22]. Voor bijkomende relatieproblemen kan worden verwezen naar een relatietherapeut en bij psychopathologie naar de psychiater. De seksuologiebehandelingen worden tegenwoordig, anno 2015, niet meer vergoed vanuit de basisverzekering. De 'consument' zal zelf de kosten moeten ophoesten, wat voor sommigen een bezwaar kan zijn. Enkele ziektekostenverzekeraars bieden wel een vergoeding aan via het aanvullende zorgpakket.

Literatuur

1. Meston CM, Buss DM. Why people have sex. Sex Behav. 2007;36:477–507.
2. Leusink P, Boer LJ de, Vliet Vlieland CW, Rambharose VR, Sprengers AM, Mogendorff SW, et al. NHG-standaard Erectiele disfunctie. Huisarts Wet. 2008;51(8):381–94.
3. Masters JM, Johnson VE. Human sexual response. Boston: Little, Brown; 1966. p. 238–40.
4. Meuleman E, Dohle GR. Seksuologie. In: Weber FRA, Dohle GR, Vreeburg JTM. Klinische andrologie. Houten: Bohn Stafleu van Loghum. 2001;p. 161–4.
5. Meston CM. Aging and sexuality. West J Med. 1997;167:285–90.

6. Boer BJ de. Erectieproblemen (erectiele disfunctie). In: Mannen van een zekere leeftijd. Koog aan de Zaan. Poiesz Uitgevers bv. 2013;p. 48–69.
7. Mykletun A, Dahl AA, O'Leary MP, Fosså SD. Assessment of male sexual function by the brief sexual function inventory. BJU Int. 2006;97(2):316–23.
8. Boer BJ de. Diagnostiek van erectiele disfuncties [dissertatie]. Bijblijven. 2002;5:13–20.
9. Dong JY, Zhang YH, Qin LQ. Erectile dysfunction and risk of cardiovascular disease: meta-analysis of prospective cohort studies. J Am Coll Cardiol. 2011;58(13):1378–85.
10. Upta BP, Murad NH, Clifton MM, Prokop L, Nehra A, Kopecky SL. The effect of lifestyle modification and cardiovascular risk factor reduction on erectile dysfunction: a systematic review and meta-analysis. Arch Intern Med. 2011;171(20):1797–803.
11. Lavoisier P, Roy P, Dantony E, Watrelot A, Ruggeri J, Dumoulin S. Pelvic-floor muscle rehabilitation in erectile dysfunction and premature ejaculation. Phys Ther. 2014;94(12):1731–43.
12. Zorg Instituut Nederland. Farmacotherapeutisch kompas. Alprostadil intra-urethraal (G04BE01). 2015a.
13. Zorg Instituut Nederland. Farmacotherapeutisch kompas. Fentolamine/papaverine (G04BE30). 2015b.
14. Anderson K-E, Wagner G. The physiology of penile erection. Physiological reviews. 1995;75:191.
15. Gijs L, et al. Seksuologie (hoofdstuk 16: Erectiele disfunctie door Meuleman E. en Boer BJ. De). Houten: Bohn Stafleu Van Loghum; 2006.
16. Boer BJ de. De enigma study; 2004.
17. NHG-standaard Diabetes Mellitus type 2 (derde herziening). Huisarts Wet. 2013;56(10):512–25.
18. Malavige LS, Levy JC. Erectile dysfunction in diabetes mellitus. J Sex Med. 2009;6:1232–47.
19. Althof S. Psychogenic impotence: treatment of men and couples. In: Leiblum S, Rosen R, editors. Principles and practice of sex therapy. New York: Guilford Press; 1989:237–68.
20. Masters W, Johnson. V. Human sexual inadequacy. Boston: Little, Brown;1970.
21. Patiëntenbrief bij de NHG-standaard ED; 2008.
22. Website Nederlandse Vereniging voor Seksuologie (NVVS): ▶ www.nvvs.info.

Vroegtijdige zaadlozing

Marcel Waldinger

Samenvatting

In dit hoofdstuk wordt vroegtijdige zaadlozing beschreven als combinatie van snelle zaadlozing (korte interavaginale ejaculatielatentietijd), geen controle erover, met lijdensdruk als gevolg. Er bestaan vier subtypen. Vanwege schaamte zoeken weinig patiënten hulp. De huisarts moet serieus op de klacht ingaan, niet bagatelliseren, een luisterende open houding hebben in het helpen het taboe te doorbreken en steunt de patiënt zichzelf te accepteren en (zo mogelijk met zijn partner) te leren omgaan met zijn probleem. Beschreven behandelmethoden zijn: informatie geven over het subtype en uitleg over het tot stand komen van de zaadlozing, voorlichting geven. De meest effectieve behandeling van lifelong vroegtijdige zaadlozing is het dagelijks off-label gebruik van SSRI's, gevolgd door on demand clomipramine (off-label) of het geregistreerde dapoxetine. Verwijzing kan plaatsvinden naar een arts-seksuoloog of medisch specialist (neuropsychiater). Bij het primaire lifelong subtype moet de huisarts ook kennis en ervaring hebben met medicatie voorschrijven. Bij de andere subtypen kan worden verwezen naar een psycholoog-seksuoloog.

7.1 Inleiding – 111

7.2 Historische ontwikkeling – 111
7.2.1 De eerste periode (1917 tot 1950): neurose en psychosomatische stoornis – 112
7.2.2 De tweede periode (1950 tot 1990): aangeleerd gedrag – 112
7.2.3 De derde periode (1990 tot 2005): neurobiologie en psychofarmacotherapie – 113
7.2.4 De vierde periode (2005 tot heden): genetica en classificatie – 114

© Bohn Stafleu van Loghum, onderdeel van Springer Media BV 2016
B. de Boer, A. Heijnen (Red.), *Functioneel urologische en seksuele klachten bij de man*,
DOI 10.1007/978-90-368-1398-3_7

7.3	**Classificatie en definitie van vier subtypen vroegtijdige zaadlozing – 114**	
7.3.1	Primaire (lifelong) vroegtijdige zaadlozing – 115	
7.3.2	Secundaire (acquired) vroegtijdige zaadlozing – 115	
7.3.3	Variabele (variable) vroegtijdige zaadlozing – 116	
7.3.4	Subjectieve (subjective) vroegtijdige zaadlozing – 116	
7.4	**Prevalentie van de vier subtypen vroegtijdige zaadlozing – 116**	
7.5	**Neurobiologie en genetica van vroegtijdige zaadlozing – 117**	
7.6	**Anamnese – 117**	
7.7	**Differentiaaldiagnostiek – 117**	
7.8	**Behandeling van vroegtijdige zaadlozing – 118**	
7.8.1	Farmacotherapie – 120	
7.8.2	Seksuologische ondersteuning – 120	
7.8.3	Activatie serotonerg mechanisme in de hersenstam – 121	
7.8.4	Lokale behandeling door vermindering van de gevoeligheid van de penis – 121	
7.9	**Medicatievoorlichting aan de patiënt – 122**	
7.9.1	Bijwerkingen op korte termijn – 122	
7.9.2	Bijwerkingen op langere termijn – 123	
7.10	**Conclusie – 124**	
	Literatuur – 125	

7.1 Inleiding

Af en toe te snel klaarkomen is meestal geen (groot) probleem. Het kan soms zelfs leuk en spannend zijn om 'het' nog even snel te doen, bijvoorbeeld voordat het bezoek komt of voordat met het werk wordt gestart. Maar als een man altijd, bij elke coïtus en bij elke vrouw binnen 30 seconden klaarkomt, dan is het voor hem wel een groot probleem. Veel mannen met een vroegtijdige zaadlozing spreken er niet over, niet met hun vrienden, soms zelfs niet met hun partner en meestal ook niet met de huisarts. Je weet maar nooit of het toch niet wordt doorverteld [1]. Op vroegtijdige zaadlozing berust een taboe, vaak nog sterker dan het taboe op het hebben van een erectiestoornis. Tot begin jaren negentig van de vorige eeuw is vroegtijdige zaadlozing als aandoening in de seksuologie gebagatelliseerd. In die tijd meenden seksuologen dat vroegtijdige zaadlozing gemakkelijk behandeld kon worden met de stopstartmethode van de uroloog James Semans en zelfs beter behandeld kon worden met de knijpmethode van de seksuologen William Masters en Virginia Johnson, die immers hadden gepubliceerd dat hun behandeling bij 97 % van hun patiënten succesvol was [2]. Deze behandelmethode werd door veel psychologen en seksuologen met enthousiasme ontvangen. Dat enkelen behoorlijk kritiek hadden op Masters en Johnson en grote twijfels hadden over dit resultaat werd niet genoemd [3, 4]. Er zijn twijfels over de aard van de methode, design van hun studie en kenmerken van de door hen onderzochte patiënten [4]. Ondanks deze wetenschappelijk terecht gestelde vragen, is deze vorm van gedragstherapie jarenlang een soort standaardbehandeling geweest. Het hoge succespercentage van 97 % van Masters en Johnson is na hen nooit meer gerapporteerd.

Masters en Johnson hadden een bijzondere opvatting over vroegtijdige zaadlozing. Zij meenden dat elke man die zijn vrouw niet kan bevredigen een snelle zaadlozing heeft. Deze opvatting heeft grote gevolgen gehad voor wat in de afgelopen decennia onder vroegtijdige zaadlozing werd verstaan en hoe het in de in 1980 uitgegeven Diagnostic and Statistical Manual of Mental Disorders (DSM) III en navolgende versies is gedefinieerd. Zo werd gesteld dat elke man die meende aan vroegtijdige zaadlozing te lijden, ook daadwerkelijk een vroegtijdige zaadlozing had. Op basis van deze 'authority-based' definitie bleek ineens dat vroegtijdige zaadlozing wel erg veel voorkwam, bij 25 tot zelfs 40 % van de mannen in de algemene bevolking. Dat het wel erg opvallend was dat volgens deze opvatting bijna de helft van de mannelijke bevolking een zaadlozingsstoornis had, werd vreemd genoeg door seksuologen niet met verwondering opgemerkt [4]. Waren Masters en Johnson nu de enigen die zich in de vorige eeuw met vroegtijdige zaadlozing hebben beziggehouden? Het antwoord is neen. Er waren ook anderen, maar die zijn bij het algemene publiek niet bekend geworden omdat zij hun bevindingen in wetenschappelijke tijdschriften hebben gepubliceerd en niet in een boek, zoals Masters en Johnson dit hebben gedaan.

7.2 Historische ontwikkeling

In 1887 beschreef Gross de vermoedelijk eerste publicatie van vroegtijdige zaadlozing in de medische literatuur. In 1901 volgde een tweede publicatie van de destijds bekende psychiater von Krafft-Ebing. Na deze eerste gevalsbeschrijvingen zijn vier tijdsperioden te onderscheiden en drie deels met elkaar in tegenspraak zijnde benaderingen van vroegtijdige zaadlozing: een somatische (urologisch of fysiologisch) benadering, een psychologische (psychoanalytische of behavioristische) benadering en een neurobiologisch-genetische benadering [4].

7.2.1 De eerste periode (1917 tot 1950): neurose en psychosomatische stoornis

In 1917 gaf de destijds bekende psychoanalyticus Karl Abraham de naam 'ejaculatio praecox' aan vroegtijdige zaadlozing [5]. Hij opperde dat vroegtijdige zaadlozing een uiting was van een neurose en dat het onderliggende onbewuste conflict verholpen kon worden door een psychoanalyse. Deze opvatting werd in 1943, dus 25 jaar later, tegengesproken door de endocrinoloog Bernhard Schapiro die veronderstelde dat vroegtijdige zaadlozing een psychosomatische aandoening was [6]. Een aandoening dus die niet alleen verklaard kon worden door een onbewust conflict. Schapiro onderscheidde twee typen van de vroegtijdige zaadlozing die later de primaire en secundaire vorm werden genoemd. In deze zelfde periode bestond er ook een urologische benadering die uitging van een overgevoeligheid van de glans penis, dan wel een tekort frenulum of afwijkingen in het achterste deel van de urethra. Incisie van het frenulum en verdovende crèmes werden als behandeling aanbevolen. Bernard Schapiro is de belangrijkste pionier geweest op het gebied van vroegtijdige zaadlozing. Een artikel van hem uit 1943 over een groot cohort (n = 1.130) mannen met vroegtijdige zaadlozing is nog steeds actueel [6]. Hij merkte op dat sommige familieleden van mannen met de primaire vorm hier ook aan leden. Tevens heeft hij opgemerkt dat deze mannen vaak ook heel snel een erectie kregen. Hij noemde dit erectio praecox. Hij is tevens de eerste persoon geweest die orale medicatie heeft aanbevolen om de zaadlozing te vertragen. In 1932 heeft hij het middel Praejaculin op de markt gebracht in samenwerking met de in Hamburg zetelende firma Promonta [7]. Tot in de jaren 1960 werd dit middel met name in Duitsland tegen vroegtijdige zaadlozing gebruikt. Orale farmacotherapie van vroegtijdige zaadlozing en de noodzaak daarvan bestaat dus al vanaf de eerste publicaties over vroegtijdige zaadlozing en is altijd een belangrijk onderdeel geweest van de behandeling ervan. Helaas zijn de artikelen van Schapiro en zijn opmerkelijke bevindingen na de Tweede Wereldoorlog genegeerd. Zijn grote verdiensten voor de klinische manifestaties van vroegtijdige zaadlozing en de medicamenteuze behandeling ervan is pas midden jaren negentig van de vorige eeuw herontdekt.

7.2.2 De tweede periode (1950 tot 1990): aangeleerd gedrag

Deze periode wordt vooral gekenmerkt door een heftige afwijzing van Masters en Johnson van de psychoanalytische en psychosomatische theorie over vroegtijdige zaadlozing en de medicamenteuze behandeling ervan. De wetenschappelijk nauwelijks onderbouwde theorie van het seksuologen-echtpaar William Masters en Virginia Johnson werd echter wereldwijd omarmd en voetstoots werd aangenomen dat de oorzaak van de snelle zaadlozing zelf aangeleerd gedrag is, zoals Masters en Johnson dat hebben verkondigd. De theorie was simpel. De eerste seksuele activiteiten vonden, om wat van reden dan ook, gehaast plaats en daarmee was het lot van deze mannen voor de rest van hun leven bezegeld [2]. Behandeling kon alleen door gedragstherapie worden bewerkstelligd. In deze periode werd met name door psychiaters het middel clomipramine gebruikt om de zaadlozing te vertragen. Dit tricyclisch antidepressivum kan al bij zeer lage dosering de zaadlozing goed vertragen en een aantal uren voor de coïtus worden ingenomen. Deze farmacologische behandeling werd in die tijd door veel seksuologen van de hand gedaan als behandelmethode, die 'slechts' symptoombestrijding is

Tabel 7.1 Samenvatting van aanbevolen farmacologische behandelingen van vroegtijdige zaadlozing.

medicijn	dagelijkse dosis/on demand	dosering	IELT-voudige toename	bijwerkingen	status	LOE
orale behandelingen						
dapoxetine	on demand	30–60 mg	2,5–3	misselijkheid, diarree, hoofdpijn, duizeligheid	geregistreerd in nederl.	1a
paroxetine	dagelijks	20 mg	8	vooral in week 1–3: moeheid, gapen, misselijkheid, dunne ontlasting, transpireren; soms: verminderd seksueel verlangen, erectiele disfunctie	off-label	1a
sertraline	dagelijks	50	5		off-label	1a
citalopram	dagelijks	20 mg	2		off-label	1a
clomipramine	on demand	10–30 mg	4		off-label	1a
topicale behandeling						
lidocaine/ prilocaine	on demand	25 mg/gm lidocaine + 25 mg/gm prilocaine	4–6	ongevoeligheid penis, ongevoeligheid genitaal van partner, huidirritatie, erectiele disfunctie	off-label	1a

omdat de 'echte' oorzaak van vroegtijdige zaadlozing aangeleerd gedrag is en dus gedragstherapie noodzakelijk maakte. Deze vaak niets ontziende kritische houding ten aanzien van medicatie en biologische basis van lichamelijke aandoeningen, moet in het licht van de antipsychiatrie uit die jaren worden bezien, waarbij medicatie en psychoanalyse als behandelmethode van psychiatrische aandoeningen fel werden afgewezen (tab. 7.1) [8, 9].

7.2.3 De derde periode (1990 tot 2005): neurobiologie en psychofarmacotherapie

In 1998 postuleerde de neuropsychiater Marcel Waldinger dat de primaire vorm van vroegtijdige zaadlozing een neurobiologische oorzaak heeft en vermoedelijk onder invloed staat van genetische factoren [10]. Op basis van fundamenteel dieronderzoek veronderstelde hij dat de snelle zaadlozing gerelateerd was aan een verminderde serotonerge (5-hydroxytryptamine: 5-HT) neurotransmissie in ejaculatiemediërende gebieden in het centraal zenuwstelsel gepaard gaande met een verhoogde functie van 5-HT$_{1A}$-receptoren en een verminderde functie van 5-HT$_{2C}$-receptoren in pre- en postsynaptische zenuwen die hierbij in het centraal zenuwstelsel betrokken zijn. Volgens deze neurobiologische benadering van de primaire vorm van vroegtijdige zaadlozing, is de vroegtijdige zaadlozing geen ziekte maar eerder de resultante van een combinatie van verschillende neurobiologische en genetische factoren [10, 11]. In 1994 introduceerde Waldinger de intravaginale ejaculatielatentietijd (IELT) als objectieve maat voor de zaadlozingstijd [12]. De IELT wordt gedefinieerd als de tijd vanaf het begin van intravaginale penetratie tot aan het moment van intravaginale ejaculatie. Het meest nauwkeurig is de IELT thuis te meten met een stopwatch bij een aantal opeenvolgende seksuele events. Waldinger publiceerde de eerste placebogecontroleerde studie, waarbij vroegtijdige zaadlozing met een selectieve serotonineheropnameremmer (SSRI) werd behandeld [12]. De introductie van de SSRI's als behandelmethode van vroegtijdige zaadlozing in het begin van de jaren 1990 heeft tot een ware paradigmaverschuiving geleid in de wetenschappelijke theorie en farmacotherapeutische behandeling van vroegtijdige zaadlozing.

7.2.4 De vierde periode (2005 tot heden): genetica en classificatie

Vanwege nieuwe ontwikkelingen is het onderzoek naar genetische polymorfismen in deze periode gemakkelijker geworden. Met name de ziekenhuisapotheker Paddy Janssen heeft aangetoond dat de duur van de IELT bij mannen met primaire vroegtijdige zaadlozing mede wordt bepaald door drie genetische polymorfismen van het centraal serotonerg systeem [13–15]. In deze periode is door Waldinger tevens een nieuw classificatiesysteem voorgesteld waarbij vier typen vroegtijdige zaadlozing worden onderscheiden [16, 17].

7.3 Classificatie en definitie van vier subtypen vroegtijdige zaadlozing

De huidig gehanteerde DSM-5-definitie van vroegtijdige zaadlozing bestaat uit drie componenten:
1. extreem korte IELT (korter of gelijk aan 1 minuut);
2. gebrek aan controle over het tijdstip van zaadlozing;
3. veroorzaakt leed.

De IELT staat voor: intravaginale ejaculatielatentietijd (IELT), de tijd tussen penetratie en ejaculatie. Op basis van onderzoek is alleen vaginaal coïtaal seksueel contact in de definitie opgenomen en niet andere vormen van seksueel gedrag, zoals oraal, anaal, manueel (zoals onder andere masturbatie) en bij homoseksueel contact. In de algemene bevolking is de IELT gemiddeld 5–6 minuten met een sterk scheve verdeling van de IELT-curve naar rechts en dus met een sterke uitloop in de tijd. Een IELT van minder dan een minuut is volgens deze curve daarom niet alleen erg kort maar statistisch ook afwijkend ten opzichte van de gemiddelde IELT in de mannelijke bevolking.

In 1943 onderscheidde Schapiro twee typen vroegtijdige zaadlozing [6]: type B, ook wel het hypertone type genoemd, en type A, dat hij het hypotone type noemde. Type B werd in 1989 aangeduid als primaire (lifelong) vroegtijdige zaadlozing [18]. Type A werd vanaf die tijd aangeduid als secundair (acquired) vroegtijdige zaadlozing [18]. Op basis van met een stopwatch uitgevoerd epidemiologisch onderzoek van de duur van de IELT en de frequentie van klachten, stelde Waldinger in 2006 een uitbreiding van de door Schapiro voorgestelde classificatie voor [16, 17]. Hij introduceerde variabele (variable) en subjectieve (subjective) vroegtijdige zaadlozing. In 2014 voegde Waldinger hierbij de term detumescentia praecox en de begrippen hypertoon, hypotoon en normotoon toestandsbeeld toe, zich baserend op de namen die Schapiro aan primaire en secundaire vroegtijdige zaadlozing aanvankelijk had gegeven [19]. Bij detumescentia praecox krijgt een man snel na de zaadlozing een slappe penis. Dit is alleen het geval bij lifelong vroegtijdige zaadlozing. Meer onderzoek is echter nodig om dit fenomeen te onderzoeken.

7.3.1 Primaire (lifelong) vroegtijdige zaadlozing

Bij lifelong vroegtijdige zaadlozing heeft een man een te snelle zaadlozing bij elke coïtus, bij (bijna) elke partner, en vanaf zijn eerste seksuele contacten in de puberteit of adolescentie. Stopwatchonderzoek bij met name Nederlandse mannen heeft aangetoond dat 80 % van de mannen met lifelong vroegtijdige zaadlozing binnen 30 seconden een zaadlozing krijgt en 50 % binnen 15 seconden. Ongeveer 10 % komt binnen 30 tot 60 seconden klaar en circa 10 % krijgt binnen 1–2 minuten een zaadlozing [20]. De zaadlozing blijft het gehele leven ongeveer even snel optreden. Bij 25–30 % wordt het bij het ouder worden, en met name rondom de leeftijd van 30–35 jaar, echter nog sneller. Dit is dan ook vaak het moment dat een man hulp neigt te zoeken. Vaak komen deze mannen al tijdens het voorspel, dus buiten de vagina, tot een zaadlozing (ejaculatio ante portam) of direct bij het penetreren (ejaculatio intra portam). Het heeft geen zin om tegen deze mannen te zeggen dat hun vroegtijdige zaadlozing met stress of andere psychische factoren te maken heeft. Dat is namelijk niet het geval. Dat zij eronder lijden is duidelijk, maar dit psychisch lijden is een gevolg van de aandoening en niet de oorzaak. In 2014 heeft Waldinger erop gewezen dat het bij de primaire vorm niet alleen om een snelle zaadlozing gaat [19]. Er is veel meer aan de hand. Zodra deze mannen in een erotische situatie komen, worden zij overvallen door een vrij acuut optredend hypertoon toestandsbeeld, dat zich uit in een snel optredende erectie (erectio praecox), een snel optredende zaadlozing (ejaculatio praecox) en een snel optredende verslapping van de penis (detumescentia praecox). Dit trias is vrij kenmerkend voor de primaire vorm [19]. De uitkomsten van het huidige Nederlands wetenschappelijk onderzoek naar het optreden van deze trias worden over een tot twee jaar verwacht.

7.3.2 Secundaire (acquired) vroegtijdige zaadlozing

Secundaire vroegtijdige zaadlozing komt op latere leeftijd voor. Per definitie hebben deze mannen dus vanaf hun eerste seksuele contacten geen last gehad van vroegtijdige zaadlozing. Wanneer de vroegtijdige zaadlozing zich echt manifesteert, komen deze mannen binnen

1–3 minuten klaar [21]. De oorzaak ervan wisselt. Soms zijn het psychische spanningen of relatieproblemen, maar een prostatitis of een al bestaande erectiestoornis kan ook een secundaire vroegtijdige zaadlozing veroorzaken. Er is hierbij sprake van een hypotoon toestandsbeeld waarbij een erectio praecox en een detumescentia praecox niet optreedt [19].

7.3.3 Variabele (variable) vroegtijdige zaadlozing

Bij variabele vroegtijdige zaadlozing komt een snelle zaadlozing alleen maar incidenteel voor. Hier is geen sprake van onderliggende pathologie. De snelle zaadlozing is uiting van de normale variabiliteit van de zaadlozingssnelheid. Vrijwel alleen in epidemiologische studies, waarbij een ja/neen-antwoord moet worden gegeven op de vraag of er wel eens sprake is geweest van een vroegtijdige zaadlozing, wordt deze vorm opgemerkt [19]. Meestal ervaart de man dit sporadisch optreden van een snelle zaadlozing niet als een klacht waarvoor hulp moet worden gezocht. Indien een man voor dit subtype toch hulp zoekt, dan kan deze man worden gerustgesteld en aan hem de kenmerken van de verschillende subtypen worden uitgelegd zodat hij inzicht krijgt in het subtype dat hem parten speelt. Het gaat hierbij om een normotoon toestandsbeeld waarbij erectio praecox en detumescentia praecox niet optreden [19].

7.3.4 Subjectieve (subjective) vroegtijdige zaadlozing

Mannen met subjectieve vroegtijdige zaadlozing ervaren een vroegtijdige zaadlozing terwijl hun IELT in feite in de normale range van 3 tot 6 minuten ligt en soms nog wel veel langer duurt, bijvoorbeeld van 5 tot 25 minuten. Bij dit subtype met normale duur van de IELT is geen sprake van onderliggende medische of neurobiologische pathologie. De klacht is een gevolg van een subjectieve perceptie van de man een snelle zaadlozing te hebben, hetgeen kan berusten op psychologische, relationele of culturele factoren. Een man kan bijvoorbeeld menen aan vroegtijdige zaadlozing te lijden omdat zijn vrouw, die meestal pas na 10 minuten actief stoten van de penis klaarkomt, hem verwijt te snel klaar te komen omdat hij het maar 7 minuten volhoudt. Evenals bij de variable vroegtijdige zaadlozing gaat het hierbij om een normotoon toestandsbeeld waarbij erectio praecox en detumescentia praecox niet optreden [19].

7.4 Prevalentie van de vier subtypen vroegtijdige zaadlozing

Epidemiologische studies, uitgevoerd met een vragenlijst, tonen een 20–30 % prevalentie aan van vroegtijdige zaadlozing [22]. Dit zeer hoge percentage is echter merkwaardig aangezien slechts een heel klein percentage hulp zoekt. Uit de prevalentie van de vier verschillende subtypen, blijkt dat het meer passend is te zeggen dat 20–25 % van de mannen 'ontevreden' is over zijn zaadlozingstijd, terwijl de prevalentie van een 'klinische' vroegtijdige zaadlozing opvallend laag is [17]. Voor het gemak noemen we een klinische vroegtijdige zaadlozing een vroegtijdige zaadlozing die zo ernstig is dat een man daarvoor medische hulp inroept. Uit epidemiologische onderzoeken naar de prevalentie van de vier subtypen blijkt dat lifelong vroegtijdige zaadlozing in 2–3 % van de algemeen mannelijke bevolking voorkomt en dat acquired vroegtijdige zaadlozing in 4–5 % voorkomt [23, 24]. 'Variable' en 'subjective' vroegtijdige zaadlozing komen in de algemeen mannelijke bevolking het meest voor, namelijk bij 12–15 % van de mannen [23, 24]. Hun ontevredenheid is vaak geen reden om actief hulp te zoeken.

7.5 Neurobiologie en genetica van vroegtijdige zaadlozing

Dierexperimenteel onderzoek heeft aangetoond dat in het centraal zenuwstelsel heel specifieke gebieden bestaan die de zaadlozing mediëren. Zo bestaat er laag in het ruggenmerg een groep zenuwcellen die het centrum vormen van een ejaculatie reflex die begint bij aanraking van de penis en eindigt in een zaadlozing [25, 26]. Deze ejaculatiereflex wordt vanuit de hersenstam geremd door een groep serotoninebevattende zenuwcellen. Dit gebied in de hersenstam, de nucleus paragigantocellularis, staat weer onder controle van hoger gelegen gebieden in de hersenen. Voor een remming van de ejaculatiereflex in het onderste deel van het ruggenmerg is het belangrijk dat de serotonine-overdracht tussen de zenuwcellen gelegen in de hersenstam goed werkt. Indien de serotonine-overdracht hierin niet goed werkt en met name bepaalde postsynaptische 5-HT-receptoren hier niet goed geactiveerd worden, dan ontstaat minder remming van de ejaculatiereflex en daarmee een snelle zaadlozing. Het is zeer waarschijnlijk dat bij lifelong vroegtijdige zaadlozing dit mechanisme de zeer snelle zaadlozing veroorzaakt. De vraag is waarom deze zenuwcellen dit doen en waarom ze zich niet 'normaal' gedragen. In 1998 opperde Waldinger dat dit komt door genetische factoren [10]. Zijn theorie komt erop neer dat elke man een bepaald genetisch programma voor de zaadlozing heeft. Dit genetisch programma instrueert of programmeert de serotonerge zenuwen in de hersenstam om met een bepaalde intensiteit de zaadlozing te remmen bij seksuele opwinding. Het genetisch onderzoek naar de vroegtijdige zaadlozing staat echter nog in de kinderschoenen. Zeer waarschijnlijk zijn polymorfismen van andere neurotransmitters ook bij de snelle zaadlozing betrokken. De combinatie van deze polymorfismen bepaalt uiteindelijk de duur van IELT, uiteraard samen met bijvoorbeeld epigenetische factoren. Op basis van deze zienswijze kan de enorme variabiliteit in zaadlozingstijden bij de mens voor een deel worden verklaard. Deze verklaring is echter nog niet bewezen.

7.6 Anamnese

Ondanks alle schaamte is het meestal toch de huisarts tot wie de patiënt zich in eerste instantie kan wenden. Van belang is dat de huisarts een open attitude heeft waaruit begrip spreekt voor het probleem dat de patiënt ervaart met betrekking tot seksuele disfuncties, zoals vroegtijdige zaadlozing, en het effect ervan op de kwaliteit van leven en op de eventuele partnerrelatie. Van een huisarts mag worden verwacht dat deze het probleem bespreekbaar maakt, de vroegtijdige zaadlozing classificeert, de hulpvraag duidelijk maakt en de patiënt informeert over de behandelmogelijkheden en de prognose (zie ◘tab. 7.2). Het besluit om de behandeling zelf ter hand te nemen hangt af van de interesse in en ervaring met het behandelen van vroegtijdige zaadlozing. Indien de huisarts zich onvoldoende competent voelt is adequate verwijzing gepast.

7.7 Differentiaaldiagnostiek

Gezien de consequenties voor de behandeling is het bij vroegtijdige zaadlozing van essentieel belang te kunnen differentiëren in het juiste subtype. Het algoritme (zie ◘fig. 7.1) kan daarbij behulpzaam zijn. Het voert in het kader van dit hoofdstuk te ver om uitgebreid in te gaan op de differentiaaldiagnostiek, die vooral aan de orde is bij de niet-primaire vorm van vroegtijdige zaadlozing. Zie daarvoor de bestaande richtlijn voor vroegtijdige zaadlozing [27].

Tabel 7.2 Anamnesevragen die de classificatie en de context van vroegtijdige zaadlozing verhelderen. (Bron: WVSD- en NVVS-richtlijn voor diagnose en behandeling van vroegtijdige zaadlozing, Marcel D. Waldinger, Luca Incrocci, Rene Kropman, Ellen Laan, Jacques van Lankveld, Eric Meuleman, Yacov Reisman, Peter Leusink)

aspect	vragen
diagnostiek algemeen	Hoeveel tijd na de penetratie krijgt u een zaadlozing (komt u klaar)? Kunt u uw zaadlozing vertragen? Bent u geïrriteerd of geërgerd en/of gefrustreerd door uw snelle zaadlozing?
differentiatie tussen subjectieve en variabele VZ	Varieert de tijd waarop u een zaadlozing heeft na penetratie? Is het soms erg snel en anders weer gewoon? Heeft u het gevoel controle te hebben over het moment van zaadlozing?
differentiatie tussen primaire en secundaire VZ	Wanneer had u voor het eerst last van een snelle zaadlozing? Heeft u vroegtijdige zaadlozing sinds uw eerste seksuele contacten? Heeft u vroegtijdige zaadlozing bij alle of bijna alle pogingen tot gemeenschap en bij elke partner?
co-morbiditeit: bepalen van erectiel functioneren, bepalen van prostatitis	Is uw erectie hard genoeg om te penetreren? Heeft u problemen uw erectie vast te houden totdat u een zaadlozing krijgt bij gemeenschap? Haast u zich wel eens bij gemeenschap om een verlies van de erectie te voorkomen? Zijn er plasklachten? Gaan deze gepaard met pijn?
bepalen van de impact op de relatie	Hoe erg vindt uw partner het dat u een vroegtijdige zaadlozing heeft? Vermijdt uw partner het hebben van gemeenschap? Heeft uw vroegtijdige zaadlozing een effect op uw algehele relatie met uw partner?
impact op kwaliteit van leven	Vermijdt u uit schaamte het hebben van gemeenschap? Voelt u zich angstig, somber of schaamt u zich vanwege uw vroegtijdige zaadlozing?
behandeling	Heeft u eerder een of andere behandeling gehad tegen vroegtijdige zaadlozing? Wat verwachten u en/of uw partner van een behandeling?

7.8 Behandeling van vroegtijdige zaadlozing

De eerste stap in de behandeling is het probleem erkennen en het verhaal van de man aanhoren en het serieus te nemen. Deze stap geldt voor ieder type vroegtijdige zaadlozing. Een tweede stap is afhankelijk van het subtype. Bij het primaire subtype zal moeten worden uitgelegd dat er genetische (aanleg)factoren zijn die de oorzaak zijn van de klachten, en moet de patiënt een schatting geven van de duur van de IELT. Indien dit te moeilijk is kan eventueel thuis een stopwatch gebruikt worden om de duur van de IELT vast te leggen. Zeker wanneer een IELT langer is dan 10 seconden, kunnen gemakkelijk fouten in de schatting worden gemaakt en zal een patiënt geneigd zijn te spreken over 1–2 minuten, terwijl het gaat om

7.8 · Behandeling van vroegtijdige zaadlozing

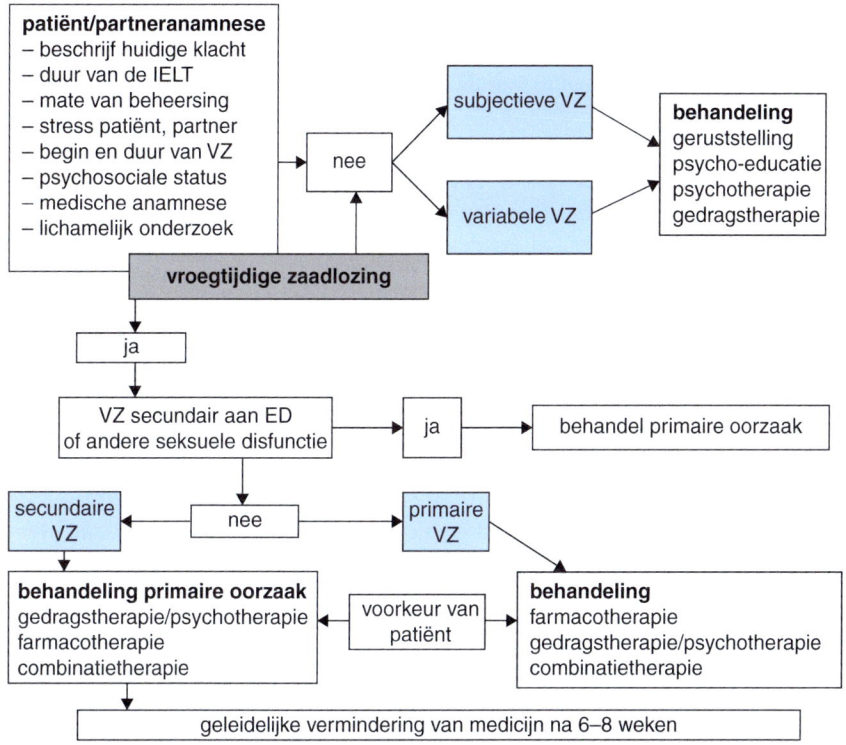

■ **Figuur 7.1** Algoritme voor de diagnostiek en behandeling van vroegtijdige zaadlozing (naar D. Rowland). (Bron: WVSD- en NVVS-richtlijn voor diagnose en behandeling van vroegtijdige zaadlozing, Marcel D. Waldinger, Luca Incrocci, Rene Kropman, Ellen Laan, Jacques van Lankveld, Eric Meuleman, Yacov Reisman, Peter Leusink)

20 of 30 seconden. Het is dan aan de arts om dit verder goed uit te vragen totdat echt duidelijk is hoe snel de man klaarkomt, bijvoorbeeld door te vragen 'Is het niet vaker een kwestie van seconden dan van minuten?' of 'Heeft u dit dan weleens met een klok gecheckt?'. De reden van een hogere inschatting is ten eerste dat mensen tijd niet goed kunnen inschatten en dat er bij de man in kwestie ook schaamte bestaat te erkennen dat hij binnen seconden tot een zaadlozing komt. Bij een zaadlozing die binnen 5–10 seconden optreedt, geven de meeste mannen echter vrij duidelijk aan dat de zaadlozing binnen enkele seconden of binnen een paar bewegingen van de penis optreedt.

De derde stap: blijkt het inderdaad te gaan om het primaire subtype, dan staat het voorschrijven van medicatie samen met het geven van goede voorlichting over de oorzaak ervan centraal. Welke medicatie het beste kan worden voorgeschreven komt verderop in dit hoofdstuk aan de orde. Het lucht de man vaak enorm op als er op deze manier over zijn probleem wordt gesproken. Vaak is er een lange tijd van schaamte en isolement met zelfverwijt aan voorafgegaan die de spanning heeft verhoogd, zozeer zelfs dat seksuele toenaderingen vaak helemaal worden vermeden. Deze mannen kunnen het best geholpen worden met medicatie. Dat werkt bij 80 %, maar bij 20 % niet. Deze percentages moeten ook aan de man worden verteld. Zeer belangrijk is om deze mannen uitleg te geven over welk type vroegtijdige zaadlozing zij hebben, waarbij ook de werking en bijwerkingen van het voorgeschreven medicijn moeten worden uitgelegd. Voor het succes van de behandeling is het van belang de man terug te laten komen om het effect van de medicatie te bespreken en eventueel aan te passen aan zijn behoefte. De behandeling van de secundaire vorm is afhankelijk van het onderliggend lijden. Bij een prostatitis of een erectiestoornis moeten deze problemen eerst worden behandeld.

De vierde stap: gaat het om één van de andere subtypen dan is het essentieel om goede uitleg te geven over de natuurlijke variatie van de IELT. Als er een partner bij betrokken is, dan is het aan te bevelen de behandeling erop te richten hen beiden te helpen om de seksualiteit tussen hen zo te leren inrichten dat de seks voor beiden (weer) plezierig wordt, bijvoorbeeld door de coïtus uit te stellen zodat de partner zich eerst op de eigen genotgevoelens kan richten. Bij de secundaire en subjectieve vorm kunnen gedragsinterventies soms helpen om de coïtus langer vol te houden, zoals de stop-startmethode, aandacht voor de wijze van ademhalen en opgebouwde spierspanning (concentreren op de ademhaling diep uit de buik, waardoor aandacht op de seks wat vermindert en het onhoudbare doorlopende proces tot de onbeheersbare zaadlozing wordt doorbroken, hetzelfde kan bereikt worden door aandacht voor spierspanning). Het kan ook helpen een pijnprikkel toe te dienen in de zin van tractie aan de testes. De beide partners verantwoordelijk maken voor de seksuele activiteit levert op dat het isolement van de man wordt doorbroken en dat er samen aan een werkzaam evenwicht wordt gewerkt, waarbij van twee kanten een bijdrage wordt geleverd.

7.8.1 Farmacotherapie

Er zijn twee vormen van farmacotherapie van vroegtijdige zaadlozing:
1. dagelijkse medicatie-inname;
2. gebruik van medicatie een aantal uren voor de seksuele activiteit (on demand) [28, 29].

De zaadlozing kan op twee manieren worden geremd. Enerzijds door het serotonerge mechanisme in de hersenstam te activeren om daarmee de zaadlozingsreflex in het ruggenmerg sterker te remmen. Anderzijds door de gevoeligheid van de penis bij seksuele stimulatie te verminderen. Dit laatste kan door lokale applicatie van anesthetische crèmes of sprays worden bereikt [28, 29].

7.8.2 Seksuologische ondersteuning

Naast medicamenteuze behandeling kunnen een of meerdere gesprekken nodig zijn. Het doel daarvan is het geven van voorlichting en om de partner te betrekken en in te lichten. Het gesprek kan een opstap zijn voor de patiënt om met de partner in gesprek te raken over seks. Vaak zijn patiënten en ook hun partners het gesprek over het probleem gaan mijden om maar niet geconfronteerd te worden met voor hen niet belonende seks. Het vergt meestal dan ook de nodige inspanningen om ze te stimuleren (weer) samen en met vertrouwen het seksuele speelveld te betreden. Indien de huisarts of andere clinicus zich niet voldoende bekwaam voelt om de patiënt en eventueel de partner te begeleiden is verwijzen aangewezen. Afhankelijk van het subtype kan het de voorkeur hebben eerder naar een medisch seksuoloog dan naar een psycholoog-seksuoloog door te verwijzen, aangezien de arts ook de mogelijkheid heeft om medicatie voor te schrijven. Seksuologen zijn getraind om over intieme en seksuologische onderwerpen uitvoerig te spreken. In dit hoofdstuk wordt verder niet ingegaan op de mogelijkheden die een seksuoloog kan bieden, maar is er vooral aandacht voor de effecten van medicamenteuze therapie.

7.8.3 Activatie serotonerg mechanisme in de hersenstam

Alleen medicijnen die de serotonineheropname in de synaps remmen, kunnen dit serotonerge mechanisme in de hersenstam beïnvloeden. Dat zijn allereerst de selectieve serotonineheropnameremmers (SSRI's) en sommige tricyclische antidepressiva (bijvoorbeeld clomipramine). Net als bij de indicatie depressie zal goede uitleg over het opbouwen van de dosis en de vertraging in het ontstaan van het effect duidelijk aan de man moeten worden uitgelegd.

Dagelijkse inname

Van de SSRI's is paroxetine 20 mg het middel dat de sterkste ejaculatievertraging geeft mits het elke dag wordt ingenomen [30]. Andere SSRI's die hiervoor gebruikt kunnen worden zijn sertraline 50–100 mg en citalopram 20 mg. Fluvoxamine en escitalopram zijn voor de behandeling van vroegtijdige zaadlozing niet geschikt. Fluoxetine 20 mg kan de zaadlozing wel vertragen maar gezien zijn lange halfwaardetijd lijkt het niet raadzaam dit te gebruiken. Vanwege het risico op QTC-verlenging bij hogere dosis is het aan te bevelen om bij vroegtijdige zaadlozing alleen een lage dosis van de SSRI te geven. Dus 20 mg paroxetine en geen 40 mg per dag. Evenzo 20 mg citalopram en geen 40 mg per dag, ook al is het de wens van de patiënt om een nog langere vertraging te krijgen. Indien het risico van afwijkingen op het ecg bij hogere dosis aan de patiënt wordt uitgelegd, dan is het makkelijker voor de patiënt te accepteren dat een hogere dosering niet wordt voorgeschreven. Het gaat bij de SSRI's dus om serotonerge antidepressiva die gebruikt worden voor de behandeling van vroegtijdige zaadlozing. Een officiële registratie hiervoor is door de fabrikanten van deze SSRI's nooit aangevraagd. Het gebruik van deze middelen is daarom 'off-label'. Desalniettemin is bij internationale consensus het gebruik van deze middelen als eerste keuze bij lifelong vroegtijdige zaadlozing goedgekeurd [29, 31].

On demand inname

De SSRI's zijn niet geschikt voor on demand inname omdat dit nauwelijks een vertraging geeft van de zaadlozing. Wel kan clomipramine 20–30 mg een aantal uren voor het vrijen, minimaal 5–6 uur van tevoren, worden ingenomen. Dit is echter off-label. Een andere optie is dapoxetine 30–60 mg circa 1–3 uur voor de coïtus in te nemen [32]. Op dit moment is dapoxetine het enige medicijn dat door de EMA (European Medicines Agency) goedgekeurd is voor de behandeling van vroegtijdige zaadlozing. Dapoxetine is ook een SSRI, maar het heeft een zeer korte halfwaardetijd waardoor het meer geschikt is voor de behandeling van vroegtijdige zaadlozing dan voor de behandeling van een depressie.

7.8.4 Lokale behandeling door vermindering van de gevoeligheid van de penis

Het gebruik van de lokale anesthetica lidocaïne en prilocaïne om de penis minder gevoelig te maken bestaat al sinds de jaren dertig van de vorige eeuw. In Nederland is alleen EMLA-crème beschikbaar; het moet minstens circa 10–20 minuten voor de coïtus op de glans penis worden aangebracht, daarna moet de crème indrogen en eventueel worden verwijderd. Het kan een brandend en prikkelend gevoel geven als de crème in de vagina komt. Eventueel kan een condoom worden gebruikt om dit te voorkomen. Als de crème op de glans van de penis zit, is af te raden dat de partner de penis zonder condoom in de mond neemt [28].

Verschillende soorten lokale anesthetica zijn via internet of in seksshops te koop. Vaak hebben mannen met lifelong vroegtijdige zaadlozing deze lokale anesthetica al uitgeprobeerd voordat zij medische hulp zoeken. Bij lifelong vroegtijdige zaadlozing hebben deze lokale anesthetica meestal geen effect.

7.9 Medicatievoorlichting aan de patiënt

Elke patiënt die medicatie krijgt voor vroegtijdige zaadlozing zal uitvoerig geïnformeerd moeten worden over de bijwerkingen, risico's en interacties van de medicatie die hij hiervoor krijgt. Bij dagelijks SSRI-gebruik zal onderstaande informatie vooraf moeten worden besproken.

7.9.1 Bijwerkingen op korte termijn

Moeheid, gapen, dunne defecatie, transpiratie

SSRI's kunnen op de korte termijn de volgende bijwerkingen geven: moeheid, gapen, wat dunne ontlasting, wat weeïg gevoel in de maag, wat meer transpireren. Deze bijeffecten treden vooral op in de eerste drie weken na het starten. Daarna zullen ze verminderen en verdwijnen. Blijven deze bijwerkingen bestaan dan is dit een reden om de medicatie geleidelijk af te bouwen [28].

Post SSRI sexual dysfunction (PSSD)

Dit is een uitermate zeldzaam syndroom, dat vrijwel niet bekend is bij psychiaters en huisartsen. Het is van groot belang hiervan wel kennis te hebben. Het is bekend dat seksuele bijwerkingen van SSRI's reversibel zijn en dus verdwijnen bij staken van het gebruik. Maar in extreem zeldzame gevallen verdwijnen ze niet na het staken van de SSRI. Sterker nog, de seksuele bijwerkingen kunnen na staken van het gebruik in ernst toenemen. Dat betekent dat de patiënt na het afbouwen van de SSRI geen libido of opwinding meer voelt, geen erectie of lubricatie meer kan krijgen, geen orgasme of zaadlozing meer heeft en vaak klaagt over een gevoelloosheid van de penis, clitoris of vagina. Het hoeft geen betoog dat het leven van zo'n patiënt geruïneerd is [33, 34]. Derhalve is het een gevaarlijke bijwerking. Elke patiënt zal daarom geïnformeerd moeten worden over het bestaan van dit syndroom, ongeacht de indicatie voor een SSRI. De patiënt moet bij het optreden van een gevoelloosheid van de penis of het scrotum de inname van de SSRI onmiddellijk staken en hierover contact opnemen met de voorschrijvende arts. Opmerkelijk genoeg zijn er aanwijzingen dat een bepaalde vorm van PSSD al binnen enkele dagen tot twee-drie weken na starten met de inname van de SSRI kan optreden. Deze uit zich in het vrij acuut ontstaan van totale afwezigheid van libido en opwinding, enorme moeite met het krijgen van een erectie, anejaculatie en gevoelloosheid van de penis of het scrotum [34]. Soms kunnen ook reuk- en smaakstoornissen optreden. Of acuut staken van de SSRI de net ontstane PSSD voor een dramatisch verloop kan behoeden, moet nog worden uitgezocht [34].

7.9.2 Bijwerkingen op langere termijn

Gewichtstoename en seksuele bijwerkingen

Op de langere termijn kunnen SSRI's een gewichtstoename geven. Wanneer de man in korte tijd 3–5 kilogram aankomt is dit een reden om de medicatie geleidelijk af te bouwen. Ook kunnen een verminderde libido en erectieproblemen op de korte en wat langere termijn ontstaan. Dit is vrijwel altijd reversibel. Indien verminderde seksuele lustgevoelens of erectie storend is, dan is dit reden om bij vroegtijdige zaadlozing de SSRI af te bouwen en te staken.

Risico's bij zwangerschapswens

Sinds een paar jaar is bekend dat bij gebruik van SSRI's door de man er afwijkende spermatozoa kunnen ontstaan [35, 36]. Het klinisch effect hiervan is nog niet onderzocht, maar nader onderzoek moet uitwijzen of SSRI's mogelijk een nadelige invloed hebben op de fertiliteit van de man. Het advies is om altijd naar kinderwens op de korte termijn te vragen. Indien er kinderwens is dan dienen geen SSRI's te worden voorgeschreven. Dit kan wel als de vrouw eenmaal zwanger is geraakt. Ontstaat er tijdens gebruik van een SSRI een kinderwens, dan is het advies de SSRI langzaam af te bouwen en zeker na afbouw drie maanden ervoor te zorgen dat geen bevruchting plaatsvindt. Na drie maanden zijn nieuwe spermatozoa aangemaakt die vrij zijn van SSRI-invloeden.

SSRI-onttrekkingssyndroom

SSRI's mogen nooit acuut gestopt worden. Gebeurt dit wel dan is er een grote kans op het zogenoemde SSRI-onttrekkingssyndroom dat al twee dagen na staken van de SSRI kan ontstaan. Het kondigt zich aan met trillingen, duizeligheid, en met name met rare sensaties bij het draaien van het hoofd. Bij aanwezigheid van deze klachten, moet de man op zijn oude dosering worden teruggezet en na enkele dagen kan hij verder gaan met langzame afbouw. Een geleidelijke afbouw in circa twee maanden voorkomt het optreden van een SSRI-onttrekkingssyndroom.

Restless genital syndrome (ReGS) bij de man

Het restless genital syndrome (ReGS) wordt gekenmerkt door nare en rusteloos makende genitale sensaties die bij de man het gevoel geven telkens te moeten ejaculeren [37]. Kenmerkend hierbij is de afwezigheid van een erectie en de afwezigheid van een bewust ervaren libido. ReGS berust vermoedelijk op een sensorische neuropathie van de nervus dorsalis penis, welke een eindtak is van de nervus pudendus. ReGS komt voornamelijk voor bij vrouwen, waarbij het gaat om pre-orgasmische sensaties veroorzaakt door een neuropathie van de nervus dorsalis clitoris [38]. Het optreden van ReGS bij de man is vrij zeldzaam. Het kan veroorzaakt worden door SSRI's en met name bij een vermindering van de dosis of staken van het gebruik ervan. Een echt adequate behandeling is vooralsnog niet aanwezig. Wel kan het gebruik van clonazepam 0.5 mg ante noctem de ernst van de klachten verminderen.

Potentiële interacties

Zeker in het begin van de behandeling met SSRI's moet de man afgeraden worden om alcohol te gebruiken of in elk geval het gebruik te minderen. SSRI's kunnen de werking van alcohol versterken. Het is uitermate belangrijk jongeren erop te wijzen dat zij alleen een SSRI krijgen als zij voortaan afzien van het gebruik van XTC. De combinatie van een SSRI met XTC geeft een groot risico op een potentieel levensbedreigend serotonerg syndroom. Indien de jongeman geen garantie kan of wil geven dat hij van XTC afziet, moet een SSRI voor vroegtijdige zaadlozing niet aan hem worden voorgeschreven. Bij oudere mannen kan de combinatie van Tramadol met een SSRI ook een serotonerg syndroom geven.

Tachyphylaxis

Bij circa 20 % van de mannen kan een aanvankelijk goed effect op de vertraging van de IELT na een aantal maanden weer verminderen of geheel verdwijnen zodat hij weer even snel klaarkomt als voorheen. Dit fenomeen heet tachyphylaxis en kan bij elk medicijn voorkomen. Het is reden om de medicatie geleidelijk af te bouwen en na afbouw een ander medicijn voor te schrijven.

7.10 Conclusie

Evidence-based epidemiologisch en psychofarmacologisch onderzoek heeft sinds begin jaren negentig van de vorige eeuw een geheel nieuwe zienswijze en behandeling opgeleverd voor vroegtijdige zaadlozing. Zo is aannemelijk gemaakt dat er vier subtypen zijn van vroegtijdige zaadlozing. Daarnaast heeft evidence-based dierexperimenteel en humaan psychofarmacologisch onderzoek aangetoond dat de zaadlozing gemediëerd wordt door het centraal serotonerg systeem en dat met name SSRI's de zaadlozing zeer adequaat kunnen vertragen. De kans dat een patiënt voor vroegtijdige zaadlozing hulp zoekt bij zijn huisarts is klein vanwege schaamte en het taboe dat op vroegtijdige zaadlozing rust. Indien een man met een hulpvraag komt, heeft de huisarts de taak hier serieus op in te gaan en de klacht niet te bagatelliseren. Een luisterende open houding in het helpen het taboe bij de man te doorbreken, kan hem enorm helpen zichzelf te accepteren en hem stimuleren om eventueel samen met zijn partner te gaan zoeken naar oplossingen hoe om te gaan met zijn problemen. Indien de huisarts zich niet bekwaam voelt om over deze klacht te adviseren, dan is verwijzing naar een arts-seksuoloog of medisch specialist (neuropsychiater) gewenst. Bij het primaire (lifelong) subtype is van belang dat de betrokken collega ook kennis heeft van en ervaring met het voorschrijven van medicatie. Bij de andere subtypen kan de huisarts eventueel verwijzen naar een psycholoog-seksuoloog.

Er zijn verschillende behandelmethoden. Geef de patiënt met vroegtijdige zaadlozing en als het kan ook zijn partner altijd informatie over het subtype waaraan hij lijdt en leg uit hoe een zaadlozing tot stand komt. Dit komt de acceptatie van het probleem vaak ten goede. Daarnaast is het geven van voorlichting van belang. Met name bij subjectieve en variabele vroegtijdige zaadlozing is uitleg geven en het verkennen van de psychologische achtergrond vereist. Een goed gesprek hierover kan daarbij al verhelderend en therapeutisch werken. Indien mogelijk zal ook de partner worden betrokken. De meest effectieve behandeling van lifelong vroegtijdige zaadlozing is het dagelijks off-label gebruik van SSRI's gevolgd door on demand gebruik van (off-label) clomipramine of het geregistreerde dapoxetine. Het nadeel is dat on demand gebruikte middelen niet altijd het gewenste ejaculatievertragend effect hebben. Ook bijwerkingen kunnen storend zijn. Na initiatie van de medicatie moet de patiënt worden teruggezien voor evaluatie van het effect en bijwerkingen. Eventueel kan de behandeling worden aangepast. Indien de medicatie niet of onvoldoende werkt, dan is het beter de medicatie af te bouwen en een ander medicijn te proberen. De pas in de afgelopen paar jaar bekend geworden zeer zeldzame bijwerkingen van SSRI's, namelijk PSSD en ReGS, die als kenmerk hebben dat zij persistent kunnen blijven na staken van de SSRI, maar ook de mogelijk potentieel negatieve effecten van SSRI's op spermatozoa, maken voorzichtigheid geboden bij de behandeling van vroegtijdige zaadlozing. Het is niet uitgesloten dat men in de toekomst om deze redenen eerder aan on demand behandeling met clomipramine, dapoxetine en/of effectieve locale anesthetica zal denken dan aan dagelijks gebruik van SSRI's, hoe effectief deze ook zijn, hoe vaak zij ook vrijwel geen bijwerkingen geven en hoe tevreden mannen ook zijn die deze SSRI's gebruiken tegen hun vroegtijdige zaadlozing.

Literatuur

1 Waldinger MD. Klaar is kees: een nieuwe visie op vroegtijdige zaadlozing. Uitgeverij De Arbeiderspers: Amsterdam; 1999 (ISBN 90 295 5596 3).
2 Masters WH, Johnson VE. Premature ejaculation. In: Masters WH, Johnson VE (editors). Human sexual inadequacy. Boston: Little, Brown and Co, 1970.
3 Assalian P. Premature ejaculation: is it really psychogenic? J Sex Educ Ther. 1994;20:1–4.
4 Waldinger MD. Lifelong premature ejaculation: from authority-based to evidence-based medicine. Brit J Urol Int. 2004;93:201–7.
5 Abraham K. Uber ejaculatio praecox. Zeitschr Aertzliche Psychoanalyse. 1917;4:171–86.
6 Schapiro B. Premature ejaculation: a review of 1130 cases. J Urol. 1943;50:374–9.
7 Schapiro BP. Kombiniertes epiphysen-präparat gegen reizzustände am genitale und hypererotismus. Chemie Farbrik Promonta G.m.b.H.: Hamburg; 1932.
8 Zegerius L, Waldinger MD. DSM-IV: de ondergang van het begrip "organisch". Tijdschrift voor Psychiatr. 1995;37:553–67.
9 Zegerius L, Waldinger MD. De neurobiologische basis van de psychoanalyse. Tijdschrift voor Psychiatr. 2000;42:675–83.
10 Waldinger MD, Berendsen HHG, Blok BFM, Olivier B, Holstege G. Premature ejaculation and serotonergic antidepressants-induced delayed ejaculation: the involvement of the serotonergic system. Behav Brain Res. 1998;92:111–8.
11 Waldinger MD. The neurobiological approach to premature ejaculation. The J U. 2002;168:2359–67.
12 Waldinger MD, Hengeveld MW, Zwinderman AH. Paroxetine treatment of premature ejaculation: a double-blind, randomized, placebo-controlled study. Am J Psychiatry 1994;151:1377–9.
13 Janssen PK, Bakker SC, Réthelyi J, Zwinderman AH, Touw DJ, Olivier B, et al. Serotonin transporter promoter region (5-HTTLPR) polymorphism is associated with the intravaginal ejaculation latency time in Dutch men with lifelong premature ejaculation. J Sex Med. 2009;6(1):276–84.
14 Janssen PKC, Schaik R van, Zwinderman AH, Olivier B, Waldinger MD. The 5-HT1A receptor C(1019)G polymorphism influences the intravaginal ejaculation latency time in Dutch Caucasian men with lifelong premature ejaculation. Pharmacol Biochemistry and Behav. 2014;121:184–8.
15 Janssen PK, Schaik R van, Olivier B, Waldinger MD. The 5-HT2C receptor gene Cys23Ser polymorphism influences the intravaginal ejaculation latency time in Dutch Caucasian men with lifelong premature ejaculation. Asian J Androl. 2014;16:607–10.
16 Waldinger MD, Schweitzer DH. Changing paradigms from an historical DSM-III and DSM-IV view towards an evidence based definition of premature ejaculation. Part II: Proposals for DSM-V and ICD-11. J Sex Med. 2006;3:693–705.
17 Waldinger MD. Premature ejaculation: different pathophysiologies and etiologies determine its treatment. J Sex Marital Ther. 2008;34:1–13.
18 Godpodinoff ML. Premature ejaculation: Clinical subgroups and etiology. J Sex & Marital Therapy. 1989;15:130–4.
19 Waldinger MD. Ejaculatio praecox, erectio praecox, and detumescentia praecox as symptoms of a hypertonic state in lifelong premature ejaculation: A new hypothesis. Pharmacol Biochem Behav. 2014;121:189–94.
20 Waldinger MD, Hengeveld MW, Zwinderman AH, Olivier B. An empirical operationalization study of DSM-IV diagnostic criteria for premature ejaculation. Intern J of Psychiatry in Clin. Practice. 1998;2:287–93.
21 Serefoglu EC, McMahon CG, Waldinger MD, et al. An evidence-based unified definition of lifelong and acquired premature ejaculation: Report of the International Society for Sexual Medicine (ISSM) Second Ad Hoc Committee for the definition of Premature Ejaculation. J Sex Med. 2014 (in press).
22 Laumann EO, Paik A, Rosen RC. Sexual dysfunction in the United States: prevalence and predictors. JAMA. 1999;281:537–44.

23. Serefoglu EC, et al. Prevalence of the complaint of ejaculating prematurely and the four premature ejaculation syndromes: results from the Turkish Society of Andrology Sexual Health Survey. J Sex Med. 2011;8:540–8.
24. Gao J, et al. Prevalence and factors associated with the complaint of premature ejaculation and the four premature ejaculation syndromes: a large observational study in China. J Sex Med. 2013;10:1874–81.
25. Truitt WA, Coolen LM. Indentification of a potential ejaculation generator in the spinal cord. Science. 2002;297:1566–9.
26. Coolen LM. Neural control of ejaculation. J Comp Neurol. 2005;493:39–45. Review.
27. Waldinger MD, Incrocci L, Kropman R, Laan E, Lankveld J van, Meuleman E, et al. De WVSD en NVVS richtlijn voor de diagnose en behandeling van vroegtijdige zaadlozing. ► http://seksueledisfuncties.nl/Richtlijn%20Vroegtijdige%20zaadlozing.pdf.
28. Waldinger MD. Premature ejaculation: definition and drug treatment. Drugs. 2007;67:547–68.
29. Althof SE, Abdo CHN, Dean J, Hackett G, McCabe M, McMahon CG, et al. International Society for Sexual Medicine's Guidelines for the Diagnosis and Treatment of Premature Ejaculation. J Sex Med. 2010;7:2947–69.
30. Waldinger MD, Zwinderman AH, Schweitzer DH, Olivier B. Relevance of methodological design for the interpretation of efficacy of drug treatment of premature ejaculation: a systematic review and meta-analysis. Int J Impot Res. 2004;16:369–81.
31. Althof SE, McMahon CG, Waldinger MD, Serefoglu EC, Shindel AW, Adaikan PG, et al. An Update of the International Society of Sexual Medicine's Guidelines for the Diagnosis and Treatment of Premature Ejaculation (PE). J Sex Med. 2014;2:60–90.
32. Pryor JL, Althof SE, Steidle C, Rosen RC, Hellstrom WJ, Shabsigh R, et al. Dapoxetine Study Group. Efficacy and tolerability of dapoxetine in treatment of premature ejaculation: an integrated analysis of two double-blind, randomised controlled trials. Lancet. 2006;368(9539):929–37.
33. Csoka AB, Bahrick AS, Mehtonen OP. Persistent sexual dysfunction after discontinuation of selective serotonin reuptake inhibitors (SSRIs). J Sex Med. 2008;5:227–33.
34. Waldinger MD, Coevorden RS van, Schweitzer DH, Georgiadis J. Penile anesthesia in Post SSRI Sexual Dysfunction (PSSD) responds to low-power laser irradiation: A case study and hypothesis about the role of transient receptor potential (TRP) ion channels. Eur J Pharmacol. 2015;753:263–8.
35. Tanrikut C, Feldman AS, Altemus M, Paduch DA, Schlegel PN. Adverse effect of paroxetine on sperm. Fertil Steril. 2010;94:1021–6.
36. Koyuncu H, Serefoglu EC, Yencilek E, Atalay H, Akbas NB, Sarıca K. Escitalopram treatment for premature ejaculation has a negative effect on semen parameters. Int J Impot Res. 2011;23:257–61.
37. Waldinger MD, Venema PL, Gils AP van, Lint GJ de, Schweitzer DH. Stronger evidence for small fiber sensory neuropathy in restless genital syndrome: two case reports in males. J Sex Med. 2011;8(1):325–30.
38. Waldinger MD, Lint GJ de, Venema PL, Gils AP van, Schweitzer DH. Successful transcutaneous electrical nerve stimulation in two women with restless genital syndrome: the role of adelta- and C-nerve fibers. J Sex Med. 2010;7(3):1190–9.

Deel III Bekkenbodem

Hoofdstuk 8 Urogenitale bekkenbodemklachten – 129
Bert Messelink en Petra Boorsma

Hoofdstuk 9 Anale pijn- en disfunctionele klachten
en de relatie met het prikkelbaredarmsyndroom – 145
*Charlotte Deen-Molenaar, Richelle Felt-Bersma,
Joke Groot en Daniëlle van Reijn*

Urogenitale bekkenbodemklachten

Bert Messelink en Petra Boorsma

Samenvatting

In dit hoofdstuk wordt ingegaan op de verschillende urogenitale klachten, seksuele problemen en chronische buik- en bekkenpijn die kunnen optreden bij een disfunctie van de bekkenbodem. Bij behandeling van bekkenbodemklachten zal een multidisciplinaire benadering aangewezen zijn. Mannen met klachten van de bekkenbodem zijn gebaat bij een multidisciplinaire aanpak met de bekkenfysiotherapeut als spil in het web. De fysiotherapeut ziet de patiënt op vaste tijden, heeft tijd om te luisteren, is bezig met (leren) ontspannen van spieren en helpt om ook andere zaken los te laten. Andere leden van het multidisciplinaire team zijn: de huisarts, de medisch specialist en de psycholoog of seksuoloog. De patiënt heeft baat bij een goed functionerend multidisciplinair team. De anorectale en colorectale klachten die ook passen bij een bekkenbodemdisfunctie worden behandeld in H. 9.

8.1 Inleiding – 131

8.2 Lage-urinewegklachten – 131
8.2.1 Anamnese – 131
8.2.2 Lichamelijk onderzoek – 132
8.2.3 Diagnose – 132
8.2.4 Differentiaaldiagnose – 133
8.2.5 Behandeling – 134

8.3 Seksuele disfuncties – 134
8.3.1 Anamnese – 134
8.3.2 Lichamelijk onderzoek – 135

© Bohn Stafleu van Loghum, onderdeel van Springer Media BV 2016
B. de Boer, A. Heijnen (Red.), *Functioneel urologische en seksuele klachten bij de man*,
DOI 10.1007/978-90-368-1398-3_8

8.3.3	Diagnose – 135	
8.3.4	Differentiaaldiagnose – 136	
8.3.5	Behandeling – 137	

8.4	**Chronische buik- en bekkenpijn – 137**
8.4.1	Anamnese – 137
8.4.2	Diagnostiek – 138
8.4.3	Differentiaaldiagnostiek – 138
8.4.4	Behandeling – 139

8.5	**Bekkenfysiotherapie – 139**
8.5.1	Anamnese – 139
8.5.2	Lichamelijk onderzoek – 140
8.5.3	Diagnose – 140
8.5.4	Differentiaaldiagnose – 141
8.5.5	Behandeling – 143

8.6 Conclusie – 144

Literatuur – 144

8.1 Inleiding

Dit hoofdstuk over urogenitale bekkenbodemklachten wordt ingeleid met een casus, waaraan de theorie wordt verbonden.

> **Casus**
>
> De volgende patiënt op uw spreekuur is een man van 57 jaar. Hij heeft een blanco voorgeschiedenis. U ziet hem eigenlijk nooit op het spreekuur. U kent het gezin en ook dat van zijn zoon. U ziet zijn kleindochtertje regelmatig met een urineweginfectie. Hij komt nu met plasklachten. Het plassen gaat lastiger, de straal is minder krachtig en hij heeft pijn na de mictie. De klachten bestaan nu ongeveer drie maanden en het wordt hem te lastig tijdens zijn werk als leerkracht in het basisonderwijs.

8.2 Lage-urinewegklachten

8.2.1 Anamnese

In de anamnese van lage-urinewegklachten is er aandacht voor:
- mictiefrequentie (dag en nacht);
- de straal;
- hevigheid van de aandrang;
- incontinentie, op welke momenten en hoe vaak;
- pijn voor, tijdens, na het plassen;
- residugevoel.

Bij de patiënt is de straal minder krachtig en soms onderbroken. Hij plast overdag zo'n tien keer en hij gaat ook 's nachts een paar keer uit bed om te plassen. Hij weet niet of hij de blaas elke keer volledig leeg plast. Hij ervaart vaak al snel weer aandrang en denkt dat er dan urine is achtergebleven na het plassen. Hij ervaart dan ook een krampende pijn in zijn kruis, achter de balzak. Hij heeft geen hevige aandrang en verliest ook geen urine. Aansluitend volgt een tractusanamnese van de organen in het bekkengebied met vragen over:
- ontlasting;
- seksuele functies;
- pijnklachten.

Hij vertelt dat de ontlasting om de dag komt, meestal goed gevormd is en hij raakt de ontlasting zonder problemen kwijt. Met de seks gaat het minder goed, de erectie is niet meer wat hij gewend was. Klaarkomen is soms branderig en dat gevoel kan een paar uur aanhouden. Hij lijdt er behoorlijk onder, want seks is voor hem altijd een plezierige activiteit geweest. De pijn na het vrijen voelt hij achter de balzak en omschrijft hij als krampend en branderig. De pijn straalt soms uit richting de binnenkant van zijn bovenbenen. Bij navraag blijkt hij vaker pijn te hebben, bijvoorbeeld bij fietsen. Aanvullend wordt gevraagd naar psychosociale factoren. Zijn er bijzonderheden te melden over de periode waarin de klachten zijn ontstaan? Wat is de betekenis van de klachten voor hem en voor zijn omgeving (werk, partner, kinderen, vrienden)? Welke ideeën heeft hij zelf over de klachten? Desgevraagd zegt hij zich zorgen te maken, want zijn zwager blijkt blaaskanker te hebben. Daarnaast is het frequente plassen slecht te combineren met zijn werk.

8.2.2 Lichamelijk onderzoek

Naast een algemene indruk van de patiënt wordt gericht lichamelijk onderzoek verricht:
- buikonderzoek;
- uitwendige geslachtsorganen;
- rectaal toucher (zie bijlage E):
  - vooraf inspectie van de anus en perineum;
  - consistentie en drukgevoeligheid van de prostaat (zie bijlage F);
  - rectum;
  - bekkenbodemfunctie (zie bijlage G).

Algemene indruk: een fitte maar wat vermoeid uitziende man. In de buik wordt bij palpatie lichte drukpijn in de onderbuik aangegeven; er zijn geen palpabele afwijkingen. Aan de genitalia externa zijn geen afwijkingen te zien of te palperen. Bij rectaal toucher geeft hij pijn aan, direct vanaf het begin van het onderzoek, bij het inbrengen van de vinger. Met moeite is de prostaat te voelen: niet vergroot, vast-elastische tot zachte consistentie met een sulcus in het midden en beide kwabben zonder knobbels. In het rectum is enige vaste ontlasting palpabel, verder zonder bijzonderheden.

8.2.3 Diagnose

Plassen is een activiteit die vanuit de hersenen wordt geregeld en die in principe automatisch verloopt. Als de hersenen het plassen in gang zetten, is het alsof een wekker afloopt die na een bepaalde tijd stopt. Dan moet het klaar zijn. Normaal plast iemand de blaas volledig leeg. Naast blaas, plasbuis en hersenen spelen de bekkenbodemspieren een grote rol bij het plassen en bij het ophouden van de plas. Deze spieren kunnen aan- en ontspannen en horen dat op het juiste moment te doen. Om de urine op te houden is kortdurend aanspannen voldoende. Hiermee wordt een signaal gegeven naar de hersenen en wordt de mictiereflex niet geactiveerd. Daarnaast levert de contractie ook een toename van de weerstand in de plasbuis op die verlies van urine voorkomt. Dit laatste effect is bij mannen minder uitgesproken van belang dan bij vrouwen.

Met de bekkenbodem hebben we een prachtig controlemechanisme voor het plassen gekregen. Een goede functie van de bekkenbodem is van belang voor goed plassen en voor het effectief uitstellen van de aandrang (zie ◘fig. 8.1). De bekkenbodem heeft dus effect op beide vormen van lage-urinewegklachten: de opslagklachten (overactieve blaas, incontinentie) en de mictieklachten (slechte straal, residugevoel). Bij mannen treedt vooral een overactiviteit van de bekkenbodem op. Het ontstaan van een overactieve bekkenbodem kan meerdere oorzaken hebben. Eén van de bekendste is het veelvuldig en langdurig gebruik van de bekkenbodem om het plassen uit te stellen: de ophouders. Bekende voorbeelden zijn: mensen in de horeca en vertegenwoordigers [2]. Deze mensen denken dat ze geen tijd hebben om te plassen (eerst naar de volgende klant) en stellen daarom het plassen uit. Als ze vervolgens wel even tijd hebben moet er snel geplast worden, zonder goede aandrang. Door te persen

8.2 · Lage-urinewegklachten

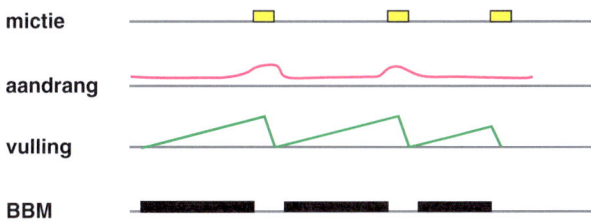

◘ **Figuur 8.1** Normale samenhang tussen aandrang, vulling blaas en plassen. BBM = bekkenbodemmusculatuur.

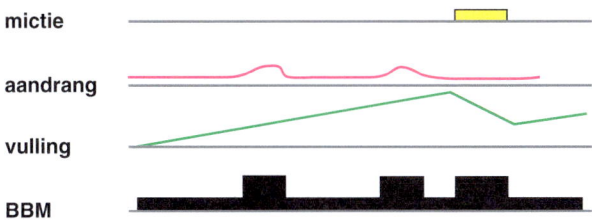

◘ **Figuur 8.2** Ontstaan van disfunctionele mictie. BBM = bekkenbodemmusculatuur.

proberen ze het plassen te verbeteren, echter reflexmatig worden dan de bekkenbodemspieren aangespannen. Een disfunctionele mictie ontstaat (zie ◘fig. 8.2). Hetzelfde geldt voor de casuspatiënt die als leraar zijn klas niet alleen kan achterlaten. Overigens wordt dit patroon ook regelmatig waargenomen bij werkers in de zorg: de patiënt is dan de klant.

Plasproblemen bij mannen ouder dan vijftig jaar is in de huisartsenpraktijk een veel gepresenteerde klacht. Dat de erectie wat minder kan passen bij de stijgende leeftijd. In eerste instantie zal aan de prostaat worden gedacht als oorzaak van de plasklachten. Deze vorm van plasklachten is al besproken in ►H. 1, 2 en 3. Eén van de belangrijke oorzaken van plasklachten is de disfunctie van de bekkenbodem. Deze spiergroep verdient daarom extra aandacht. In het kader van de diagnostiek is het onderzoek naar bekkenbodemdisfuncties een belangrijke aanvulling. Dat kan op de volgende manieren worden gedaan:
- onderzoek van de bekkenbodemfunctie middels palpatie (zie bijlage G);
- onderzoek naar de straalkracht van de plas.

De straalkrachtmeting is een prachtig instrument en steeds meer beschikbaar. Een sterk wisselende flow met een verminderde maximale flow is een aanwijzing voor een disfunctionele mictie (zie ◘fig. 8.3). De samenwerking tussen de blaas en de bekkenbodem is verstoord. Ze zijn voortdurend met elkaar in gevecht. Afwisselend is de een of de ander aan de winnende hand.

8.2.4 Differentiaaldiagnose

In de differentiaaldiagnose staan de verschillende oorzaken van de lage-urinewegklachten, zoals beschreven in ►H. 1 en 2. De belangrijkste toevoeging hier is de bekkenbodemdisfunctie.

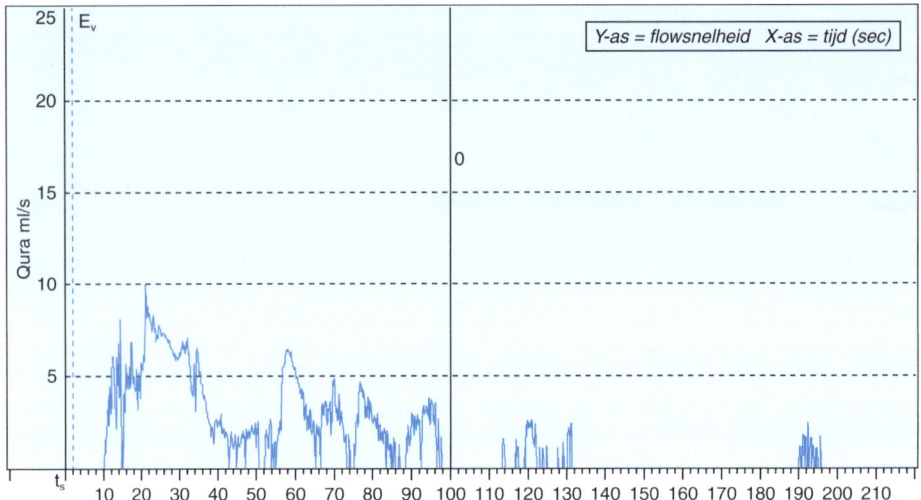

Figuur 8.3 Disfunctionele mictie, vastgelegd door straalkrachtmeting.

8.2.5 Behandeling

De behandeling van lage-urinewegproblemen bestaat in eerste instantie uit farmacotherapie en kan worden aangevuld met lifestyleadviezen en gedragsbeïnvloeding. De bekkenbodem(therapie) biedt daartoe mogelijkheden. Lifestyleadviezen zijn meestal vrij algemeen. Overgewicht heeft effect op de bekkenbodem, evenals weinig bewegen en veel zitten. Daarnaast kan ook overmatige inspanning zoals zeer fanatiek sporten de bekkenbodemfunctie beïnvloeden en verminderen. Mindful omgaan met aandrang in het geval van een frequente aandrang en (beginnend) urineverlies, helpen om het brein tot rust te brengen en de mictiecyclus te remmen. Angst voor verlies is een belangrijke input voor bekkenbodemactiviteit (als afweer) en zet de vicieuze cirkel in gang: bekkenbodemdisfunctie, slechter plassen, meer aandrang, vaker plassen, ophouden, bekkenbodemverslechtering. Bij mannen met lage-urinewegproblemen helpt het om zittend te plassen [3]. In deze houding wordt de bekkenbodem beter ontspannen. Het komt de straal en het uitplassen ten goede. Dit geldt niet voor mannen zonder plasklachten. De bekkenbodem speelt een rol langs meerdere wegen. Staan vraagt om evenwicht en daarmee om corrigerende spieractiviteit van bekken en romp en daar doet de bekkenbodem aan mee. Bij zittend plassen vervalt die eis van evenwicht. Staand bestaat tevens het risico op verlies van ontlasting of een wind. Dat kan schaamtevol zijn, zeker in een openbaar toilet. Aanspannen van de bekkenbodem helpt dit te voorkomen, echter het verslechtert tegelijkertijd de straal. Bij zittend plassen is verlies van ontlasting of wind geen probleem, dat is gewoon en zitten vindt bijna altijd 'privé' plaats.

8.3 Seksuele disfuncties

8.3.1 Anamnese

Het vragen naar seksuele disfuncties is een vast onderdeel van de anamnese bij mannen met mictieklachten. De beide klachten komen vaak samen voor en mannen leggen hun seksuele problemen meestal niet (direct) spontaan op tafel. Mannen kunnen tevens hun plasklachten gebruiken om naar de huisarts te gaan om over andere zaken te praten. Oudere mannen hebben allemaal plasklachten, daar hoeft men zich niet voor te schamen. Voor seksuele functies ligt dat anders. Mannen zijn graag seksueel vaardig (los van of ze actief zijn) en achteruitgaande seksuele functies hebben effect op het totale gevoel van man zijn.

In de anamnese komen aan bod:
- zin in seks;
- opwinding;
- erectiekwaliteit;
- klaarkomen;
- zaadlozing;
- orgasme;
- negatieve ervaringen;
- seksuele voorkeur en identiteit;
- culturele achtergrond;
- pijn voor, tijdens of na de seks.

Naast de seksuele anamnese worden ook de andere functies van de bekkenbodem uitgevraagd. Het vragen naar negatieve ervaringen hoort een vast onderdeel te zijn van de anamnese. Ook oudere mannen kunnen negatieve ervaringen hebben zowel op het gebied van seks als in algemene zin. Verliesmomenten beïnvloeden de bekkenbodem en hebben invloed op het seksueel functioneren. In het zoeken naar zaken die kunnen helpen bij het oplossen van het probleem is speurwerk naar achterliggende factoren een mooi hulpmiddel. Verliesmomenten kunnen samenhangen met de klachten: (dreigend) verlies van een baan omdat de leraar regelmatig de klas uit moet om te plassen. Zo'n (beangstigend) verliesmoment is weer reden om de bekkenbodem aan te spannen en dat versterkt de cirkel.

8.3.2 Lichamelijk onderzoek

Naast een algemene indruk is het volgende van belang:
- buikonderzoek;
- uitwendige geslachtsorganen:
  - impressie van de penisgrootte, -huid en -hygiëne;
  - plaques;
  - afwijkingen glans;
  - testikels: grootte en consistentie;
- onderzoek bekkenbodemfunctie.

8.3.3 Diagnose

De klassieke indeling van de diagnose van seksuele disfuncties naar problemen in de verschillende fasen van de seksuele responscurve is:
- zin en verlangen;
- opwinding;
- erectie;
- orgasme;
- ejaculatie;
- pijn.

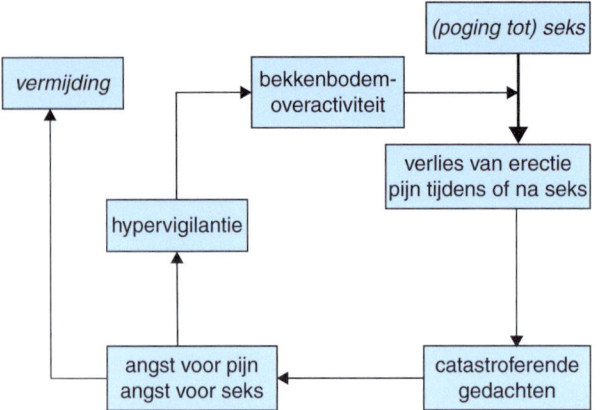

Figuur 8.4 De bekkenbodem en seksuele disfunctie.

De bekkenbodem speelt een rol in elke fase. Alle structuren die vanuit het bekken naar buiten lopen passeren de bekkenbodem. Dit geldt ook voor de vaatvoorziening van de penis. De bekkenbodem is daarom belangrijk bij het krijgen en onderhouden van een erectie. Ook de zaadlozing en het orgasme worden door de bekkenbodem geregeld. De ritmische contracties van de bekkenbodemspieren zijn de uitdrijvende kracht achter de zaadlozing en een onderdeel van het orgasmegevoel. Een slechte functie van de bekkenbodem is een oorzaak van pijn na het vrijen. De bekkenbodemspieren zijn dan zeer actief geweest en bewegen van overbelaste spieren geeft (spier)pijn. Naast de somatische aspecten speelt, net als bij het plassen, een aantal psychologische zaken een belangrijke rol. De bekkenbodem is een 'orgaan' wat hierbij een intermediërende rol speelt. De bekkenbodem is een boodschapper die de opdrachten van het brein uitvoert (bewust en onbewust) om schade te voorkomen. De bekkenbodem is belangrijk in de afweer om indringers buiten het lijf te houden. Dit geldt voor mannen en vrouwen. Anale penetratie is in de westerse cultuur niet zo besproken maar komt zeker voor. Mannen die zich tegen anale penetratie verzetten, spannen hun bekkenbodem aan om het te voorkomen. Angst levert spanning in spieren op, ook in de bekkenbodemspieren. Deze spanning kan de oorzaak zijn dat het met de erectie niet lukt. Die angst hoeft niet groot of bijzonder te zijn. Angst voor problemen met de erectie, die niet ontstaat of snel weer wegvalt, of voor de gedachte dat de partner je niet meer zo aantrekkelijk vindt, is een input voor bekkenbodemactiviteit en dat weer maakt de cirkel rond (zie fig. 8.4). Uitleg over de bekkenbodemdisfunctie geeft mannen helderheid en inzicht in wat er tijdens het vrijen (niet) gebeurt met de erectie. Begrijpen biedt mogelijkheid voor behandeling. Bij seksuele functiestoornissen is aandacht nodig voor de beleving van het vrijen, de relatie, de (woon)omstandigheden en piekermomenten. Het dreigende verlies van zijn baan is voor de man uit de casus zo'n piekermoment.

8.3.4 Differentiaaldiagnose

In de differentiaaldiagnose is aandacht voor:
- somatische aspecten;
- bekkenbodemdisfunctie;
- psychologische en psychiatrische aspecten;
- sociale aspecten.

Dit maakt de differentiaaldiagnose breed. Het vraagt van de huisarts een brede kijk. De praktijkondersteuner kan een intake doen om de psychosociale aspecten in kaart te brengen en waar nodig te verwijzen voor specifieke hulp. Als relationele problemen op de voorgrond blijken te staan, is een verwijzing voor relatietherapie of counseling te overwegen. Een seksuoloog NVVS kan een intake doen om de seksuele problemen breed in kaart te brengen. Zij zijn opgeleid om met gemak over seksuele zaken te spreken. Aandacht voor lichamelijke en psychosociale veranderingen samenhangend met de leeftijd helpt het probleem in een breed perspectief te zien. Psychiatrische toestandsbeelden kunnen de klachten in stand houden en behandeling in de weg staan. Er kan medicamenteuze ondersteuning van bijvoorbeeld depressieve klachten worden overwogen. Hierbij is het van belang rekening te houden met de effecten van de medicatie op de seksuele functies, zoals bij een aantal SSRI's.

8.3.5 Behandeling

Voor de seksuele disfuncties kan multidisciplinaire behandeling nodig zijn. De therapie kan op de volgende wijze plaatsvinden:
- combinatie van behandeling van seksuele disfuncties met behandeling van plas-, ontlasting- en pijnklachten;
- combinatie van somatische en psychologische benadering.

Het behandelen van de plasklachten geeft rust, bijvoorbeeld in de werksituatie. Dat geeft in algemene zin rust, vermindert de noodzaak om de bekkenbodemspieren aan te spannen en heeft een positieve invloed op het algemeen welbevinden. Als aandrang om te plassen ook tijdens het vrijen wordt gevoeld, kan het een indirect effect op de erectiestoornis hebben. Het behandelen middels een gecombineerde somatische en psychologische aanpak doet recht aan het mens zijn. Er is geen scheiding tussen soma en psyche: waar het lichaam klachten geeft doet de geest mee en andersom. De mens kan worden gezien als een systeem bestaande uit meerdere verschillende elementen. Is het systeem uit balans, dan is de mens uit balans. Herstel van de balans vraagt om een lichamelijke aanpak in de zin van bekkenfysiotherapie en tevens om aanpak van psychosociale aspecten middels seksuologische begeleiding. De scheiding in het huidige zorgstelsel vormt een uitdaging om aan beide aspecten gelijktijdig aandacht te besteden. Zo'n combinatiebehandeling vraagt inbreng van minstens twee hulpverleners: bekkenfysiotherapeut en seksuoloog. Als die goed samenwerken doet dat recht aan de gehele mens.

8.4 Chronische buik- en bekkenpijn

8.4.1 Anamnese

De anamnese bij een patiënt met een chronisch pijngevoel in buik- of bekkengebied bestaat uit vragen over de functie van de bekkenorganen en (de gevolgen van) de pijn. In de wereld van de chronische buik- en bekkenpijn is de laatste jaren een snelle omschakeling te zien geweest waarbij de pijn centraal staat in plaats van het orgaan en de oorzaak. Het gaat nu meer om mechanismen dan om oorzaken. Eén van die mechanismen is de sensitisatie voor pijn. Zowel perifeer als centraal raakt het zenuwstelsel steeds gevoeliger voor signalen die als pijn worden ervaren. De pijn wordt hierdoor steeds intenser en het aantal signalen dat pijn veroorzaakt steeds groter. Werd vroeger over chronische prostatitis of over prostatodynie gesproken, nu heet het: prostaatpijnsyndroom. De pijn staat daarbij letterlijk centraal. Het woord pijn wordt voorafgegaan door het orgaan waarin de patiënt de pijn ervaart. Het woord syndroom volgt als bij de pijn ook sprake is van klachten die horen bij het orgaan waarin de pijn wordt waargenomen. In de anamnese komen de volgende zaken aan de orde:

- De pijn:
  - waar gevoeld;
  - aard van de pijn (stekend, brandend, krampend);
  - uitstraling;
  - beïnvloedende factoren (houding, activiteiten).
- De symptomen:
  - lage urinewegen;
  - anorectaal;
  - seksueel.
- Psychosociale factoren:
  - gevolgen van de pijn;
  - gedachten over de pijn.

Een goede pijnanamnese helpt om inzicht te krijgen in waar de pijn wordt gevoeld en welke zaken de pijn beïnvloeden. Hierbij wordt aandacht besteed aan alarmsignalen. Als die er zijn wordt eerst onderzoek naar deze signalen gedaan. Een oorzaak op lichamelijk gebied ontbreekt regelmatig bij chronische bekkenpijn. In de anamnese ligt daarop dan ook niet de nadruk. Er is een verschil met acute of kortdurend (minder dan drie maanden) bestaande pijn. Bij acute pijn zal veelal wel naar de oorzaak en het gevolg worden gezocht. De chronische-pijnpatiënt zal zelf vaak willen blijven zoeken en een oplossing willen blijven vinden voor de pijn. Aan de hulpverlener de taak dit goed uit te leggen aan de patiënt. Het herkennen van symptomen helpt om de patiënt te informeren over de relatie tussen symptomen en pijn: een relatie die twee kanten op werkt. Het helpt om deze symptomen te behandelen en daarmee de pijn te verlichten. De combinatie van vragen naar de verschillende organen in het bekken levert ook informatie over de bekkenbodem op. De bekkenbodem kan de pijn onderhouden en versterken en deze informatie levert mogelijkheden voor behandeling.

8.4.2 Diagnostiek

De diagnostiek richt zich op het gebied waar de pijn wordt gevoeld en de daaraan verbonden structuren. Hierbij wordt hetzelfde onderzoek verricht als bij klachten van lage urinewegen, ontlastingsproblemen en seksuele disfunctie. De bekkenbodem speelt een bijzondere rol en wordt apart besproken (zie ◘fig. 8.4). Het is in de praktijk prettig als een bekkenfysiotherapeut beschikbaar is die het onderzoek doet. Dit geldt zeker voor de patiënt met chronische buik- en bekkenpijn. In de huisartsenpraktijk kan de praktijkondersteuner de patiënt zien en uitgebreider stilstaan bij de psychosociale aspecten van de pijn.

8.4.3 Differentiaaldiagnostiek

Differentiaal diagnostisch zijn de volgende zaken van belang:
- orgaandisfunctie en alarmsignalen;
- bekkenbodemdisfunctie;

- psychologische/psychiatrische aspecten;
- sociale aspecten.

Differentiaal diagnostisch is het van belang om rekening te houden met psychiatrische beelden. Een depressie kan een rol spelen bij chronische pijn en behandeling daarvan kan helpen. Ook zijn persoonlijkheidskenmerken en copingmechanismen belangrijke aspecten in het omgaan en leven met pijn. De praktijkondersteuner kan inventariserend een bijdrage leveren aan het behandelplan. In de diagnostiek van chronische pijn gaat het om fenotyperen; het maken van een specifiek plaatje voor de patiënt, waarbij de verschillende aspecten samen het pijnplaatje maken.

8.4.4 Behandeling

Pijn is een belangrijk signaal als het gaat om het waarschuwen voor dreigende (toename van) schade. Chronische pijn heeft deze functie in zijn lichamelijke betekenis verloren. Voor de patiënt blijft de alarmfunctie bestaan en dat is een belangrijk gegeven bij de benadering van patiënten met chronische buik- en bekkenpijn [4]. De eerste stappen in de behandeling zijn dan ook uitleg en het opstellen van een behandelplan. Dat plan is van opzet multidisciplinair. Tweesporenbeleid, een combinatie van fysiotherapie en psychologie is meestal een goede keuze. De psycholoog en de bekkenfysiotherapeut dienen ervaring te hebben met chronische pijn. In toenemende mate zijn zelfhulpboeken beschikbaar. Daarnaast zijn verschillende trainingen beschikbaar vanuit bijvoorbeeld mindfulness. Het op niet-oordelende wijze aandacht geven aan de pijn: 'ik heb pijn' in plaats van 'die rotpijn is er weer', helpt om de pijn te verzachten. Uit onderzoek blijkt dat deze manier van omgaan veranderingen in het brein geeft die de pijn verzachten. Daarnaast is het mindful om in het 'hier en nu' te blijven: 'ik heb nu pijn' in plaats van 'hoeveel pijn zal ik volgende week hebben?'. Als de behandeling maar beperkt effect heeft of als aspecten op meerdere terreinen een rol spelen, dan is pijnrevalidatie te overwegen. Binnen een multidisciplinair pijnrevalidatieteam wordt gekeken naar herstel van mogelijkheden, ondanks klachten en verlies.

8.5 Bekkenfysiotherapie

8.5.1 Anamnese

Mannen horen vaak bij de huisarts of uroloog voor het eerst dat ze een bekkenbodem hebben en kunnen zich daar bij een eerste bezoek aan de bekkenfysiotherapeut nog weinig bij voorstellen. Bekkenbodemklachten is in de volksmond meer iets voor vrouwen. In het intakegesprek wordt begonnen om hierbij uitgebreid stil te staan. De bekkenfysiotherapeut start met vragen over de bekkenbodemfunctie. Dit zijn vragen op urologisch, seksuologisch, proctologisch en pijngebied. In de anamnese wordt verder gevraagd naar de algemene conditie, de algemene gezondheid, de belastbaarheid en naar het bestaan van orthopedische klachten, bijvoorbeeld van de lage rug of het bekken.

8.5.2 Lichamelijk onderzoek

Na de anamnese volgt het lichamelijke onderzoek:
- Algemeen lichamelijk fysiotherapeutisch onderzoek:
  - bewegingsonderzoek;
  - thoraco-lumbale overgang;
  - lumbale wervelkolom;
  - heup.
- Inwendig onderzoek naar de functie van de bekkenbodem:
  - vrijwillige contractie en relaxatie;
  - onvrijwillige contractie en relaxatie.
- Myofasciaal onderzoek als er pijnklachten zijn:
  - mobiliteit gewrichten;
  - aanwezigheid van myofasciale triggerpoints.

8.5.3 Diagnose

De bekkenbodemdisfunctie wordt onderverdeeld in twee verschillende afwijkingen: de 'onderactieve' en de 'overactieve' bekkenbodem. De tweedeling is opgesteld binnen de classificatie van bekkenbodem(dis)functies door de International Continence Society [5]. Een onderactieve bekkenbodem spant niet aan op momenten waarop dat nodig is. Een overactieve bekkenbodem ontspant niet op het juiste moment. Het onderscheid wordt gemaakt door palpatie of EMG-meting. EMG test de bekkenbodemspieren op aan- en ontspannen, zowel vrijwillig (op verzoek) als onvrijwillig (bij hoesten en persen).

Overactieve bekkenbodem

De bekkenbodemspieren van een man zijn meestal heel sterk. Dit komt door de vorm van het bekken en de anatomie van de urinewegen. Het komt bij mannen dan ook vaak voor dat de bekkenbodem onvoldoende ontspant. Bij de ouder wordende man kan de vergrote prostaat voor plasklachten zorgen. Daarbij is het van belang de bekkenbodem goed te relaxeren om klachten bij de mictie te verminderen.

Onderactieve bekkenbodem

Bij een man komt zelden een onderactieve bekkenbodem voor. De bekkenbodemspieren kunnen verzwakken na een prostaatoperatie, het aanleggen van een neoblaas, andere grote operaties en bestraling in het bekken- en bekkenbodemgebied. Niet alleen kan de bekkenbodem hierdoor onderactief worden, maar ook in de coördinatie treden vaak veranderingen op. Een onderactieve bekkenbodem geeft meestal klachten van urineverlies bij buikdrukverhoging (stressincontinentie).

Functie van lage rug(spieren) en bekkenbodem(spieren)

De bekkenbodem speelt een grote rol in de stabiliteit van het bekken en de lage wervelkolom. Het is dan ook niet verrassend dat er een relatie bestaat tussen lage-rugklachten en een disfunctie van de bekkenbodem. Lage-rugklachten kunnen de oorzaak zijn van een bekkenbodemprobleem en andersom geldt hetzelfde. Onderzoek door en eventueel samenwerking met een manueel therapeut kan wenselijk zijn. Een traumatische of mechanische vorm van bekkeninstabiliteit bestaat ook, meestal veroorzaakt door een ongeval of trauma zoals vallen

8.5 · Bekkenfysiotherapie

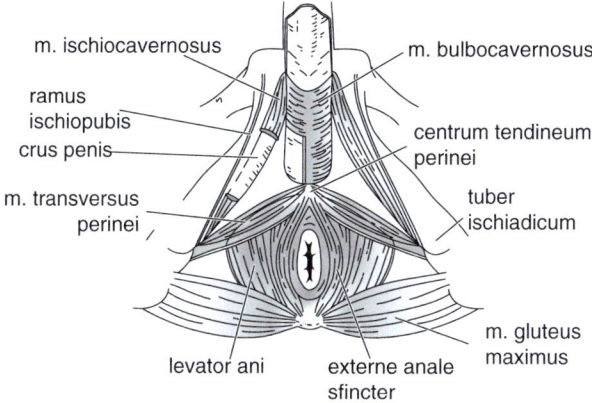

Figuur 8.5 De spiergroepen die samen de bekkenbodem vormen bij de man.

met de fiets, of een sportletsel, bijvoorbeeld een sliding bij voetbal. In de dagelijkse praktijk valt op dat bij patiënten waarbij de overactiviteit van de bekkenbodem niet reageert op de therapie waarbij gewerkt wordt aan ontspanning van de bekkenbodemspieren, er vaak sprake is of is geweest van lage-rug- of bekkenklachten. Bij een verstoorde musculaire stabiliteit in bekken en lage wervelkolom kunnen er compensatiemechanismen ontstaan. Eén daarvan is het corrigeren van de stabiliteit door de bekkenbodemspieren. Deze spieren doen dat door stevig aan te spannen. Toename van de intra-abdominale druk is een andere factor die kan bijdragen aan de stabiliteit in het bekken en de lumbale wervelkolom. Zowel aanspannen van de bekkenbodemspieren als intra-abdominale drukverhoging worden ingezet als compensatiestrategie bij lage-rug- en bekkenklachten. Deze beide activiteiten leiden tot bekkenbodemdisfunctie. De bekkenbodem wordt daarbij op de langere termijn overactief en veroorzaakt dan op zijn beurt de specifieke bekkenbodemklachten. Als compensatiemechanisme kan ook het optreden van een verandering in de ademhaling worden gezien. Deze mannen ademen met een hoge thoracale of geforceerde ademhaling. Daarbij zitten ze in een houding waarbij met veel spieractiviteit de romp rechtop wordt gehouden. Bij ademhaling onder druk is er zowel bij in- als bij expiratie verhoogde activiteit van de bekkenbodem, musculus obliques externus, musculus obliques internus en musculus transversus abdominis (zie ◘ fig. 8.5). Op lange termijn leidt dit tot overbelasting van deze spiergroepen, elk met hun eigen specifieke klachten. Het letten op de samenhang van deze klachten helpt in de behandeling en begeleiding.

8.5.4 Differentiaaldiagnose

Naast een bekkenbodemdisfunctie kan er sprake zijn van een myofasciaal pijnsyndroom. Hieronder wordt verstaan: klachten in het houdings- en bewegingsapparaat die veroorzaakt worden door de aanwezigheid van myofasciale triggerpoints (MFTP's) [6]. Een myofasciaal triggerpoint kan bewegingsbeperking, stijfheid, krachtsverlies en pijn veroorzaken. Bij klachten en pijn van het houdings- en bewegingsapparaat is het van belang specifiek te (laten) zoeken naar MFTP's. Een MFTP is een lokale verdichting in een strakke band van een spier. Een kenmerk van het MFTP is de 'local twitch', een kleine beweging van de plaatselijke spiervezels in de buurt van het MFTP die opgewekt kan worden door het MFTP weg te laten schieten

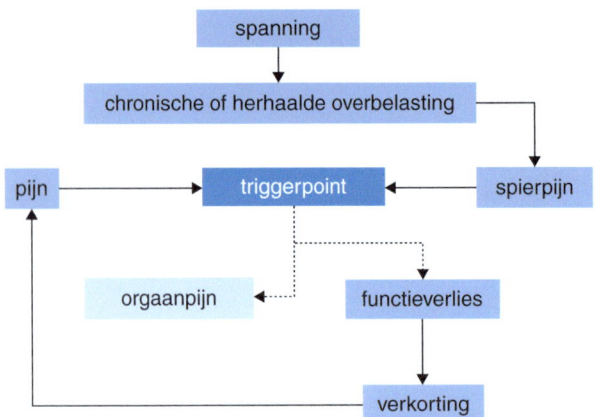

Figuur 8.6 Relatie MFTP en orgaanpijn.

onder de vinger of door een acupunctuurnaald in het MFTP te plaatsen. Kenmerkende gevolgen van MFTP's in een spier zijn: beperking van de bewegingsmogelijkheden van de aangedane spier, spierzwakte en een reactie van het autonome zenuwstelsel (zweten, misselijkheid) tijdens druk op de MFTP's. Tijdens het drukken op een MFTP ontstaat pijn in een ander gebied of in een orgaan. Dit wordt 'referred pain' of afgeleide pijn genoemd. Bij elke spier is het pijngebied van het MFTP bij veel mensen hetzelfde. Een MFTP laat zich vinden op geleide van de klachten. Bij het onderzoek zal de fysiotherapeut daarom beginnen met het in kaart brengen van het pijngebied van de patiënt. De therapeut kijkt op basis hiervan welke spieren de pijn kunnen veroorzaken en onderzoekt deze spieren op MFTP's. De myofasciale triggerpoints bevinden zich in een verharde streng en voelen bij palpatie aan als een plaatselijke verdikking. Indien zo'n plaatselijke verdikking gevoeld wordt, zal onderzoek worden gedaan naar de afname van spierkracht en spierlengte van de spier waarin het MFTP zich bevindt. De patiënt kan aangeven waar hij de afgeleide pijn ervaart. Vaak herkent hij de spontane pijn die aanleiding was voor het bezoek aan de dokter. Voor patiënten is dit een bijzonder moment; er is iemand (de fysiotherapeut) die de pijn kan opwekken (zie fig. 8.6). Dat levert uitzicht op een behandeling en op verbetering.

Symptomen die passen bij het myofasciaal pijnsyndroom zijn pijn die ervaren wordt in de buik, de bekkenbodem, de geslachtsorganen, de lage rug, de bil, het bovenbeen of de lies. Deze pijn komt vanuit de spieren die met het bekken verbonden zijn, waartoe ook de bekkenbodemspieren behoren. De pijn kan worden beschreven als spierpijn en als orgaanpijn, zoals darmpijn, blaaspijn, prostaatpijn. Het is belangrijk om zich te realiseren dat dit is waar de patiënt de pijn ervaart. Het wil niet zeggen dat er iets met dit orgaan aan de hand is. Bij onderzoek van het orgaan worden vaak geen afwijkingen gevonden. MFTP's kunnen spierzwakte in de betrokken spier veroorzaken. Bij pijn, ervaren in het bekkenbodemgebied, is onderzoek naar MFTP's in de grote rompspieren, de musculus obliques externus, de musculus piriformis, de adductoren, de buikmusculatuur en de musculus iliopsoas van belang. MFTP's in de musculus obliques externus bijvoorbeeld geven meestal uitstralende pijn in het suprapubische gebied, het scrotum en de lies. Bij mannen met scrotale pijn heeft 88 % een verhoogd rust-EMG van de bekkenbodemspieren [7].

8.5.5 Behandeling

Mannen horen bij de huisarts of uroloog voor het eerst dat ze een bekkenbodem hebben. Ze kunnen zich daar weinig bij voorstellen. De bekkenfysiotherapeut legt altijd eerst uit waar de bekkenbodemspieren zitten, hoe de verhouding is met de blaas, de prostaat en de darm. Het gebruik van anatomiemodellen helpt hierbij. De functie van de bekkenbodem wordt besproken en aansluitend volgt uitleg over wat de bekkenbodemspieren doen in het dagelijks leven, in relatie tot de klachten en de vastgestelde soort bekkenbodemdisfunctie. Educatie is een onmisbare start van de behandeling van bekkenbodemproblemen.

Overactieve bekkenbodem

De patiënt wordt allereerst geleerd om de bekkenbodem te voelen. Het is belangrijk dat patiënten beseffen en vervolgens ervaren dat het helpt om tijdens het plassen de bekkenbodemspieren te ontspannen omdat de straal dan beter wordt. In dit kader worden tips gegeven ten aanzien van het toiletgedrag en de vochtintake. De door patiënt ingevulde mictielijst (zie bijlage A) en een flowmetrie worden als uitgangspunt voor de tips gebruikt. Bij het praten over toiletgedrag wordt de houding op het toilet besproken, zodat de patiënt de bekkenbodem zo goed mogelijk ontspant tijdens het plassen. Het duurt een tijd voordat patiënten de oefeningen beheersen. De patiënt krijgt oefen- en toiletadviezen mee om thuis te oefenen. Is de bekkenbodem moeilijk te vinden en te controleren dan kunnen hulpmiddelen als biofeedback worden ingezet. Hierbij wordt de activiteit van de bekkenbodem gemeten met een anale probe, die een EMG van de bekkenbodemspieren maakt en op een scherm projecteert. Patiënt kan na uitleg door de fysiotherapeut zien wat hij met zijn bekkenbodem doet. Voor veel mannen is dat een 'eyeopener'. Naast de specifieke toilet- en plasadviezen wordt aandacht besteed aan het bewust zijn van de spanning in de bekkenbodem tijdens andere dagelijkse bezigheden. Het leren herkennen van de spanning en die vervolgens loslaten is een belangrijk deel van de behandeling van de overactieve bekkenbodem. Naast de specifiek op de bekkenbodemspieren gerichte adviezen bestaat de behandeling uit aandacht geven aan de ademhaling, de lichaamshouding en de algemene belastbaarheid van het bekken in relatie tot de belasting. De balans tussen deze laatste twee is vaak verstoord.

Onderactieve bekkenbodem

De behandeling start eveneens met oefeningen om de bekkenbodem te leren voelen. Bij de onderactieve bekkenbodem wordt gericht getraind op het krachtiger maken van de bekkenbodem en deze te leren inzetten op momenten van buikdrukverhoging tijdens het dagelijks leven. Zoals eerder gemeld hebben mannen zelden een onderactieve bekkenbodem.

Myofasciaal pijnsyndroom

De therapie zal gericht zijn op het inactiveren van de myofasciale triggerpoints (MFTP's), waardoor de strakke spierstrengen die verantwoordelijk zijn voor de toegenomen spierspanning worden ontspannen. De pijn zal hierdoor afnemen en de functie van de spier verbeteren. Voor de behandeling van MFTP's bestaan verschillende therapeutische technieken. De meest gebruikte technieken zijn:
- triggerpoint dry needling (met een dunne naald in het MFTP prikken);
- triggerpoint compressie (aanhoudende druk op het MFTP);
- cirkelvormige knedingen met toenemende druk;

- strijkingen met ijs gecombineerd met spierrekking;
- warmteapplicatie;
- contractie-relaxatie (aanspannen en ontspannen);
- leren ontspannen van de spier (m.b.v. myofeedback);
- houdingsadviezen en spierspecifieke oefeningen.

De pijn neemt snel af na de behandeling van het MFTP maar komt weer terug. Een MFTP moet meerdere keren worden behandeld voor een blijvend succes. In het algemeen geldt: hoe langer de periode tussen het ontstaan van de klachten en het begin van de behandeling, des te groter het aantal benodigde behandelingen. Vanzelfsprekend dient de patiënt een actieve rol in te nemen in de behandeling door eventuele adviezen en oefeningen uit te voeren en actief mee te denken met de behandeling. Patiënt en partner kunnen ook leren om zelf de uitwendige MFTP's te behandelen met compressie.

8.6 Conclusie

Bij behandeling van bekkenbodemklachten zal een multidisciplinaire samenwerking aangewezen zijn. Mannen met klachten van de bekkenbodem zijn gebaat bij deze multidisciplinaire aanpak [8]. De bekkenfysiotherapeut is vaak een spil in het multidisciplinaire web. De fysiotherapeut ziet de patiënt op vaste tijden, heeft tijd om te luisteren, is bezig met (leren) ontspannen van spieren en helpt om ook andere zaken los te laten. Belangrijke leden van het multidisciplinaire team zijn: de huisarts, de medisch specialist en de psycholoog of seksuoloog. Goede samenwerking is, in een recent onderzoek van het Nivel onder pijnpatiënten, genoemd als belangrijke factor in de behandeling van pijn [9]. In hetzelfde onderzoek wordt ook aangegeven dat aandacht voor de totale mens van groot belang is. De patiënt heeft baat bij een goed functionerend multidisciplinair team.

Literatuur

1. Messelink EJ, Baranowski A, Hughes J, editors. Abdominal and Pelvic Pain: From Definition to Best Practice. Wolters Kluwer Health/IASP: Buenos Aires; 2014.
2. Messelink EJ. Vrouwen hebben geen prostaat, hebben mannen wel een bekkenbodem. Bijblijven. 13:1997;12–19 ▶ http://hdl.handle.net/11245/1.136977.
3. Jong Y de, Pinckaers JHFM, Brinck RM ten, Beent AA, Lycklama a Nijeholt AAB, Dekkers OM. Urinating Standing versus Sitting: Position Is of Influence in Men with Prostate Enlargement. A Systematic Review and Meta-Analysis. PLOS ONE | ▶ www.plosone.org. 2014; 9(7).
4. Begrijp de pijn. ▶ https://www.youtube.com/watch?v=9pFdTCLjEZo.
5. Messelink EJ, Benson T, Berghmans B, et al. Standardization of terminology of pelvic floor muscle function and dysfunction: report from the pelvic floor clinical assessment group of the International Continence Society. Neurourol Urodyn. 2005;24(4):374–80.
6. Travell JG, Simons DG. Myofascial Pain and Dysfunction: The Trigger Point Manual. The Lower Extremities. 1992;2: ISBN-13: 978-0683083675.
7. Cornel EB, van Haarst EP, Schaarsberg RW, Geels J. The effect of biofeedback physical therapy in men with Chronic Pelvic Pain Syndrome Type III. Eur Urol. 2005;47(5):607–11.
8. Messelink B, Boorsma P, Groen GJ, Hoogenboom FJ, Malmberg GGA. Zeijlmans van Emmichoven IA. Chronische bekkenpijn bij mannen en bij vrouwen. Bijblijven. 2015;31(9):778–89.
9. Krol M, Boer D de, Rademakers J. CQ-index module Pijn: meetinstrumentontwikkeling. Ervaringen met pijnbehandeling en pijnbeleving van chronische pijnpatiënten en ontwikkeling van de CQ-index module Pijn. Utrecht: NIVEL; 2013.

Anale pijn- en disfunctionele klachten en de relatie met het prikkelbaredarmsyndroom

Charlotte Deen-Molenaar, Richelle Felt-Bersma, Joke Groot en Daniëlle van Reijn

Samenvatting

In dit hoofdstuk worden anale pijn en disfunctionele klachten in relatie tot het prikkelbaredarmsyndroom besproken. Klachten van het achterste compartiment kunnen niet los van klachten van de rest van de bekkenbodem worden gezien. Vaak is een 'snelle' oplossing niet beschikbaar. Organische aandoeningen moeten uitgesloten en behandeld worden. Bij persisterende klachten moeten functionele oorzaken overwogen worden in de wetenschap dat langdurige pijn een catastroferend effect kan hebben en de pijngevoeligheid doet vergroten. Daarnaast is het in kaart brengen van de invloed van de klachten op het dagelijks functioneren van groot belang. Andere aspecten zoals seksuologische klachten worden belicht. Behandeling is bij voorkeur multidisciplinair waarbij naast defecatieregulatie en medicamenteuze pijnvermindering de bekkenfysiotherapeut en de psycholoog een grote rol kunnen spelen.

9.1 Inleiding – 147

9.2 Diagnostiek – 147

9.3 Definities en pathofysiologie van PDS en anale pijnsyndromen – 148
9.3.1 Prikkelbaredarmsyndroom (PDS) en de bekkenbodem – 150
9.3.2 Relatie tussen PDS en anorectale pijn – 150
9.3.3 Hoe ontstaat chronische anorectale pijn? – 151
9.3.4 Het levator ani syndroom – 151

© Bohn Stafleu van Loghum, onderdeel van Springer Media BV 2016
B. de Boer, A. Heijnen (Red.), *Functioneel urologische en seksuele klachten bij de man*,
DOI 10.1007/978-90-368-1398-3_9

9.4	Behandeling van PDS en gerelateerde syndromen door de huisarts – 152	
9.4.1	Het reguleren van de defecatie – 152	
9.4.2	Behandeling van pijn – 153	

9.5	Betrokken behandelaars – 156	
9.5.1	Diëtist – 156	
9.5.2	Bekkenfysiotherapie – 156	
9.5.3	Chirurg – 157	
9.5.4	Psycholoog en gedragstherapeut – 157	

9.6	Conclusie – 159	

Literatuur – 159

9.1 Inleiding

In dit hoofdstuk wordt het achterste compartiment (anus en rectum) van de bekkenbodem besproken. In het vorige hoofdstuk is uitgelegd hoe klachten van blaas en of prostaat kunnen samenhangen met klachten van anus en/of rectum. Hier wordt vooral ingegaan op anale pijn en de disfunctionele klachten die kunnen optreden in relatie tot het prikkelbaredarmsyndroom (PDS). Een patiënt presenteert zich bij de huisarts meestal met atypische klachten van pijn in en rond het bekken. Hij zal zijn anale klachten zoals jeuk, soiling of anale klachten tijdens (anale) seksuele stimulatie niet gemakkelijk bespreken. Veel van de klachten zijn niet specifiek voor de oudere man, maar de sociaal invaliderende klachten zoals incontinentie voor ontlasting en ongewenst urineverlies treden wel vaker op. Verder rust in veel culturen nog meer taboe op anale klachten dan in Nederland en is het bespreekbaar maken ervan juist belangrijk om de adequate behandeling in te kunnen stellen.

9.2 Diagnostiek

De huisarts kan door het afnemen van een grondige anamnese bij de ouder wordende man al veel duidelijkheid krijgen over de diagnose. Het is van belang niet alleen de gemelde klachten uit te vragen, maar ook klachten van de overige bekkenorganen uit te diepen. Mictieklachten zoals urge en onvolledige lozing kunnen wijzen op een vergrote prostaat, maar indien hier ook soiling bij optreedt kan dit wijzen op een overactieve bekkenbodem waardoor noch blaas noch endeldarm goed geledigd worden. Indien er sprake is van anale pijn door bijvoorbeeld een anale fissuur kunnen mictieklachten ontstaan omdat de bekkenbodemspier aanspant door de pijn. Uiteraard is het van belang om infectieuze en oncologische oorzaken uit te sluiten. Bij de ouder wordende man kan angst voor een oncologische aandoening of een aandoening die nooit meer overgaat de klachten negatief beïnvloeden. Het vermoeden op een organische aandoening is groter naarmate er sprake is van een veranderd defecatiepatroon (frequentie, vorm, kleur, slijm- en bloedbijmenging), loze aandrang, buikpijn, verminderde eetlust en algemene malaise. Het lichamelijk onderzoek met proctoscopie en onderzoek van bloed en/of feces geeft vaak voldoende houvast voor een verder beleid. Dit kan eventueel worden aangevuld met beeldvormende diagnostiek zoals een abdomen-echo of een CT-colografie. Bij anaal bloedverlies (patiënten ouder dan 50 jaar) wordt een coloscopie aangeraden. Dit wordt hier verder niet besproken. De relevante NHG-standaarden (zie aanbevolen websites) geven goede richtlijnen.

In het kader van dit hoofdstuk is het wel van belang om vast te stellen of er sprake is van een overactieve bekkenbodem of een bekkenbodem die te weinig steun geeft. De huisarts kan met behulp van de volgende vragen een beeld krijgen van de bekkenbodemfunctie:

- Mictieklachten (zie ▶ H. 8):
    - moeilijk of pijnlijk urineren (dysurie);
    - frequente, kleine volumes plassen (pollakisurie);
    - langzame en pijnlijke mictie (strangurie);
    - gevoel van onvolledige lediging (residugevoel);
    - verminderde straalkracht;
    - nadruppelen;
    - loze aandrang.

- Defecatieklachten:
  - onregelmatige samenstelling;
  - onregelmatige frequentie;
  - onvolledige lediging (obstructieve defecatie of outletobstructie);
  - persen om te kunnen ontledigen;
  - digitale hulp tijdens het ontledigen;
  - gevoel van obstructie ('om een hoekje poepen');
  - anaal drukgevoel/gevoel op een bal te zitten;
  - loze aandrang;
  - recidiverend klachten van aambeien;
  - anale pijn voor, tijdens of na defecatie.
- Incontinentie:
  - ongemerkt urine- of ontlastingsverlies (passieve incontinentie, bij kleine beetjes ontlastingsverlies spreekt men van soiling);
  - urine- of ontlastingsverlies tijdens drukverhogende momenten (stressincontinentie);
  - plotseling sterke aandrang om te plassen gevolgd door ongewild urineverlies (urge-incontinentie voor urine);
  - onvermogen om ontlasting op te houden tijdens aandrang (urge-incontinentie voor ontlasting);
  - remsporen (vegen van ontlasting in de onderbroek);
  - ongewild verlies van winden.
- Abdomen:
  - pijn in de onderbuik;
  - vage buikklachten;
  - opgeblazen gevoel.
- Pijnklachten bewegingsapparaat:
  - lage rugpijn;
  - nekpijn;
  - bekkenpijn.
- Spanningsklachten door:
  - seksueel misbruik (denk ook aan anale verkrachting in oorlogsgebieden);
  - stressoren en andere life-events.
- Seksuologische klachten:
  - seksuele disfuncties (ED en/of EP);
  - ejaculatieklachten (vertraagd, afwezig, retrograad, branderig of pijnlijk);
  - pijn (scrotum, perineum, liezen en/of bovenbenen).

De rest van dit hoofdstuk is gewijd aan een aantal specifieke onderdelen uit de differentiaaldiagnostiek: het prikkelbaredarmsyndroom (PDS) en anale pijnsyndromen in relatie tot de bekkenbodem.

9.3 Definities en pathofysiologie van PDS en anale pijnsyndromen

Het prikkelbaredarmsyndroom (PDS) of 'irritable bowel syndrome' (IBS) wordt gedefinieerd volgens de ROME-IV-criteria als chronische buikpijnklachten gerelateerd aan de defecatie, waarbij andere pathologie is uitgesloten (zie kader 9.1).

> **Kader 9.1 ROME-IV-criteria voor prikkelbaredarmsyndroom**
> C. Functionele darmaandoeningen.
>   C1. Prikkelbaredarmsyndroom.
>   Terugkerende buikpijn, gemiddeld 1× per week in de laatste 3 maanden, samengaand met 2 of meer van de volgende criteria:
> - gerelateerd aan de defecatie;
> - gerelateerd aan een verandering in defecatiefrequentie;
> - gerelateerd aan verandering in vorm van de ontlasting.

In 2009 kwam de multidisciplinaire richtlijn PDS tot stand. Deze vormt een goed uitgangspunt voor diagnostiek en behandeling. De NHG-standaard PDS is in 2012 herzien [1]. Ook de website van de belangenvereniging PDS verstrekt goede informatie en geeft verwijzingen naar relevante ontwikkelingen [2]. PDS komt bij 5–20 % van de bevolking voor, waarbij vrouwen tweemaal zo vaak last hebben als mannen. Veertig procent van de patiënten is tussen de 35–50 jaar. Indien de oudere man zich presenteert met buikklachten die op PDS lijken, moet eerst een darmcarcinoom uitgesloten worden want de diagnose PDS wordt meestal al op jongere leeftijd gesteld. De pathofysiologie van PDS is nog niet geheel duidelijk en lijkt multifactorieel te zijn. Mechanismen zoals gastro-intestinale dismotiliteit, viscerale hypersensitiviteit, intestinale mucosale activatie en toegenomen intestinale permeabiliteit zijn als oorzaken aangemerkt. Ook wordt gesuggereerd dat de interacties tussen luminale factoren, zoals voedsel en bacteriën, met de epitheliale barrière en het mucosale immuunsysteem een rol spelen. Het biopsychosociale model is echter de meest geaccepteerde theorie voor PDS [3]. Hierbij speelt stress een belangrijke rol. Daarnaast is de postinfectieuze PDS ook een bekende oorzaak. Op grond van het aspect van de ontlasting wordt PDS ingedeeld in obstipatie (predominante obstipatie-PDS), diarree (predominante diarree-PDS), mengvormen (mixed-PDS of onbepaald PDS).

Chronische pelviene pijn of 'chronic pelvic pain' (CPP) wordt volgens de ROME-IV-criteria gedefinieerd als een niet-maligne pijn ontstaan uit structuren met een relatie tot het bekken bij mannen of vrouwen. Chronische pijn is gedefinieerd als pijn die langer dan drie maanden bestaat of ten minste drie maanden in een jaar aanwezig is. De helft van de patiënten met PDS heeft symptomen van CPP en 22 % van de mannen met CPP hebben symptomen van PDS en zijn niet specifiek gerelateerd aan ouder worden [4–6]. Anorectale pijn wordt proctalgia genoemd in de ROME-IV-criteria. Chronische proctalgia (CP) valt samen met het levator ani syndroom (LAS) onder de definitie van CPP (zie kader 9.2). Defecatieproblemen en seksuologische klachten gaan vaak samen met chronische bekken- en anale pijn.

> **Kader 9.2 ROME-IV-criteria voor chronische proctalgia**
> **F. Functionele anorectale aandoeningen.**
> **F2a. Levator ani-syndroom.**
> Diagnostische criteria*:
> 1. chronische of terugkerende anorectale pijn;
> 2. periodes duren minstens 30 minuten;
> 3. pijn tijdens het naar posterieur oprekken van de musculus puborectalis bij rectaal toucher.

> **F2b. Niet nader gespecificeerde anorectale pijn.**
> Diagnostische criteria:
> Idem levator ani-syndroom, maar afwezigheid van pijn tijdens het naar posterieur oprekken van de musculus puborectalis tijdens rectaal toucher.
> **F2c. Chronische proctalgia.**
> Diagnostische criteria* (alle criteria moeten aanwezig zijn):
> 1. chronische of recidiverende rectale pijn;
> 2. episodes van seconden tot minuten, maximale duur 30 minuten;
> 3. tussen de episodes is er geen pijn.
>
> *Andere oorzaken van rectale pijn zoals ischemie, inflammatoire darmziekten, cryptitis, peri-anale abcessen, anale fissuur, aambeien (hemorroïden), prostatitis en coccygodynie zijn uitgesloten.
> Criteria aanwezig de afgelopen drie maanden waarbij de klachten zes maanden geleden begonnen voorafgaande aan de diagnose.

9.3.1 Prikkelbaredarmsyndroom (PDS) en de bekkenbodem

De relatie tussen het niet goed functioneren van de bekkenbodem (het niet goed kunnen aansturen of dyssynergie) en PDS-klachten is al langer bekend. Een goede functie van de bekkenbodem is van belang om het rectum normaal te kunnen ontledigen. Bekkenbodemdisfunctie, zoals een bekkenbodem die te weinig steun geeft of een overactieve bekkenbodem verstoren dit proces. Ook kan een opgeblazen gevoel veroorzaakt worden door bekkenbodemdisfunctie [7]. Er zijn verschillen in PDS-klachten tussen mannen en vrouwen. In de meeste studies over de relatie tussen PDS en dyssynergie van de bekkenbodem betreft het echter vrouwen [8, 9]. Mannen hebben vaker diarree en vrouwen vaker obstipatie [10]. Vrouwen hebben vaak bijkomende hoofdpijnklachten, duizeligheid, rugklachten, spierpijn, verminderde eetlust en vermoeidheid. Angst- en depressiescores worden wisselend beschreven [11, 12]. PDS komt vaker voor bij jonge dan bij oudere mannen. Dit wordt toegeschreven aan de hogere testosteronspiegel [13]. Een prostatectomie kan klachten van PDS wel induceren [14].

9.3.2 Relatie tussen PDS en anorectale pijn

Normaal gesproken wordt de vulling van de maag of het rectum pas bewust en dus gevoeld als deze vrijwel compleet is. Patiënten met PDS ervaren deze niet-bewuste gastro-intestinale activiteit sneller. Bovendien ervaren zij niet-pijnlijke prikkels eerder als pijnlijk. Aangenomen wordt dat sprake is van een verlaagde pijndrempel waardoor deze viscerale hypersensitiviteit (overgevoeligheid) optreedt. In 1973 beschreef Ritchie als eerste dat de distensie (rekking) van het rectum met een ballon van 60 milliliter (= een niet-pijnlijke prikkel) als pijnlijk werd ervaren bij 55 % van de patiënten met PDS ten opzichte van 6 % van de patiënten zonder PDS [15]. Dit wijst op de verhoogde rectale sensitiviteit waardoor vulling sneller wordt waargenomen (verlaagde rectale compliantie) en deze waarneming is later bevestigd door andere auteurs [16–18]. Deze hypersensitiviteit beperkt zich niet alleen tot het maag-darmstelsel, maar kan zich ook uiten als disfunctie en/of pijn in de andere bekkenorganen. Dit fenomeen illustreert dat de zenuwen van deze organen met elkaar communiceren ('crosstalk') [19, 20]. De somatische divergentie van de viscerale zenuwen met PDS is groter: patiënten met PDS geven de gerefereerde pijn vaker aan in een groter gebied (meerdere dermatomen) dan patiënten zonder PDS.

9.3.3 Hoe ontstaat chronische anorectale pijn?

Acute anale pijnklachten kunnen ontstaan door een anale fissuur, een getromboseerde aambei, een peri-anaal abces, gestranguleerde aambeien, een endeldarmverzakking (rectumprolaps), een proctitis, na een operatie of een tumor. Door anale pijn ontstaat via een reflexverkramping (hypertonie) van de niet-willekeurige inwendige anale kringspier. Door de hypertonie neemt de pijn toe tijdens ontlasting, waardoor angst voor pijn ontstaat. Angst kan leiden tot het ophouden van de ontlasting en aanspannen van de bekkenbodemspier, met name de musculus levator ani. Dit is een vorm van dyssynergie en wordt anisme of paradoxaal bekkenbodemgedrag genoemd. Het kan leiden tot een vicieuze pijn-angst-cirkel waarbij uiteindelijk een levator ani syndroom (LAS) kan ontstaan. Dit laatste moet niet verward worden met proctalgia fugax. Proctalgia fugax is een meestal hevige, krampachtige pijn rond en in het rectum gedurende enkele seconden tot een halfuur, die vooral in de nacht optreedt. Men wordt er wakker van en kan soms niet in bed blijven liggen vanwege de hevige doffe pijn. De pijn komt doorgaans met tussenpozen van weken tot maanden terug. Alle overige chronische anorectale pijnen zonder deze specifieke kenmerken vallen vooralsnog onder de definitie niet nader gespecificeerde anorectale pijn.

9.3.4 Het levator ani syndroom

Het levator ani syndroom (LAS) kenmerkt zich door terugkerende episodes van rectale druk of doffe pijn hoog in het rectum van ten minste dertig minuten, die toeneemt bij lang zitten en vermindert bij staan en liggen [21, 22]. De pijn wordt geprovoceerd door koude, hitte, lange ritten in de auto, vermoeidheid, stress, angst, coïtus, orgasme en door defecatie. LAS is een complex anorectaal pijnsyndroom met een prevalentie van 6,6 % onder de algemene bevolking in de Verenigde Staten [21, 23]. LAS komt meer voor bij vrouwen (7,4 %) dan bij mannen (5,7 %) [24]. Ten opzichte van de algemene bevolking scoren patiënten met LAS significant hoger op stress, angst, depressie, catastroferen en ze maken zich meer zorgen over hun gezondheid [25–27]. Dit patroon wordt gezien bij de meeste patiënten met chronische pijn. Het is onduidelijk of deze factoren de oorzaak of het gevolg zijn van LAS [28–30]. Verondersteld wordt dat limbische disfunctie, door bijvoorbeeld seksueel misbruik, een rol speelt bij het ontstaan en onderhouden van de overactiviteit van de bekkenbodemspieren en verhoogde pijnsensatie [31]. Of seksueel misbruik een rol speelt bij oudere mannen staat nergens beschreven. Patiënten met LAS blijken een veranderde lichamelijke perceptie te hebben en een verminderd zelfvertrouwen [32–34]. Chronische of regelmatig terugkerende buik- en bekkenpijn, waaronder de chronische proctalgia en het levator ani syndroom, leiden tot een afgenomen kwaliteit van leven met werkverzuim, beperking in algemene dagelijkse activiteiten, afname in sportactiviteit en minder sociale contacten. Patiënten met chronische pijn zijn vaker afhankelijk van anderen, vaker depressief, angstig en/of boos [35]. Deze problemen spelen een belangrijke rol bij het in stand houden van de klachten.

Het is belangrijk dat de huisarts LAS tijdig herkent om het verder ingraven van oorzaken en gevolgen te voorkomen. Met lichamelijk onderzoek is het mogelijk overactiviteit en pijnlijkheid van de musculus levator ani vast te stellen. Hierbij wordt, met onduidelijke etiologie, de pijn met name aan de linkerzijde aangegeven [30, 32]. In de praktijk lijkt het dat patiënten met LAS een hogere spanning van de interne of externe anale kringspier hebben, het is echter vooral de musculus levator ani die overactief is [25, 36]. Het niet kunnen ontspannen van de bekkenbodem suggereert een bekkenbodemdisfunctie [37, 38]. Een belangrijke diagnostische test is het rekken van de musculus puborectalis (een deel van de musculus levator ani) met de vinger naar posterieur, door middel van een rectaal onderzoek. De patiënt geeft dan een herkenbare pijn aan (zie kader 9.4). Indien LAS wordt vermoed is medebehandeling door de bekkenfysiotherapeut, de pijnspecialist en psycholoog geïndiceerd [27].

9.4 Behandeling van PDS en gerelateerde syndromen door de huisarts

De behandeling van patiënten met PDS is afhankelijk van hun symptomen (zie ◘ tab. 9.1). Afhankelijk van het defecatiepatroon kan behandeling van obstipatie of diarree noodzakelijk zijn. Indien er sprake is van obstipatie met dyssynergie is bekkenfysiotherapie de aangewezen behandeling. Indien buikkrampen op de voorgrond staan, kan overwogen worden om naast pijnstilling incidenteel een spasmolyticum te geven. Staat de anorectale pijn meer op de voorgrond dan is het raadzaam, naast orale pijnstillers (paracetamol, NSAID's) ook bekkenfysiotherapie te adviseren. Bij onhoudbare pijnen dient specialistische hulp ingeroepen te worden.

9.4.1 Het reguleren van de defecatie

In het algemeen wordt getracht om de defecatie zoveel mogelijk te reguleren. Voor een normale defecatie is dertig gram normale vezels (dieet) per dag en lichaamsbeweging noodzakelijk. Er bestaat een direct verband tussen de inname van vezels en defecatiefrequentie en de samenstelling van de ontlasting [39]. Sommige patiënten reageren ongunstig op vezels en dan is het advies de extra inname te staken [40]. Indien deze maatregelen niet tot verbetering van het defecatiepatroon leiden, is medicamenteuze behandeling zinvol (zie ◘ tab. 9.1).

Bij patiënten waarbij de obstipatie domineert (predominante obstipatie-PDS) kunnen laxantia worden voorgeschreven om een frequentere defecatie te bewerkstelligen. Indien psylliumvezels (max. 4 × per dag 1 sachet) onvoldoende helpen kan deze behandeling worden vervangen door PEG-preparaten (tot 4 × per dag 1 of 2 × per dag 2 sachets) met extra water. Indien dit onvoldoende effect heeft dan kan magnesiumoxide (MgO) toegevoegd worden tot max. 4 × per dag 2 tabletten à 500 mg. Is dat nog onvoldoende, dan kan eventueel bisacodyl oraal tot max. 4 × per dag 2 tabletten of 2 suppositoria gegeven worden. Op proef kan prucalopride 1–2 mg per dag of linaclotide (1 × per dag 290 mg) gegeven worden. Beide zijn specialistische medicaties en alleen linaclotide wordt onder voorwaarde vergoed. Hiermee heeft de huisarts in het algemeen weinig ervaring. In de NHG-standaard PDS staat deze laatst genoemde medicatie dan ook niet beschreven. Bij patiënten waarbij de diarree domineert (predominante diarree-PDS) is indikken van de ontlasting belangrijk. Hiertoe kunnen (psyllium)vezels, zonder extra water, ingenomen worden. Bij extreme diarree, waarbij andere

◻ Tabel 9.1 Therapie PDS en dosering.

therapie	soort	dosering
laxantia		
psylliumvezels	sachet 4,3 mg	1 tot 4 × per dag 1 sachet
PEG-preparaat	sachet macrogol 3350 of 4000	1 tot 4 × per dag 1 sachet
MgO	tablet 500 mg	1 tot 4 × per dag 1–2 tabletten
bisacodyl	tablet 5 mg	1 tot 4 × per dag 1 tablet
	zetpil 5 of 10 mg	1 × per dag 1 zetpil
antidiarree		
loperamide	tablet 1 mg	2 tot 4 × per dag 1 tablet
colesevelam	tablet 625 mg	4 × per dag 4 tot 6 tabletten
colesteramine	sachet 4 g	3 tot 4 × per dag 1 tot 2 sachets
pijnmedicatie		
paracetamol	tablet 500 mg	1 tot 4 × per dag 1 tot 2 tabletten
NSAID	diverse soorten	1 tot 4 × per dag 1 tablet
spasmolitica		
scopulbutamine	tablet 10 mg	z.n. max. 3 tabletten per dag
	zetpil 10 mg	z.n. max. 3 zetpillen per dag
prokinetica		
prucalopride	tablet 1 en 2 mg	1 × per dag 1 tablet
linaclotide	tablet 290 mg	1 × per dag 1 tablet

oorzaken zijn uitgesloten, kan ook pragmatisch intermitterend loperamide gegeven worden. Indien een patiënt een cholecystectomie heeft ondergaan in het verleden kan aan diarree op basis van galzoutenprikkeling wordt gedacht en is colesteramine of colesevelam een optie. Deze medicatie blijkt ook wel eens zinvol bij therapieresistente diarree zonder dat een cholecystectomie heeft plaatsgevonden. Een basale hoeveelheid lichaamsbeweging is noodzakelijk voor een goede stoelgang [41, 42]. Extreme lichaamsbeweging daarentegen zoals duursporten kan een averechtse werking hebben; bij marathonlopers kan overactiviteit van de bekkenbodem een rol spelen.

9.4.2 Behandeling van pijn

De pijncomponent van PDS is lastiger te beïnvloeden. De patiënt kan dieetmaatregelen proberen met de achterliggende gedachte dat een overgevoeligheid bestaat voor bepaalde voedingsmiddelen. Gluten-, lactose- en Fodmap-overgevoeligheid (zie kader 9.3) worden wel als oorzaak aangemerkt. Fodmap zijn koolhydraten die in de dunne darm niet verteerd kunnen worden en onverteerd in de dikke darm gasvorming en diarree veroorzaken. PDS-patiënten ervaren deze klachten heftiger dan patiënten zonder PDS. Door deze voedingsmiddelen te vermijden worden wisselende successen geboekt [43–45].

> **Kader 9.3 Fodmap**
> Fermenteerbare oligo-, di-, monosachariden en polyolen:
> - Oligosachariden = fructanen en galactanen (FOS en GOS) -> tarwe, rogge, peulvruchten, diverse fruit en groente en toegevoegd aan bijvoorbeeld prebiotica (inuline).
> - Disachariden = lactose.
> - Monosachariden = fructose.
> - Polyolen = sorbitol, mannitol, maltitol, xylitol, isomalt.

Bij anorectale pijnsyndromen spelen de bekkenbodemspieren een belangrijke rol. Ze hebben een functie in het continentiemechanisme en het goed kunnen ledigen van het rectum. Er kan sprake zijn van een overactiviteit van de bekkenbodemspieren waardoor de bekkenbodem niet meer goed kan ontspannen. Daarnaast wordt bij pijn vaak een paradoxale contractie gezien: de bekkenbodemspieren spannen aan terwijl ze moeten ontspannen. Het is van belang de anatomie van de bekkenbodem en bekkenwand te kennen (zie ◘ fig. 2.1 en 8.5), evenals de anatomie van het rectum en aanverwante structuren (zie ◘ fig. 9.1), om patiënten met deze klachten optimaal te kunnen onderzoeken en te behandelen [36, 46, 47].

> **Kader 9.4: Rectaal toucher in het kader van LAS**
> Het belang van het onderzoek van de bekkenbodem is in hoofdstuk 8 beschreven (zie ook bijlage G). Het rectaal toucher kan onderdeel zijn van het bekkenbodemonderzoek (zie ook bijlage E), maar is onmisbaar voor het stellen van de diagnose LAS (zie ◘ fig. 9.2). Aangezien de patiënt pijn heeft, is het extra belangrijk het doel van het onderzoek vooraf uit te leggen en zo goed mogelijk gerust te stellen. Het heeft onze voorkeur om de patiënt in linkerzijligging met opgetrokken knieën te onderzoeken. De onderzoeker zit achter de patiënt, legt de linkerhandpalm op de rechterheup van de patiënt en spreidt met de vingers van de linkerhand en de rechterhand de billen. Na inspectie van de huid en de functie van de sluitspier, wordt de rechterwijsvinger (met handschoen en voldoende glijmiddel) tegen de anus aangelegd met de buigzijde van de vinger naar de rug toe gericht. Op de top van de vinger is de inwendige sluitspier als een ringetje te voelen. Door hier voortdurend druk op uit te oefenen, zonder de vinger met kracht naar binnen te duwen, ontspant de spier meestal binnen dertig seconden en kruipt de kringspier als het ware vanzelf over de vinger heen. Het proces kan iets versneld worden door de patiënt wat mee te laten persen. Tijdens het toucher kunnen de spanning van in- en uitwendige sluitspier en de aanwezigheid van palpabele afwijkingen beoordeeld worden. Zodra de vinger het rectum bereikt, is het mogelijk om de vinger richting de rug te buigen waarbij de musculus puborectalis wordt 'aangehaakt'. Als de patiënt deze spier aanspant moet de spier naar de buik toe en proximaal verplaatsen, de toucherende vinger wordt hierbij samengeknepen. Als de patiënt perst moet de hoek verstrijken. De spanning van de musculus puborectalis en de mogelijkheid om aan te knijpen en te ontspannen geeft een indruk van de activiteit van de spier. Bij LAS is er een hoge spanning en bij rekken van de spier naar de posterieure zijde wordt een herkenbare pijn aangegeven.

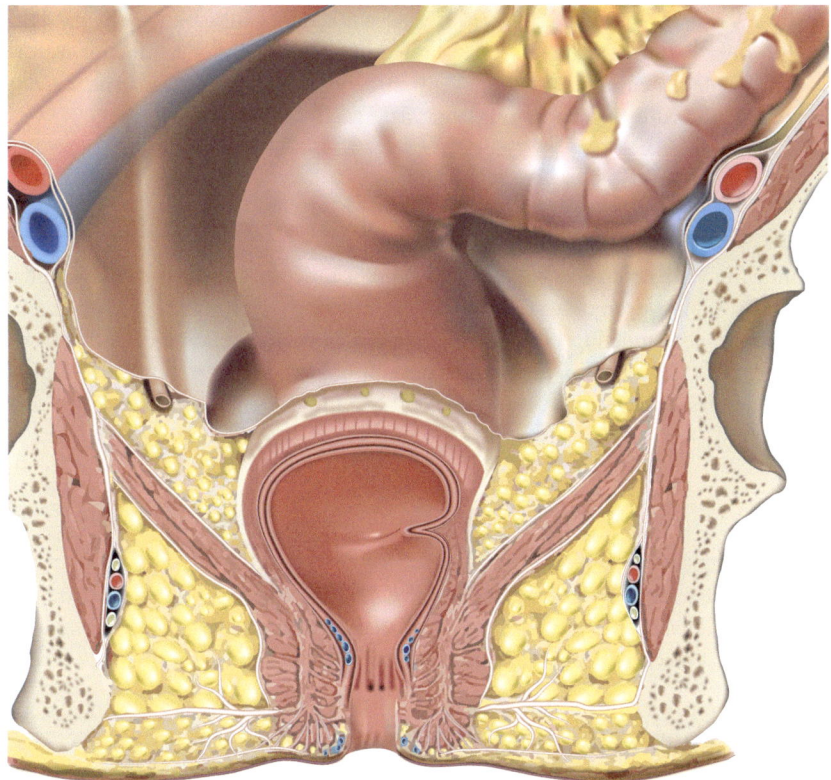

◘ **Figuur 9.1** Anatomie van het bekken en het rectum.

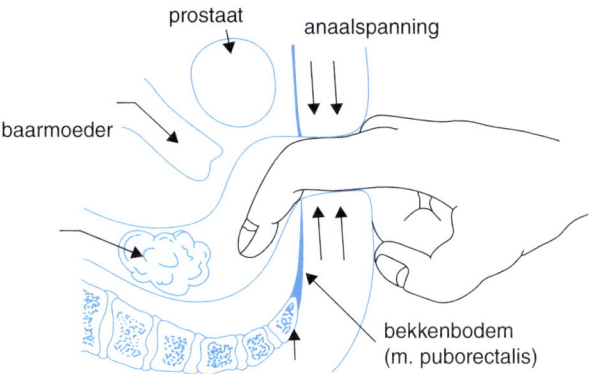

◘ **Figuur 9.2** Rectaal toucher in het kader van LAS. (Bron: J. Lacock en J. Haslam (eds.))

Door pijn van de patiënt, schaamte (bij patiënt, arts of behandelaar) of gebrek aan kennis en vaardigheid van de arts wordt rectaal onderzoek vaak niet uitgevoerd. De behandeling en hulpverlening aan mensen met chronische pijn is in de praktijk weerbarstig, moeilijk uitvoerbaar en beperkt effectief [48]. Uitgangspunt voor de behandeling is een biopsychosociaal model waarin chronische pijn wordt gezien als de uitkomst van de complexe interactie van biologische, psychologische en sociale factoren. Derhalve is een multidisciplinaire benadering aanbevolen. Een interdisciplinaire aanpak is essentieel om verbetering van functioneren te bewerkstelligen. Goede afstemming tussen patiënt en behandelaars en tussen behandelaars onderling is voorwaarde voor een succesvolle behandeling.

9.5 Betrokken behandelaars

Voor de behandeling van chronische buik- en bekkenpijn is de eerste stap het uitleggen dat het een 'goedaardig' pijnsyndroom betreft. Geruststelling, uitleg en counseling zijn een component van iedere pijnbehandeling [49]. Dit is uiteraard in eerste instantie de taak van de huisarts, maar verdient zeker ook bij herhaling aandacht in een vervolgtraject. Van belang is dat betrokken behandelaars eenduidig naar de patiënt communiceren en het beleid op elkaar afstemmen.

9.5.1 Diëtist

Als er sprake is van een voedselallergie, een onevenwichtig voedingspatroon of behoefte aan een individueel dieetadvies kan het inschakelen van een diëtist aangewezen zijn voor het instellen een aangepast dieet, ondersteuning en begeleiding op dit vlak [1].

9.5.2 Bekkenfysiotherapie

Bekkenfysiotherapie is bewezen effectief bij de behandeling van LAS. Voor chronische proctalgia en proctalgia fugax is deze relatie niet zo evident. Het lijkt zinvol om de patiënt toch naar de bekkenfysiotherapeut te verwijzen voor beter inzicht in de functie van de bekkenbodem en uitwendige pijnreducerende behandelingen zoals TENS [50]. Myofasciale therapie van triggerpoints (MFTP's) en andere myofasciale technieken zijn onderzocht door Fitzgerald en Anderson [51, 52]. Hierbij wordt significante vermindering van pijn, verbetering van de bekkenbodemfunctie en de kwaliteit van leven vastgesteld bij een follow-up van zes maanden. De therapie bestond uit een intensief protocol van triggerpointbehandeling en bekkenbodemoefeningen ter relaxatie, ademhaling- en ontspanningsoefeningen, zie ook ▶H. 8. Aangezien een deel van de bekkenbodemspier (musculus puborectalis) door langdurige overactiviteit verkort kan zijn, is het oprekken van de spier een goede methode om de spanning te doorbreken. Inwendige massage kan worden toegepast met de patiënt in linkerzijligging waarbij de spier, nadat de vinger rustig via de anus is geïntroduceerd, met de wijsvinger naar posterieur wordt opgerekt. De patiënt kan deze behandeling zelf aanleren en de partner van de patiënt zou dit eveneens kunnen toepassen. Het wordt niet aangeraden om een dilatator of vibrator te gebruiken omdat de feedback dan ontbreekt. Bij LAS wordt deze vorm van inwendige massage van de bekkenbodemspier vaak in combinatie met warme zitbaden en pijnstillers succesvol toegepast [30, 51].

Biofeedback is een behandelmethode waarbij de patiënt tijdens de behandeling direct terugkoppeling krijgt over het effect van de oefeningen. Hierbij krijgt de patiënt dus inzicht en leert hoe de oefeningen tot meetbare verbeteringen leiden. De meest gebruikte methode in de bekkenfysiotherapie is het meten van spierspanning middels een electrode die vaginaal of anaal ingebracht kan worden. Tijdens de meting zijn deze signalen zichtbaar op een computerscherm, zodat zowel de therapeut als de patiënt een continu beeld krijgt van wat er in het lichaam gebeurt. Biofeedback is superieur boven andere vormen van behandelingen in de behandeling van patiënten met LAS en resulteert in een pijnvermindering van 87 %. Patiënten met LAS zijn gebaat bij een gespecialiseerde multidisciplinaire aanpak om de kwaliteit van leven van deze patiënten significant te verbeteren [30, 47, 53-55].

9.5.3 Chirurg

Chirurgische behandeling is niet geïndiceerd bij PDS en de gerelateerde syndromen mits organische aandoeningen uitgesloten zijn. Het kan wel zinvol zijn om een onderzoek onder narcose te doen (proctoscopie) indien dit onderzoek op de polikliniek niet mogelijk is. Een CT, MRI of echografie kan niet met zekerheid een anale poliep, verdikte papil van Morgagni of cryptitis uitsluiten. Deze oorzaken kunnen soms direct behandeld worden, mits een verband met de pijn aannemelijk is. De mogelijkheid tot behandeling moet vóór de operatie met de patiënt worden besproken, omdat een chirurgische ingreep tot een nieuwe pijnprikkel kan leiden. Indien preoperatief anamnestisch geen duidelijke verdenking bestaat op verzakking van het slijmvlies en/of aambeien is uiterste terughoudendheid geboden bij de chirurgische behandeling van peroperatieve bevindingen. Onder narcose treedt door relaxatie van de bekkenbodem en het sluitspiercomplex vaak verzakking op en de klinische impact hiervan is peroperatief niet goed te beoordelen. Er zijn aanwijzingen dat het tijdelijk partiëel paralyseren van spieren die overactiviteit vertonen door lokale toediening van injecties met botulinetoxine A mogelijk een additioneel positief effect kan hebben. Hier is nog weinig onderzoek naar gedaan. De hypothese is dat overactiviteit van de spier leidt tot pijn, de pijn weer tot overactiviteit, dat ten slotte tot disfunctie leidt. Botulinetoxine A-injecties voor behandeling van LAS zijn getest met twee prospectief gerandomiseerde trials met wisselend resultaat op de lange termijn [56, 57]. De auteurs van dit hoofdstuk hebben beperkte ervaring en zijn van mening dat botulinetoxine-injecties zinvol kunnen zijn bij een pure vorm van LAS en bij mengvormen vaak een positief additioneel effect hebben [58].

9.5.4 Psycholoog en gedragstherapeut

PDS is een goedaardige aandoening met milde tot ernstige klachten die vaak langdurig zijn en doorgaans wisselend van aard. Door stress kunnen de klachten verergerd worden. PDS heeft een negatieve invloed op de kwaliteit van leven. Het beloop van de klachten bij een individu valt niet te voorspellen. Van belang is dat de patiënt geïnformeerd wordt over het kunnen beheersen van zijn symptomen en dat het mogelijk is om met PDS een normaal leven te leiden [3]. Het biopsychosociale klachtenanalysemodel is ontworpen om te achterhalen hoe de klacht eruitziet vanuit patiëntperspectief [59-61]. Wat zijn de lichamelijke klachten, wat voor gedachten, gevoel en welk gedrag roept dat op bij de patiënt? Welke eigen verklaringen leven er over de mogelijke oorzaak? Hoe reageert de patiënt emotioneel op zijn klachten en hoe gaat hij daarmee om? Is er sprake van vermijdingsgedrag? Wat zijn de verwachtingen en overtuigingen ten aanzien van eigen herstellend vermogen? Ineffectief omgaan met stress, boosheid, angst, teleurstellingen en onverwerkte negatieve seksuele ervaringen, beïnvloeden de ernst van de symptomen [59, 60]. Het niet goed begrijpen van de klacht of onvoldoende uitleg over oorsprong en beloop van de klacht, wakkert angst of boosheid aan waardoor klachten verergeren [59, 62]. Allerlei vormen van ontspanning en leren omgaan met de klachten hebben een gunstige invloed. Een belangrijke voorwaarde voor een goede spijsvertering is balans tussen rust en activiteit. In een wereld waarin de sympathicus, 'the fight and flight', veelvuldiger in actie komt dan de parasympathicus, vergeet men gemakkelijk 'the rest and digest'. Naar alle waarschijnlijkheid biedt de parasympathicus de patiënt hierbij een betere overlevingskans. Het is aan te bevelen om de knop vaker om te zetten zodat mensen meer parasympatisch worden. De herstelfunctie in het lichaam krijgt dan een kans en tegelijkertijd kan meer worden genoten van een weldadige ontspanning. De volgende therapievormen zijn bewezen effectief bij psychologische ondersteuning en kunnen worden ingezet.

Mindfulness based stress reduction (MBSR)

MBSR, zoals geïnitieerd in 1988 door Kabat Zinn aan de universiteit van Massachusetts, is het op een geduldige manier trainen van je geest in het helder en objectief waarnemen van gedachten, lichamelijke gewaarwordingen en emoties, zonder daarover te hoeven oordelen of te piekeren. Mindfulness is de rust en helderheid in jezelf opzoeken, ook wanneer het leven je deze rust niet lijkt te gunnen. Mindfulness gaat over het mild zijn voor jezelf, en gedachten en gevoelens met enige afstand en humor waarnemen. Zoals ze komen gaan ze ook weer weg. Ze waaien over. Je leert om op een ondersteunende manier ermee om te gaan en je er minder door te laten beïnvloeden. Je hoeft niet altijd op dezelfde, automatische manier te reageren: je kunt kiezen. Als je altijd hetzelfde blijft denken en doen, kun je geen andere uitkomst verwachten. Mindfulness geeft voor veel mensen een gevoel van keuzevrijheid, van ruimte. Er zijn aanwijzingen voor de haalbaarheid en effectiviteit van een mindfulnessinterventie bij PDS [63].

Cognitieve gedragstherapie (CGT)

CGT is het begeleiden bij het leren (h)erkennen van gedragsbeperkingen, het reduceren en modificeren van catastroferende gedachten, schaamte, angst en schuldgevoel, en het zoeken naar alternatieven om beter om te gaan met stress, ongerustheid, vermijdingsgedrag en emotionele onplezierigheden [61, 64, 65]. CGT is niet een specifieke benadering en kan uit allerlei verschillende componenten bestaan, zoals verschillende vormen van cognitieve therapie, (verdiepende) relaxatietechnieken, assertiviteitstraining en pijnmanagement [1, 66].

Hypnotherapie

Bij hypnotherapie, die speciaal gericht is op PDS, leert de hypnotherapeut mensen onder concentratie en diepe ontspanning door suggesties hun darm- en pijnbeleving positief te beïnvloeden. Ook kunnen met hypnose spanningsfactoren die de klachten verergeren worden opgespoord waarna het mogelijk wordt er iets aan te veranderen. Hypnotherapie verbetert gastro-intestinale symptomen bij PDS [1, 66, 67].

EMDR

EMDR staat voor *eye movement desensitization and reprocessing* en is een effectief bewezen behandelmethode om nare ervaringen te verwerken. EMDR is een geprotocolleerde, evidence-based behandelprocedure gericht op het 'desensitiseren' – ofwel verzwakken – van herinneringen aan beschadigende gebeurtenissen die aanleiding geven tot een psychische klacht of aandoening [68]. EMDR is in 1989 door Francine Shapiro ontwikkeld om traumatische gebeurtenissen te verwerken. Sindsdien wordt EMDR steeds meer ingezet bij angststoornissen, gevolgen van meervoudige traumatisering en chronische pijn.

Seksuoloog

De ouder wordende man met PDS, defecatieklachten zoals soiling, toegenomen flatulentie en mogelijk incontinentie kan zich uitermate onzeker voelen op het gebied van de seksualiteit. Dit zal nog meer van belang zijn als de anus als seksueel orgaan ook een rol speelt, zoals veelal het geval is bij mannen die seks hebben met mannen. Vaak is dit het 'vergeten gat' in de anamnese. Bij een overactieve bekkenbodem bestaat een verhoogde kans op seksueel disfunctioneren. Het gedetailleerd vragen naar seksuologische klachten brengt duidelijkheid of er behoefte is aan hulp. Uiteraard dient ook de bekkenfysiotherapeut bij de inventarisatie van het klachten in staat te zijn om zicht te krijgen op seksuele problemen en, indien gewenst in overleg met de huisarts, de patiënt door te verwijzen. Voor een aantal praktische handvatten die ook de huisarts kan inzetten wordt verwezen naar ▶H. 4.

9.6 Conclusie

In dit hoofdstuk hebben we anale pijn en disfunctionele klachten in relatie tot het prikkelbaredarmsyndroom besproken. Het is van belang om klachten van het achterste compartiment niet los te zien van klachten van de rest van de bekkenbodem. Er is geen 'quick fix' oplossing maar organische aandoeningen moeten uitgesloten en behandeld worden. Bij persisterende klachten moeten functionele oorzaken overwogen worden. Daarnaast is het in kaart brengen van de invloed van de klachten op het dagelijks functioneren van groot belang. Ook bij de ouder wordende man mogen aspecten als seksuologische klachten niet onderbelicht blijven. Behandeling is bij voorkeur multidisciplinair waarbij naast defecatieregulatie en medicamenteuze pijnvermindering de bekkenfysiotherapeut en de psycholoog een grote rol kunnen spelen.

Literatuur

1. ▶ https://www.nhg.org/standaarden/volledig/nhg-standaard-prikkelbaredarmsyndroom-pds.
2. ▶ http://www.pdsb.nl/wat-is-pds/pds-richtlijn.aspx.
3. Soares RL. Irritable bowel syndrome: a clinical review. World J Gastroenterol. 2014 14;20(34):12144–60.
4. Pontari MA. Chronic prostatitis/chronic pelvic pain syndrome and interstitial cystitis: are they related? Curr Urol Rep. 2006;7(4):329–34.
5. Dimitrakov J, Joffe HV, Soldin SJ, Bolus R, Buffington CA, Nickel JC. Adrenocortical hormone abnormalities in men with chronic prostatitis/chronic pelvic pain syndrome. Urology. 2008;71(2):261–6.
6. Clemens JQ, Brown SO, Kozloff L, Calhoun EA. Predictors of symptom severity in patients with chronic prostatitis and interstitial cystitis. J Urol. 2006;175(3 Pt 1):963–6; discussion 967.
7. Abraham S, Luscombe GM, Kellow JE. Pelvic floor dysfunction predicts abdominal bloating and distension in eating disorder patients. Scand J Gastroenterol. 2012;47(6):625–31.
8. Prott G, Shim L, Hansen R, Kellow J, Malcolm A. Relationships between pelvic floor symptoms and function in irritable bowel syndrome. Neurogastroenterol Motil. 2010;22(7):764–9.
9. Mulak A, Paradowski L. Anorectal function and dyssynergic defecation in different subgroups of patients with irritable bowel syndrome. Int J Colorectal Dis. 2010;25(8):1011–6.
10. Anbardan SJ, Daryani NE, Fereshtehnejad SM. Taba Taba Vakili S, Keramati MR, Ajdarkosh H. Gender Role in Irritable Bowel Syndrome: A Comparison of Irritable Bowel Syndrome Module (ROME IV) Between Male and Female Patients. J Neurogastroenterol Motil. 2012;18(1):70–7.
11. Tang YR, Yang WW, Wang YL, Lin L. Sex differences in the symptoms and psychological factors that influence quality of life in patients with irritable bowel syndrome. Eur J Gastroenterol Hepatol. 2012;24(6):702–7.
12. Cain KC, Jarrett ME, Burr RL, Rosen S, Hertig VL, Heitkemper MM. Gender differences in gastrointestinal, psychological, and somatic symptoms in irritable bowel syndrome. Dig Dis Sci. 2009;54(7):1542–9.

13. Kim BJ, Rhee PL, Park JH, Chang DK, Kim YH, Son HJ, et al. Male sex hormones may influence the symptoms of irritable bowel syndrome in young men. Digestion. 2008;78(2–3):88–92.
14. Adibi P, Mazdak H, Derakhshandeh A, Toghiani A. Change in functional bowel symptoms after prostatectomy: a case-control study. J Res Med Sci. 2011;16(2):130–5.
15. Ritchie J. Pain from distension of the pelvic colon by inflating a balloon in the irritable colon syndrome. Gut. 1973;14(2):125–32.
16. Nozu T, Kudaira M, Kitamori S, Uehara A. Repetitive rectal painful distension induces rectal hypersensitivity in patients with irritable bowel syndrome. J Gastroenterol. 2006;41(3):217–22.
17. Lee KJ, Kim JH, Chow SW, et al. Relationship of underlying abnormalities in rectal sensitivity and compliance to distension with symptoms in irritable bowel syndrome. Digestion. 2006;73(2–3):133–41.
18. Steens J, Schaar PJ van der, Penning C, Brussee J, Masclee AA. Compliance, tone and sensitivity of the rectum in different subtypes of irritable bowel syndrome. Neurogastroenterol Motil. 2002;14(3):241–7.
19. Brinkert W, Dimcevski G, Arendt-Nielsen L, et al. Dysmenorrhoea is associated with hypersensitivity in the sigmoid colon and rectum. Pain. 2007;132(Suppl 1):S46–51.
20. Ustinova EE, Fraser MO, Pezzone MA. Cross-talk and sensitization of bladder afferent nerves. Neurourol Urodyn. 2010;29(1):77–81. doi:10.1002/nau.20817.
21. Whitehead WE, Wald A, Diamant NE, Enck P, Pemberton JH, Rao SS. Functional disorders of the anus and rectum. Gut 1999;45(II):1155–9.
22. Chiarioni G, Asteria C, Whitehead WE. Chronic proctalgia and chronic pelvic pain syndromes: New etiologic insights and treatment options. World J Gastroenterol. 2011;17(40):4447–55.
23. Drossman AD, Li Z, Andruzzi E, Temple RD, Talley NJ, Thompson WG, et al. US Householder survey of functional gastrointestinal disorders: Prevalence, sociodemography, and health impact. Dig Dis Sc. 1993;38(9):1569–80.
24. Bharucha AE, Wald A, Enck P, Rao S. Functional anorectal disorders. Gastroenterol. 2006;130(5):1510–8.
25. Ger GC, Wexner SD, Jorge JM, Lee E, Amaranath LA, Heymen S, et al. Evaluation and treatment of chronic intractable rectal pain-a frustrating endeavor. Dis Colon Rectum. 1993;36(2):139–45.
26. Latthe P, Latthe M, Say L, Gülmezoglu M, Khan K.S. WHO systematic review of prevalence of chronic pelvic pain: a neglected reproductive health morbidity. BMC Public Health 2006;6(6):177.
27. Renzi C, Pescatori M. Psychologic aspects in proctalgia. Dis Colon Rectum. 2000;43(4):535–9.
28. Anderson RU, Wise D, Sawyer T, Glowe P, Orenberg EK. 6-day intensive treatment protocol for refractory chronic prostatitis/chronic pelvic pain syndrome using myofascial release and paradoxical relaxation training. J Urol. 2011;185(4):1294–9.
29. Andromanakos NP, Kouraklis G, Alkiviadis K. Chronic perineal pain: current pathophysiological aspects, diagnostic approaches and treatment. Eur J Gastroenterol Hep. 2011;23(1):2–7.
30. Chiarioni G, Nardo A, Vantini I, Romito A, Whitehead WE. Biofeedback is superior to electrogalvanic stimulation and massage for treatment of levator ani syndrome. Gastroenterol. 2010;138(4):1321–9.
31. Fenton BW Limbic associated pelvic pain: a hypothesis to explain the diagnostic relationships and features of patients with chronic pelvic pain. Medical Hypotheses 2007;69(2):282–6. Advance online publication.
32. Bharucha AE, Trabuco E. Functional and chronic anorectal and pelvic pain disorders. Gastroenterol Clin North Am. 2008;37(3):685–96.
33. Bharucha AE, Wald A, Enck P, Rao S. Functional anorectal disorders. Gastroenterol. 2006;130(5):1510–8.
34. Haugstad GK, Haugstad TS, Kirste UM, Leganger S, Wojniusz S, Klemmetsen I, Malt UF. Posture, movement patterns, and body awareness in women with chronic pelvic pain. J Psychosom Res. 2006;61(5):637–44.
35. Hakki Ojala T. The Dominance of Chronic Pain: A Phenomenological Study. Musculuskeletal Care. 2014;12(3):141–9.
36. Tu F, Sawsan AS, Steege JF. Musculoskeletal Causes of Chronic Pelvic Pain: A Systematic Review of Existing Therapies: Part II. Obstet Gyn Surv. 2005;60(7):474–83.
37. Shafik A. The role of the Levator ani Muscle in Evacuation, Sexual Performance and Pelvic floor disorders. Int Urogynecol J. 2000;11:361–76.
38. Mazza L, Formento E, Fonda G. Anorectal and perineal pain: new pathophysiological hypothesis. Tech Coloproctol. 2004;8(2):77–83.
39. Sanjoaquin MA, Appleby PN, Spencer EA, Key TJ. Nutrition and lifestyle in relation to bowel movement frequency: a cross-sectional study of 20630 men and women in EPIC-Oxford. Public Health Nutr. 2004;7(1):77–83.
40. Chouinard LE. The role of psyllium fibre supplementation in treating irritable bowel syndrome. Can J Diet Pract Res. 2011;72(1):e107–14.

41 Oliveira EP de, Burini RC. The impact of physical exercise on the gastrointestinal tract. Curr Opin Clin Nutr Metab Care. 2009;12(5):533–8.
42 Daley AJ, Grimmett C, Roberts L, Wilson S, Fatek M, Roalfe A, et al. The effects of exercise upon symptoms and quality of life in patients diagnosed with irritable bowel syndrome: a randomised controlled trial. Int J Sports Med. 2008;29(9):778–82.
43 Halmos EP, Power VA, Shepherd SJ, Gibson PR, Muir JG. A diet low in FODMAPs reduces symptoms of irritable bowel syndrome. Gastroenterol. 2014;146(1):67–75.
44 Biesiekierski JR, Peters SL, Newnham ED, Rosella O, Muir JG, Gibson PR. No effects of gluten in patients with self- reported non-celiac gluten sensitivity after dietary reduction of fermentable, poorly absorbed, short-chain carbohydrates. Gastroenterology. 2013;145(2):320–8.
45 Huertas-Ceballos A, Logan S, Bennett C, Macarthur C. Dietary interventions for recurrent abdominal pain (RAP) and irritable bowel syndrome (IBS) in childhood. Cochrane Database Syst Rev. 2008;(1):CD003019.
46 Bruckenthal P. Chronic pelvic pain: approaches to diagnosis and treatment. Pain Manag Nurs. 2011;12(1):4–10.
47 Montenegro ML, Vasconcelos EC. Candido Dos Reis FJ, Nogueira AA, Poli-Neto OB. Physical therapy in the management of women with chronic pelvic pain. Int J Clin Pract. 2008;62(2):263–9.
48 Flor H, Turk DC. Chronic Pain. Seattle: An integrated biobehavioral approach. IASP Press; 2011.
49 Hompes R, Jones OM, Cunningham C, Lindsey I. What causes chronic idiopathic perineal pain? Colorectal Dis. 2011;13(9):1035–9.
50 Sikiru L, Shmaila H, Muhammed SA. Transcutaneous electrical nerve stimulation (TENS) in the symptomatic management of chronic prostatitis/chronic pelvic pain syndrome: a placebo-control randomized trial: Int. Braz J Urol. 200834(6)
51 Fitzgerald MP, Anderson RU, Potts J, et al. Urological Pelvic Pain Collaborative Research Network. Randomized multicenter feasibility trial of myofascial physial therapy for the treatment of urological chronic pelvic pain syndromes. J Urol. 2009;182(2):570–80.
52 Anderson RU, Wise D, Sawyer T, Glowe P, Orenberg EK. 6-day intensive treatment protocol for refractory chronic prostatitis/chronic pelvic pain syndrome using myofascial release and paradoxical relaxation training. J Urol. 2011;185(4):1294–9.
53 Levator ani syndrome– a case study and literature review. Ng CL. Aust Fam Physician. 2007;36(6):449–52. (Review).
54 Erik B, Cornel EB, Haarst EP van. Browning-Groote Schaarsberg RWM, Geels. J. The effect of biofeedback physical therapy in men with chronic pelvic pain syndrome type III, Eur Urol. 2005;47(5):607–11.
55 Heah SM, Ho YH, Tan M, Leong AF. Biofeedback is effective treatment for levator ani syndrome. Dis Colon Rectum. 1997;40(2):187–9.
56 Abbott JA, Jarvis SK, Lyons SD, Thomson A, Vancaille TG. Botulinum toxin A for Chronic Pain and Pelvic Floor Spasme in Women. Obstet Gynecol. 2006;108(4):915–23.
57 Rao SSC, Paulson J, Mata M, Zimmerman B. Clinical trial: effects of botulinum toxin on levator ani syndrome– a double-blind, placebo-controlled study. Aliment Pharmacol & Ther. 2009;29(9):985–91.
58 Han-Geurts IJM, Reijn DA van, Deen-Molenaar CBH. Treatment of functionel anorectal pain with botulinum injection in the pelvic floor. Poster presentation at World Congress of Abdominal and Pelvic Pain. 2015, Nice.
59 Drossman DA. Abuse, Trauma, and GI Illness: Is there a link? Am J Gastroenterol. 2011;106:14–25.
60 Drossman DA. Biopsychosocial issues in Gastroenterology. ▶http://drossmangastroenterology.com/articles-for-physicians/.
61 Horst H van der, Blankenstein N. Werken volgens het SCEGs model. Cognitieve gedragstherapie. Huisarts en Wetenschap 2003;46(5).
62 Qin HY, Cheng CW, Tang XD, Bian ZX. Impact of psychological stress on irritable bowel syndrome. World J Gastroenterol. 2014;20(39):14126–31.
63 Zernicke KA, Campbell TS, Blustein PK, Fung TS, Johnson JA, Bacon SL, et al. Mindfulness-based stress reduction for the treatment of irritable bowel syndrome symptoms: a randomized wait-list controlled trial. Int J Behav Med. 2013;20(3):385–96.
64 Lackner JM, Jaccard J, Krasner SS, et al. How does cognitive behavior therapy for irritable bowel syndrome work? A mediational analysis of a randomized clinical trial. Gastroenterol. 2007;133(2):433–44.
65 Lackner JM, Lou CM, Mertz HR, et al. Cognitive therapy for irritable bowel syndrome is associated with reduced limbic activity, GI symptoms, and anxiety. Behav Res Ther. 2006;44(5):621–38.

66. Ford AC, Quigley EM, Lacy BE, Lembo AJ, Saito YA, Schiller LR, et al. Effect of antidepressants and psychological therapies, including hypnotherapy, in irritable bowel syndrome: systematic review and meta-analysis. Am J Gastroenterol. 2014;109(9):1350–65.
67. Lee HH, Choi YY, Choi MG. The efficacy of hypnotherapy in the treatment of irritable bowel syndrome: A systematic review and meta-analysis. J Neurogastroenterol Motil. 2014;20(2):152–62.
68. Jongh A de, Broeke E ten, Renssen MR. Treatment of specific phobias with Eye Movement Desensitization and Reprocessing (EMDR): protocol, empirical status, and conceptual issues. J Anxiety Disord. 1999;13(1–2):69–85.

Aanbevolen websites

69. ▶ www.emdr.nl
70. ▶ www.pdsb.nl
71. ▶ www.nhg.org/standaarden/volledig/nhg-standaard-prikkelbaredarmsyndroom-pds
72. ▶ www.nhg.org/standaarden/volledig/nhg-standaard-obstipatie#Begrippen
73. ▶ http://download.nhg.org/FTP_NHG/standaarden/FTR/Pijnbestrijding_text.html
74. ▶ www.nhg.org/standaarden/volledig/nhg-standaard-rectaal-bloedverlies#Richtlijnendiagnostiek
75. ▶ www.nvvs.info

Bijlagen

Bijlage A: Plasdagboek, mictielijst. Bron: Leerboek Urologie.
Houten: Bohn Stafleu van Loghum – 164

Bijlage B: International prostate symptom score (IPSS).
Bron: Leerboek Urologie *(p. 97)*. Houten: Bohn Stafleu van
Loghum – 165

Bijlage C: Overzicht van medicatie met seksuele bijwerkingen – 166

Bijlage D: Aging male symptoms scale. Bron: Leerboek
Urologie *(p. 188)*. Houten: Bohn Stafleu van Loghum – 168

Bijlage E: Rectaal toucher (RT) bij de man – 169

Bijlage F: Prostaatkwaliteiten – 171

Bijlage G: Onderzoek van de bekkenbodemmusculatuur
bij de man – 173

Verklarende woordenlijst en afkortingenlijst – 175

Register – 177

© Bohn Stafleu van Loghum, onderdeel van Springer Media BV 2016
B. de Boer, A. Heijnen (Red.), *Functioneel urologische en seksuele klachten bij de man*,
DOI 10.1007/978-90-368-1398-3

Bijlage A: Plasdagboek, mictielijst. Bron: Leerboek Urologie. Houten: Bohn Stafleu van Loghum

Vergeet niet de aanschaf van een maatbeker.

Tijdstip	Hoeveelheid gedronken	Hoeveelheid urine	Aandrang	Hoelang duurde het voor de plas kwam	Nadruppelen Hoeveel cc	Gevoel na afloop, uitgeplast?
07.00-08.00						
08.00-09.00						
09.00-10.00						
10.00-11.00						
11.00-12.00						
12.00-13.00						
13.00-14.00						
14.00-15.00						
15.00-16.00						
16.00-17.00						
17.00-18.00						
18.00-19.00						
19.00-20.00						
20.00-21.00						
21.00-22.00						
22.00-23.00						
23.00-24.00						
24.00-01.00						
01.00-02.00						
02.00-03.00						
03.00-04.00						
04.00-05.00						
05.00-06.00						
06.00-07.00						

Bijlage B: International prostate symptom score *(IPSS)*. Bron: Leerboek Urologie *(p. 97)*. Houten: Bohn Stafleu van Loghum

IPSS Kleur per vraag steeds 1 cirkel	helemaal niet	minder dan 1 van de 5 keer	minder dan de helft van de keren	ongeveer de helft van de keren	meer dan de helft van de keren	bijna altijd
Hoe vaak had je in de afgelopen maand het gevoel dat je blaas nog niet leeg was nadat je had geplast?	○	○	○	○	○	○
Hoe vaak moest je in de in de afgelopen maand binnen 2 uur nadat je geplast had weer plassen?	○	○	○	○	○	○
Hoe vaak merkte je in de afgelopen maand dat tijdens het plassen de straal enkele keren stopte en weer begon?	○	○	○	○	○	○
Hoe vaak had je in de afgelopen maand moeite om het plassen uit te stellen?	○	○	○	○	○	○
Hoe vaak had je in de maand een zwakke urinestraal?	○	○	○	○	○	○
Hoe vaak moest je in de afgelopen maand persen om de urinestraal op gang te brengen?	○	○	○	○	○	○
Hoe vaak moest je in de afgelopen maand gemiddeld per nacht het bed uit om te plassen?	○ 0 (keer)	○ 1 (keer)	○ 2 (keer)	○ 3 (keer)	○ 4 (keer)	○ 5 (keer of vaker)
Naam: Geboortedatum:					totaal score:	0

Kwaliteit van het leven	gelukkig	plezierig	over het algemeen tevreden	gemengde gevoelens (om het leven)	over het algemeen ontevreden	ongelukkig	verschrikkelijk
Als het plassen je hele leven zou blijven zoals het nu is, hoe zou je je dan voelen?	○	○	○	○	○	○	○

Bijlage C: Overzicht van medicatie met seksuele bijwerkingen

Seksuele bijwerkingen van geneesmiddelen bij de man

	Verminderd Verlangen	Erectie-stoornis	Geremde Ejaculatie
Antihypertensiva			
Chloortalidon	+	+	
Hydrochloorthiazide	+	+	
Spironolacton	+	+	
Propranolol, sotalol, pindolol		+	
Labetolol			+
Amlodipine		+	
Irbesartan		+	
ACE-remmers en selectieve bètablokkers hebben relatief minder seksuele bijwerkingen			
Antidepressiva			
Amitriptyline, imipramine	+	+	
Fluoxetine, paroxetine, citalopram	+	+	+
Duloxetine, sertraline, venlafaxine	+		+
Clomipramine, fluvoxamine			+
mirtazapine, bupropion en moclobemide hebben relatief minder seksuele bijwerkingen			
Anti-epileptica			
Gabapentine	+	+	+
Carbamazepine, fenytoïne	+	+	+
Topiramaat	+	+	
Antipsychotica			
Thioridazine, pimozide, haloperidol, perfenazine	+	+	+
Clozapine, risperidon, olanzapine		+	+
Lithium	+	+	
de atypische antipsychotica hebben relatief minder seksuele bijwerkingen			
Benzodiazepines			
Diazepam, oxazepam	+		+
Nitrazepam, temazepam	+		+
Cholesterolverlagers			
Atorvastatine, simvastatine	+	+	
Gemfibrozil	+	+	
Digoxine			
Digoxine	+	+	
Hormonen			
Ethinylestradiol	+		
Cyproteron	+	+	+
Gonadoreline, gosereline	+	+	
Maagzuurremmers			
Cimetidine, ranitidine, famotidine	+	+	
Prostaatmiddelen			
Finasteride, dutasteride	+	+	+
Terazosine, alfuzosine, doxazosine		+	
Tamsulosine			+
Anti-retrovirale middelen			
Proteaseremmers bij HIV	+	+	+
	Verminderd verlangen	Erectie-stoornis	Geremde ejaculatie

Bijlage C: Overzicht van medicatie met seksuele bijwerkingen

Toelichting
Alle geneesmiddelen hebben bijwerkingen en sommige ook op het seksueel functioneren of beleven.
Het is soms moeilijk vast te stellen wat nu de echte oorzaak is: de ziekte waarvoor de medicatie wordt gebruikt, het geneesmiddel zelf of de patiënt die op zijn/haar eigen manier op de ziekte en het geneesmiddel reageert.
De invloed van het geneesmiddel is het meest waarschijnlijk :
• als de bijwerking vrij snel na start van de therapie is opgetreden én
• als de seksuele stoornis vóór de therapie niet aanwezig was ;
• als het probleem stopt na staken van het geneesmiddel én
• als het probleem weer begint na starten van het geneesmiddel
Er is veel minder onderzoek gedaan naar seksuele bijwerkingen van geneesmiddelen bij vrouwen. Theoretisch zouden de meeste bijwerkingen evenzeer van toepassing kunnen zijn bij vrouwen in de verschillende fases van haar responscyclus.

Bronnen
College voor Zorgverzekeringen. Farmacotherapeutisch Kompas. [http://www.fk.cvz.nl, opgehaald 21 maart 2009]
Knegtering H, Bruggeman R, Castelein S, Wiersma D. Antipsychotica en seksueel functioneren bij mensen met psychosen. Tijdschrift voor psychiatrie 2007;49: 733-742
Ko DT, Hebert PR, Coffey CS, Sedrakyan A, Curtis JP, Krumholz HM. Beta-blocker therapy and symptoms of depression, fatigue, and sexual dysfunction. JAMA 2002;288:351-7.
Lareb. Nederlands Bijwerkingen Centrum. [http://www.lareb.nl, opgehaald 21 maart 2009]
Meinhardt W, Ottervanger JP, Lycklama à Nijeholt AAB, Zwartendijk J. Erectiestoornissen en priapisme door geneesmiddelen. Ned Tijdschr Geneeskd 1995;139:1871-3.
Schrooten W et al. Sexual dysfunction associated with protease inhibitor containing highly active antiretroviral treatment. AIDS. 2001;15:1019-23.
Segraves RT, Balon R. Sexual pharmacology: fast facts. New York: Norton&Company, 2003
Shiri R, Koskimaki J, Hakkinen J, Auvinen A, Tammela TL, Hakama M. Cardiovascular drug use and the incidence of erectile dysfunction. Int J Impot Res 2007;19:208-12.
Stimmel GL, Gutierrez MA. Pharmacologic Treatment Strategies for Sexual Dysfunction in Patients with Epilepsy and Depression. CNS Spectr. 2006;11:31-37
Waldinger MD. Seksuele bijwerkingen van antidepressiva. Ned Tijdschr Geneeskd 1999;143:1853-7

© maart 2009 Peter Leusink

Bijlage D: Aging male symptoms scale. Bron: Leerboek Urologie (p. 188). Houten: Bohn Stafleu van Loghum

Vragenlijst over klachten van ouder wordende mannen (Aging Male Symptoms Scale). Welke van de volgende klachten hebt u op dit moment? Wilt u bij elke klacht aankruisen in welke mate u er last van hebt? Wanneer u een klacht niet hebt, kruis dan alstublieft 'geen' aan.

klachten	geen	licht	middel-matig	he-vig	zeer hevig
verslechtering van uw algemeen welzijn (gezondheidstoestand, subjectief gevoel met betrekking tot gezondheid)	1 ☐	2 ☐	3 ☐	4 ☐	5 ☐
gewrichts- en spierklachten (lagerugpijn, gewrichtspijn, pijn in de ledematen, algemene rugpijn)	1 ☐	2 ☐	3 ☐	4 ☐	5 ☐
overmatig zweten (onverwacht/plotseling uitbreken van zweet, onafhankelijk van inspanning, stress)	1 ☐	2 ☐	3 ☐	4 ☐	5 ☐
slaapproblemen (moeite om in slaap te vallen, moeite om door te slapen, te vroeg en vermoeid wakker worden, slecht slapen, slapeloosheid)	1 ☐	2 ☐	3 ☐	4 ☐	5 ☐
toegenomen behoefte aan slaap, vaak moe	1 ☐	2 ☐	3 ☐	4 ☐	5 ☐
prikkelbaarheid (een agressief gevoel, snel boos/geïrriteerd door kleine dingen, ontstemd)	1 ☐	2 ☐	3 ☐	4 ☐	5 ☐
nervositeit (innerlijke spanning, innerlijke onrust, niet stil kunnen zitten)	1 ☐	2 ☐	3 ☐	4 ☐	5 ☐
angst (paniekerig, angstig, bezorgd)	1 ☐	2 ☐	3 ☐	4 ☐	5 ☐
lichamelijke uitputting/afnemen van vitaliteit (algemene afname van prestatie, afname van activiteit, gebrek aan zin om iets te ondernemen, het gevoel minder voor elkaar te krijgen, minder te presteren, zichzelf te moeten aansporen iets te ondernemen)	1 ☐	2 ☐	3 ☐	4 ☐	5 ☐
afname spierkracht	1 ☐	2 ☐	3 ☐	4 ☐	5 ☐
gedeprimeerde stemming (moedeloosheid, verdrietig, huilerig, gebrek aan energie, stemmingswisselingen, het gevoel dat niets ertoe doet)	1 ☐	2 ☐	3 ☐	4 ☐	5 ☐
het gevoel dat u over uw top bent	1 ☐	2 ☐	3 ☐	4 ☐	5 ☐
opgebrand voelen, op een dood punt zitten	1 ☐	2 ☐	3 ☐	4 ☐	5 ☐
verminderde baardgroei	1 ☐	2 ☐	3 ☐	4 ☐	5 ☐
afname potentie/seksueel vermogen	1 ☐	2 ☐	3 ☐	4 ☐	5 ☐
afname van het aantal ochtenderecties	1 ☐	2 ☐	3 ☐	4 ☐	5 ☐
afname van zin in seks/libido (gebrek aan plezier in seks, gebrek aan zin in geslachtsgemeenschap)	1 ☐	2 ☐	3 ☐	4 ☐	5 ☐

Hebt u nog andere belangrijke klachten? Indien ja, namelijk:
....

Weinig klachten: < 26 punten; milde klachten: 27-36 punten; matige klachten: 37-49 punten; ernstige klachten: > 50 punten.

Bijlage E: Rectaal toucher (RT) bij de man[1]

A.M. Heijnen

Er zijn veel klachten bij de ouder wordende man waarbij het verrichten van een RT wenselijk is bij het lichamelijk onderzoek. Naast emoties en weerstanden van zowel de onderzoeker als de onderzochte man, kan het betrekkelijk kleine bereik van de palperende wijsvinger geen argument zijn om het RT over te slaan, tenzij er sprake is van contra-indicaties, zoals seksueel misbruik in de voorgeschiedenis.

Voorwaarden om een RT goed te laten verlopen:
- Onderzoeker:
  - uitleg aan patiënt over doel onderzoek;
  - uitleg over de wijze waarop RT wordt verricht;
  - vragen naar eerdere ervaringen;
  - duidelijke instructies over ontkleden;
  - kortgeknipte nagels;
  - gladde handschoenen;
  - voldoende glijmiddel bij voorkeur op waterbasis.
- Patiënt:
  - ingestemd met het onderzoek;
  - het 'waarom en waarvoor' is duidelijk;
  - adequaat ontkleed;
  - optimale ontspanning;
  - houding acceptabel.
- Onderzoeksruimte:
  - schoon;
  - warm;
  - voldoende verlicht;
  - privacy;
  - verstelbare onderzoeksbank;
  - schoonmaakdoekjes en inlegverband bij de hand.

Uiteraard vindt eerst inspectie en palpatie plaats. Het RT kan niet los worden gezien van het onderzoek van de liezen, de geslachtsorganen, de buik, uiteraard de perianale regio en de anus. Anorectale afwijkingen, waarop al een vermoeden is ontstaan na de anamnese, zijn zichtbaar zoals krabeffecten, (mycotisch) eczeem, mariskén, fissuren, fistelopeningen, condylomata acuminata, perianale fistels, prolaberende hemorroïden, prolaps en anale tumoren. Ook kan zo een indruk worden verkregen van de anale hygiëne, mogelijk wordt dat vertroebeld als erbij soiling speelt.

Houding van patiënt tijdens RT kan verschillen: staand, rug of steensnedeligging, zijligging of knie-elleboogshouding. De keuze van de houding kan bepaald worden door de mate van ziek zijn of wat voor de patiënt acceptabel is. Bij een bedlegerige zieke patiënt is mogelijk de zijligging alleen haalbaar. Voor de onderzoeker is het van belang vertrouwd te raken met het onderzoek en voldoende ervaringen op te doen bij een voorkeurshouding. Welke houding er ook wordt gekozen, ruim gebruik van glijmiddel is essentieel en dient vooraf ook op en in de anus worden aangebracht. De sfincter van de anus is gemaakt om te ontspannen als er stompe druk op de hele circumferentie van de spier wordt uitgeoefend (dat is een onderdeel van de defecatiereflex). De vingertop rustig tegen de anus aanzetten, met de vin-

---

[1] Bron Bijlage E: Driel MF van, et al. Fysische diagnostiek - rectaal toucher, richtlijnen. Ned Tijdschr Geneeskd. 2002;146 (11). (Boven geschreven handleiding is een bewerking van deze richtlijn door A.M. Heijnen.)

◻ Tabel B1.1 Voor- en nadelen van de diverse houdingen.

houding	voordelen	nadelen
staand	– goede inspectie van het perineum en perianale gebied – lengte van de vinger van de onderzoeker amper van belang – patiënt hoeft alleen zijn broek te laten zakken	– geen direct 'face to face' contact – onderzoek gebeurt letterlijk achter de rug van patiënt – staan geeft ook in de bekkenbodem verhoging van spieractiviteit
rug/steensnede	– visueel contact is optimaal, een pijnlijke grimas is direct herkenbaar – de palperende vinger vindt zijn natuurlijkste weg – meekijken met spiegel mogelijk	– inspectie van het perineum en het perianale gebied lastiger – meer ontkleding nodig – niet elke man ervaart de 'gynaecologische stoel' als prettig – onderzoeker hangt over de patiënt of staat tussen de benen
zijligging	– makkelijke houding bij ziek en bedlegerig – optillen van bovenliggende bil maakt inspectie goed mogelijk en genitalia externa blijven afgeschermd, meer veiligheid?	– structuren aan de voorzijde zijn met de palperende vinger soms moeilijk bereikbaar – bevindingen soms lastig te interpreteren
knie/elleboogs	– goede inspectie anus en perianaal gebied mogelijk	– lastige houding, schaamtevol? – geen direct 'face tot face' contact

ger in het verlengde van het anale kanaal, is de meest fysiologische toegang. Beetje druk en wachten. De sfincter ontspant zich dan bijna altijd volledig en de vinger schuift bijna vanzelf (dus zonder druk) naar binnen. Geef patiënt en zijn kringspier de tijd. Het RT dient in principe pijnloos te verlopen en mag niet door alle weerstanden heen toch worden uitgevoerd. Bij het inbrengen van de vinger wordt de weerstand van de musculus sfincter ani beoordeeld. Een verhoogde spanning kan duiden op een fissuur of ulcus, een verlaagde tonus op een neurologische aandoening. Bij palpatie kan het rectumslijmvlies, de bekkenwand, de grootte, de symmetrie, de sulcus, de structuur (glad, hobbelig) en consistentie van de beide prostaatkwabben worden beoordeeld. De zaadblaasjes zijn normaliter niet te voelen, de excavatio rectovesicalis alleen wanneer deze is gevuld met bijvoorbeeld bloed, ascitesvocht of tumormetastasen. Bij peritonitis is palpatie pijnlijk.
— Instructies voor de diverse houdingen:
  Staand:
— De onderzochte staat voorovergebogen, wijdbeens met de voeten naar binnen gedraaid, met een holle rug en met de ellebogen geleund op een in hoogte verstelbare onderzoeksbank.
— **Rug- of steensnedeligging**: (voorkeurshouding)
  Deze positie is gemakkelijk voor de onderzochte, de bekkenbodemspieren kunnen hierbij maximaal worden ontspannen. De onderzoeker staat naast de liggende man op de onderzoeksbank of zit op een kruk tussen zijn benen. Visueel contact is optimaal.
— **Zijligging**:
  De onderzochte ligt op bed of onderzoeksbank, meestal op de linkerzij. Het rechterbeen dient dan in de heup en de knie iets gebogen te zijn en de romp iets dwars te liggen, niet in het verlengde van bed of bank. De onderzoeker staat aan de rugzijde van de man.
— **Knie-elleboogshouding**:
  De patiënt zit op de onderzoeksbank, voorovergebogen op de knieën en steunt daarbij op de ellebogen en onderarmen. Een in hoogte verstelbare onderzoeksbank vergemakkelijkt het op en afstappen. Indien onderzochte zijn broek aanhoudt dient hij deze pas op de bank te laten zakken (◻tab. B1.1).

Bijlage F: Prostaatkwaliteiten[2]

Grootte: De ernst van de plasklachten blijkt nauwelijks gerelateerd aan de grootte van prostaat. Of deze nu met de vinger of met behulp van echografie is bepaald. In het algemeen wordt bij het RT de omvang van een grote prostaat onderschat en van een kleine overschat.

Symmetrie en gladheid: twee kwabben met een sulcus, glad oppervlak te onderscheiden?

Pijn: Drukpijn wijst op een prostatitis of op een te ruw en onkundig uitgevoerd RT.

Consistentie:
- De goedaardige prostaat heeft de consistentie van de duimmuis van een gesloten vuist, **vast elastisch** (zie ▪fig. B1.1, het rondje).
- Een prostaatcarcinoom voelt even **hard** als het metacarpofalangale gewricht (zie ▪fig. B1.1, de pijl).
- Bij een prostatitis voelt de prostaat **week** als de duimmuis van een gespreide hand (zie ▪fig. B1.2).

---

2 Bron Bijlage F: Driel MF van, et al. Fysische diagnostiek - rectaal toucher, richtlijnen. Ned Tijdschr Geneeskd. 2002;146 (11). (Bewerkt aan de hand van deze richtlijn door A.M. Heijnen.)

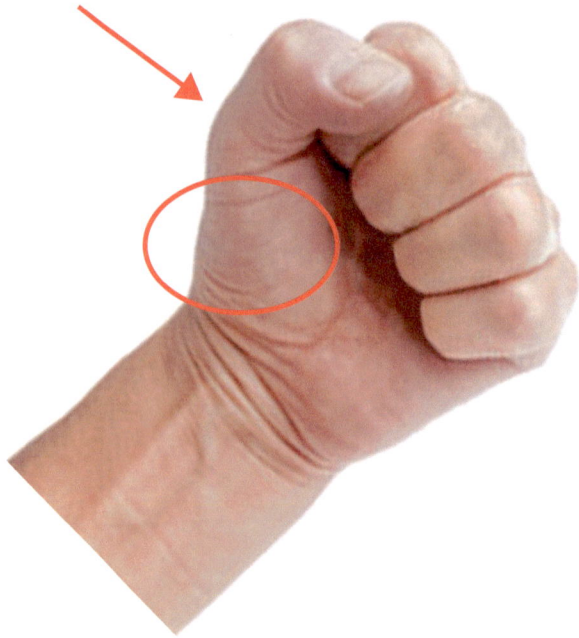

Figuur B1.1 Een gesloten vuist: het rondje: vast elastisch, de pijl: hard.

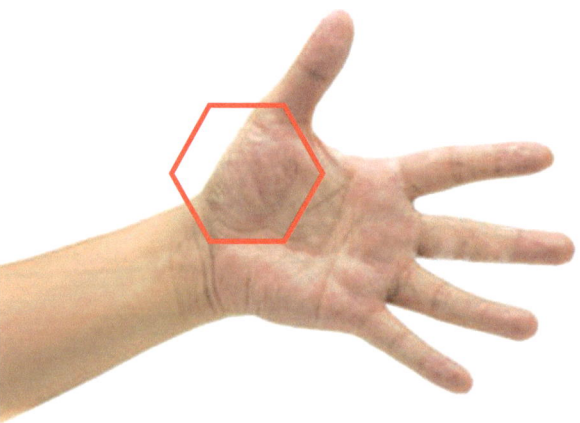

Figuur B1.2 Duimmuis van een gespreide hand: ruit: week.

Bijlage G: Onderzoek van de bekkenbodemmusculatuur bij de man[3]

Positionering: De man ligt bij voorkeur in een 'gynaecologische stoel', zodat buik en bovenbeenspieren ontspannen zijn. Deze positie maakt een goede inspectie mogelijk. Alvorens over te gaan tot het rectaal toucher kan via observatie bij de uitvoering van diverse testopdrachten een indruk worden verkregen van de bekkenbodemfunctie. Tijdens het rectaal toucher kan met de palperende vinger de functie van de bekkenbodemspieren verder worden bepaald. In de internationale classificatie gaat het om aanspannen en ontspannen, zowel bewust als onbewust. De vinger wordt ingebracht tot de vingertop de anale sfincter is gepasseerd. De bekkenbodemspieren bevinden zich aan de voor- en achterkant van het anale kanaal en met het onderscheid links en rechts ontstaat de indeling in kwadranten. De palperende vinger wordt in deze kwadranten gebracht om de functie van de spieren te testen, (zie ◻fig. B1.3). Aan de achterzijde wordt voornamelijk de musculus levator ani gevoeld. Aan de voorzijde (naast de prostaat) de bulbaire musculatuur.

Test:
1. Bewuste activiteit:
    a. aanspannen: vraag patiënt om de plas op te houden;
    b. ontspannen: vraag patiënt om te stoppen met aanspannen.
2. Onbewuste activiteit:
    a. aanspannen: vraag patiënt om te hoesten;
    b. ontspannen: vraag patiënt om te persen, zoals bij het ontlasten.

Resultaat:
1. Bewuste activiteit:
    a. aanspannen: afwezig, zwak, normaal, sterk;
    b. ontspannen: afwezig, partieel*, aanwezig.
2. Onbewuste activiteit:
    a. aanspannen: afwezig, aanwezig;
    b. ontspannen: afwezig, aanwezig.

Partieel betekent dat de spieren terugkomen in de beginstand maar niet verder ontspannen (wat normaal wel gebeurt).
Classificatie (◻tab. B1.2):
Gebaseerd op de bron hieronder genoemd.

---

3 Bron Bijlage G: Messelink EJ, Benson T, Berghmans B, et al. Standardisation of terminology of pelvic floor muscle function and dysfunction: report from the pelvic floor clinical assessment group of the International Continence Society. 2005,24:374–380.

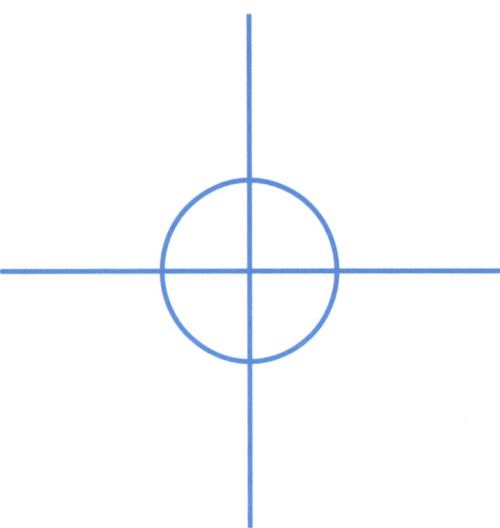

■ **Figuur B1.3**   De kwadranten voor het bekkenbodemonderzoek.

■ **Tabel B1.2**   Classificatie van de bevindingen bekkenbodemfunctieonderzoek.

aspect	bewust aanspannen	bewust ontspannen	onbewust aanspannen	onbewust ontspannen
normaal	normaal, sterk	aanwezig	aanwezig	aanwezig
overactief	sterk	afwezig, partieel	aanwezig, afwezig	afwezig
onderactief	afwezig, zwak	partieel, aanwezig	aanwezig, afwezig	aanwezig
niet functionerend	afwezig	afwezig	afwezig	afwezig

Verklarende woordenlijst en afkortingenlijst

ABT	aan albumine gebonden testosteron, dus niet biologisch beschikbaar
BBFT	bekkenbodemfysiotherapie
BMI	body mass index
BOO	blaasoutletobstructie, obstructieklachten door verminderde kracht van de straal en langzamer uitplassen door een obstructie in de urinewegen na het passeren van de blaas
BPE	benign prostate enlargement, ofwel goedaardige prostaatvergroting. BPE wordt veroorzaakt door BPH. De term wordt gebruikt indien er geen histopathologische diagnose is
BPH	benigne prostaathyperplasie, histopathologisch bevestigde veranderingen in de prostaat
BPO	benigne prostaatobstructie
CGT	cognitieve gedragstherapie
CIS	carcinoma in situ
compressie	aanhoudende druk op de myofasciale triggerpoints (MFTP)
CP	chronische proctalgie
CPP	chronische pelviene pijn of chronic pelvic pain
DC	decompensatio cordis
DHT	dihydrotestosteron (de actieve vorm van testosteron)
DO	detrusoroveractiviteit, overactiviteit van de musculus detrusor, ofwel de blaassluitspier
DUS	distale uretersteen
dysurie	moeilijkheden bij het uitplassen
ED	erectiele disfunctie
EMDR	eye movement desensitization and reprocessing
erythrocyturie	bloed in de urine
flowmetrie	een eenvoudige manier om de hoeveelheid en de snelheid van de mictie te bepalen
frequency	gevoel te vaak te moeten plassen (in het verleden gedefinieerd als $> 7\times$ per dag)
hesitatie	moeilijk op gang komen van de mictie
IBS	irritable bowel syndrome
IELT	intravaginale ejaculatielatentietijd, de tijd tussen penetratie en ejaculatie
IPSS	international prostate symptom score: een vragenlijst die achteraf de ernst van de plasklachten weergeeft
LAS	levator ani syndroom
lasertherapie	transurethrale verkleining van de prostaat met behulp van laserbestraling
LOH	late onset hypogonadisme
LUTS	lagere-urinewegsymptomen ofwel mictieklachten, plasklachten
MHSDD	Male Hypoactive Sexual Desire Disorder
MFTP	myofasciale triggerpoints
mictiedagboek	een dagboek dat kan worden bijgehouden om objectief vast te leggen hoeveel en op welk tijdstip er geplast wordt
MS	multipele sclerose

natuurlijke variabele vroegtijdige zaadlozing	snelle zaadlozingen die af en toe plaatsvinden en afgewisseld worden met 'normale' zaadlozingen, maar waarbij ook het gevoel bestaat geen controle over de zaadlozing te kunnen houden
nycturie	gevoel te vaak of te veel te moeten plassen in de nacht (in het verleden gedefinieerd als > 1× per nacht)
OAB	overactieve blaas, gekarakteriseerd door urgency, (al dan niet met urge-incontinentie), vaak vergezeld van frequency en/of nycturie
PDE-5-remmer	fosfodi-esteraseremmer
PDS	prikkelbaredarmsyndroom
PMC	pontiene mictiecentrum
pollakisurie	gevoel te vaak te moeten plassen gedurende de dag
primaire vroegtijdige zaadlozing	snelle zaadlozing die zich al presenteert vanaf de eerste seksuele contacten
PSA	prostaat specifiek antigeen dat door de prostaat wordt gemaakt en een indicator kan zijn voor prostatitis en voor prostaatcarcinoom
PSSD	post SSRI seksuele disfunctie
residu na mictie	de hoeveelheid urine die achterblijft in de blaas na mictie, door echografie of katheterisatie objectief vast te stellen
residugevoel	het gevoel niet leeggeplast te hebben na mictie
retentie	onvermogen tot mictie, waardoor de blaas overvuld raakt
secundaire vroegtijdige zaadlozing of verworven vroegtijdige zaadlozing	te snelle zaadlozing die ontstaan is na een periode van normale zaadlozingen
SHBG	testosteron gebonden aan het sekshormoonbindend globuline
soa	seksueel overdraagbare aandoening
SSRI	selectieve serotonineheropnameremmer
strangurie	pijn bij het plassen
stressincontinentie	ongewild urineverlies bij drukverhogende momenten
triggerpoint dry needling	met een dunne naald in het MFTP prikken
TT	totaletestosteronspiegel in het bloed
TUIP	transurethrale incisietherapie
TUNA	transurethrale naaldablatie
TURP	transurethrale resectie van de prostaat, waarbij via de urethra het deel van de prostaat wordt weggeschraapt dat uitsteekt in de urethra en het plassen belemmert
UDO	urodynamisch onderzoek, een functieonderzoek van de blaas uitgevoerd aan de hand van drukmetingen in de blaas en de buik
urgency	plotselinge hevige aandrang om te plassen die moeilijk is uit te stellen
urge-incontinentie	ongewild urineverlies bij urgency
UV	urogenitale veroudering
vroegtijdig zaadlozingachtige ejaculatiedisfunctie	gekenmerkt door de subjectieve waarneming van consistent of inconsistente snelle zaadlozing, met een preoccupatie daarop en het gevoel geen controle te hebben over de zaadlozing

Register

A
abdomen 13
alfablokker 16
anamnese
- lage urinewegen 28
- mictieklacht 10
- prostaat 48
- seksualiteit 78

anatomie
- lage urinewegen 23
- prostaat 45

B
bekkenbodem 132
- behandeling 143
- chronische bekkenpijn 137
- chronische buikpijn 137
- combinatiebehandeling 137
- lage-rugklachten 140
- lage-urinewegklachten 131
- myofasciaal triggerpoint (MFTP) 141
- onderactief 140
- overactief 132, 140
- prikkelbaredarmsyndroom 150
- seksuele disfunctie 134

bekkenfysiotherapie 101, 139, 156
benign prostate enlargement (BPE) 7
benigne prostaathyperplasie (BPH) 7
benigne prostaatobstructie (BPO) 7
biofeedback 156
blaascompliantie 27
blaasoutletobstructie (BOO) 7
blaasspoeling 38
botulinetoxine 38

C
carcinoma in situ 32
chronische pelviene pijn (CPP) 149
cognitieve gedragstherapie (CGT) 158
compensatiemechanisme 141
cystitis 31

D
detumescentia praecox 115
diagnose
- lage urinewegen 28
- prostaat 49

distale uretersteen 31
dopamine 77
dynamische obstructie 47

E
echografie 29
ejaculatio praecox 112
erectiele disfunctie (ED) 53, 93
- anamnese 95
- behandeling 99, 106
- diagnose 98
- gevolg 105
- graden 101
- lichamelijk onderzoek 97
- PDE-5-remmer 102

erectieprothese 103
eye movement desensitization and reprocessing (EMDR) 158

F
Fodmap 153
fytotherapie 55

H
hypnotherapie 158

I
internationale prostaat-syndroom-score (IPSS) 11, 30, 50
intravaginale ejaculatielatentietijd (IELT) 114

L
laboratoriumonderzoek 29
lage urinewegen
- anatomie 23
- definitie 27
- diagnose 28
- functie 25
- pathofysiologie 27
- zenuwstelsel 25

lagere-urinewegsymptomen (LUTS) 6
- differentiaaldiagnose 13
lagere-urinewegsymptomen/benigne prostaathyperplasie (LUTS/BPH)
- prevalentie 47

levator ani syndroom (LAS) 151
lustvermeerdering
- proces 63

M
Male Hypoactive Sexual Desire Disorder (MHSDD) 82
metabool syndroom 48, 82
mictiecyclus 5
mictiedagboek 30
mictieklacht
- a-specifiek 10
mictielijst 13, 50
mictiesymptoom 7
mindfulness based stress reduction (MBSR) 158
multiple sclerosis (MS) 34
myofasciaal triggerpoint (MFTP) 141

N
neuromodulatie 38

O
onderactieve blaas 7
opslagsymptoom 6, 8
overactieve blaas (OAB) 7, 8
- behandeling 35
- differentiaaldiagnose 31

P
penisring 101
pijn
- acuut 138
- anaal 151
- centraal 137
- chronisch 137
- sensitisatie voor 137
- syndroom 138

pijnanamnese 138
plasdagboek 50
PLISSIT-model 69, 78
postmictiesymptoom 7
priapisme 103
prikkelbaredarmsyndroom (PDS) 147
- anorectale pijn 150
- behandeling 152
- bekkenbodem 150
- bekkenfysiotherapie 156

- chirurg 157
- chronische anorectale pijn 151
- definitie 148
- diëtist 156
- gedragstherapeut 157
- psycholoog 157, 159

prolactine 77

prostaat
- anamnese 48
- anatomie 45
- behandeling 52
- diagnose 49
- etiologie 47
- lasertherapie 56
- pathofysiologie 47
- thermotherapie 55
- transurethrale resectie van de prostaat (TURP) 55
- vergroting 45

prostaatkanker 11
prostaatspecifiek antigeen 51

R

reconstructie urineweg 39
rectaal toucher 13, 49
residu na mictie 7
retentie 7
ruggenmergletsel 32

S

seksspel, stoorzender 65
seksueel functioneren
- medicatie 83

seksuele klacht 69
seksuele responscyclus 93
seksuoloog NVVS 137
sensorische overactiviteit 8
serotonine 78
symptomatic late onset hypogonadism (SLOH) 82

T

tachyphylaxis 124
testosteron 75
testosteronsuppletie 85
testosterontekort
- behandeling 85

therapie 15
transrectale echografie 51

U

urinederivaten
- continent 40
- incontinent 40

urineonderzoek 29
urodynamisch onderzoek (UDO) 31
uroflowmetrie 30, 52
urogenitale bekkenbodemklacht 131
urogenitale veroudering 32

V

vacuümpomp 101
verlengcondoom 101
vroegtijdige zaadlozing 111
- aangeleerd gedrag 112
- anamnese 117
- behandeling 118
- farmacotherapie 120
- genetica 117
- medicatievoorlichting 122
- neurobiologie 113, 117
- neurose 112
- prevalentie 116
- primair 115
- psychosomatische aandoening 112
- secundair 115
- seksuoloog 120
- subjectief 116
- typen 115
- variabel 116

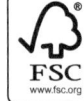

MIX
Papier aus verantwortungsvollen Quellen
Paper from responsible sources
FSC® C105338

If you have any concerns about our products,
you can contact us on
ProductSafety@springernature.com

In case Publisher is established outside the EU,
the EU authorized representative is:
**Springer Nature Customer Service Center GmbH
Europaplatz 3, 69115 Heidelberg, Germany**

Printed by Libri Plureos GmbH
in Hamburg, Germany